图解

图解系列

中医诊断学

李家雄 著
郑 艳 迟辉芳 修编

阅读文字

理解内容

查看图表

图解让

中医诊断学

更简单

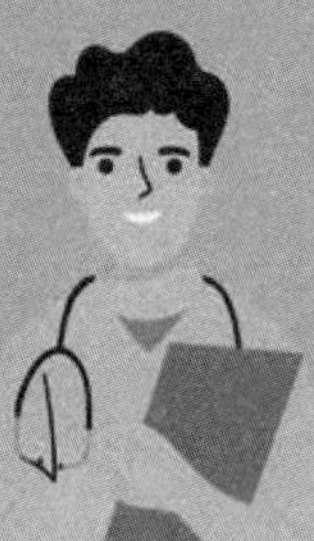

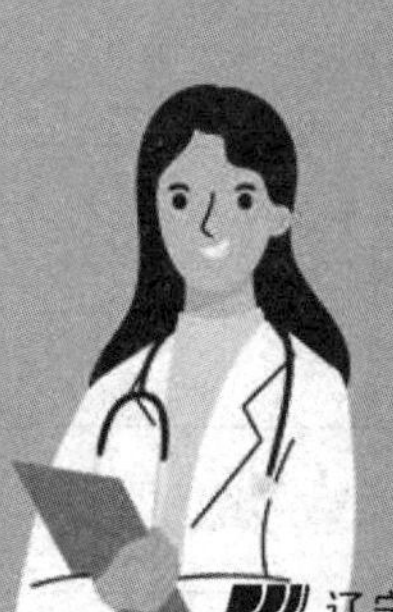

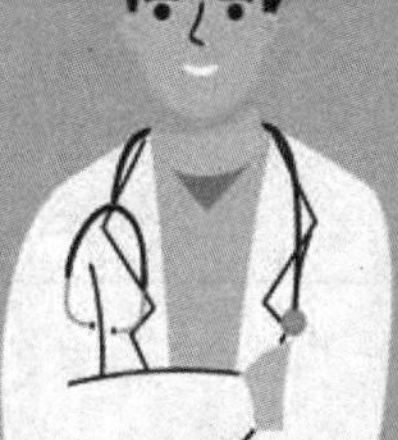

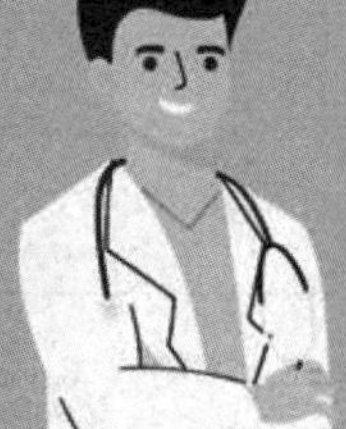

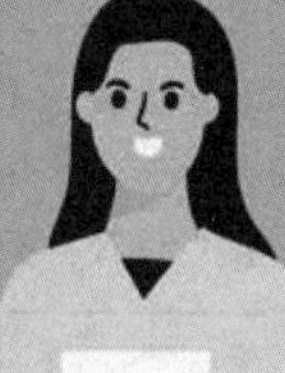

辽宁科学技术出版社
LIAONING SCIENCE AND TECHNOLOGY PUBLISHING HOUSE
拂石医典
FU SHI MEDBOOK

图书在版编目（CIP）数据

图解中医诊断学/李家雄著；郑艳，迟辉芳修编. —沈阳：辽宁科学技术出版社,2022.2
ISBN 978-7-5591-2288-9

Ⅰ.①图… Ⅱ.①李… ②郑… ③迟… Ⅲ.①中医诊断学—图解 Ⅳ.①R241-64

中国版本图书馆CIP数据核字（2021）第197674号

本书为五南图书出版股份有限公司授权北京拂石医典图书有限公司，由辽宁科学技术出版社在中国大陆出版发行简体字版本。

出版发行：辽宁科学技术出版社
北京拂石医典图书有限公司
地址：北京海淀区车公庄西路华通大厦B座15层
联系电话：010-57262361/024-23284376
E-mail：fushimedbook@163.com
印 刷 者：北京天恒嘉业印刷有限公司
经 销 者：各地新华书店

幅面尺寸：185mm×250mm
字　　数：309千字　　印　　张：14
出版时间：2022年2月第1版　　印刷时间：2022年2月第1次印刷

责任编辑：李俊卿　　责任校对：梁晓洁
封面设计：潇　潇　　封面制作：潇　潇
版式设计：天地鹏博　　责任印制：丁　艾

如有质量问题，请速与印务部联系　　联系电话：010-57262361

定　　价：65.00元

序

《图解中医诊断学》与人类学、解剖生理学、考古学论说几乎如影随形。从《内经》的〈骨度〉、〈脉度〉、〈阴阳二十五人〉、〈本藏〉、〈师传〉、〈通天〉、〈寿夭刚柔〉、〈方盛衰论〉、〈卫气行〉、〈五色〉、〈五阅五使〉等篇章有关望诊的“内经之钥”，遵循着《内经》的章节，加强了临床实用功能。望诊相当于船长导航，根据天际星座与气候海况，拿捏轻重得宜；切诊是大副与轮机长，配合船长的缓急操作。望诊是不要开错药，切诊是不要吃错药，其间再整合闻诊与问诊所得的资料，如此，望闻问切四诊完整，诊断与治疗合二为一。《图解中医诊断学》的切望诊，可以按图索骥，勤学犹恐失之，必可一登堂奥，叹为观止。四诊所及之处就是脉诊为主，用于八纲辨证之表里与虚实，脉诊所及之表实，是《伤寒论》第37条：“胸满胁痛者，与小柴胡汤；脉但浮者，则与麻黄汤。”取舍之用，麻黄汤：脉浮（强）可用、脉微（弱）禁用，是用方第一重点。“胸满胁痛者，而脉但浮者，与麻黄汤。”临床上，病人的肢体语言表达“胸满胁痛”，望诊，或口述“胸满胁痛”，闻诊与问诊，最重要的还是医师要望舌与切脉，望诊舌象，切诊脉象。

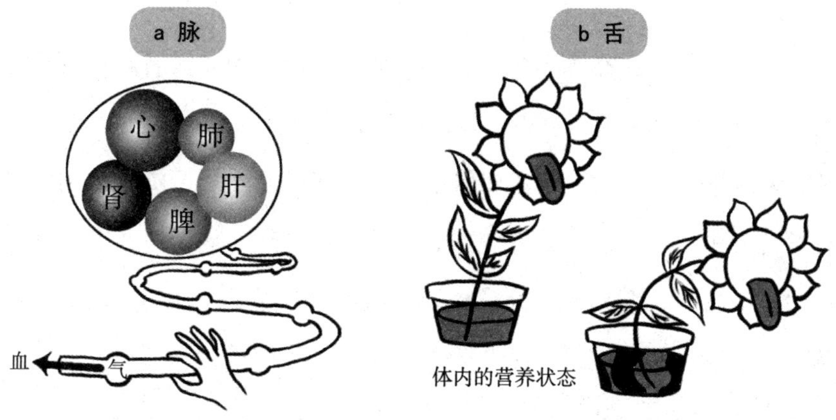

脉诊与舌诊

《内经·邪气藏府病形》：见其色知其病，曰明；按其脉知其病，曰神；问其病知其处，曰工。色脉形肉不得相失，知一为工，知二为神，知三神且明：（1）色青脉弦；（2）赤者脉钩；（3）黄者脉代；（4）白者脉毛；（5）黑者脉石。见其色而不得其脉，反得其相胜之脉，则死（难治）；得其相生之脉，病易已。凡此变者，有微有甚。故善调尺（根：夜休息），不待于寸（苗：晨养护），善调脉（秀：日活动），不待于色（实：暮收藏）。参合而行之者，为上工。

《内经·阴阳应象大论》："善诊者，'察色按脉，先别阴阳；审清浊，而知部分'；'视喘息，听音声，而知所苦；观权衡规矩，而知病所主'。按尺寸，观浮沉滑涩，而知病所生；以治无过，以诊则不失矣。故曰：病之始起也，可刺而已；其盛，可待衰而已。故因其轻而扬之，因其重而减之，因其衰而彰之。形不足者，温之以气；精不足者，补之以味。其高者，因而越之；其下者，引而竭之；中满者，泻之于内；其有邪者，渍形以为汗；其在皮者，汗而发之；其慓悍者，按而收之；其实者，散而泻之。审其阴阳，以别柔刚，阳病治阴，阴病治阳，定其血气，各守其乡，血实宜决之，气虚宜掣引之。"

《内经·脉要精微论》：脉小色不夺，新病；脉不夺其色夺，久病；脉与五色俱夺，久病；脉与五色俱不夺，新病。肝与肾脉并至，其色苍赤，当病毁伤，不见血，已见血，湿若中水。

《金匮要略》："气色见于面部……鼻头色青，腹中痛，苦冷者死。鼻头色微黑者，有水气；色黄者，胸上有寒；色白者，亡血也，设微赤非时者死；其目正圆者痉，不治。又色青为痛，色黑为劳，色赤为风，色黄者便难，色鲜明者有留饮。"

《图解中医诊断学》介绍了医生如何运用四诊获得各种病情资料，用六经辨证和八纲辨证进行综合分析，辨别病变位置浅深、病情性质寒热、病证盛衰、病证类别，作辨证纲领以论治。临床上，四诊与六经辨证和八纲辨证，以望诊入门，切脉探虚实登堂入室。确实掌握"望诊舌象与切诊脉象"的正确演化，医疗质量就可以提高。四诊与六经辨证和八纲辨证之于临床，从"望舌与切脉"着眼，论治就可以少些失误。诊治方法有很多，中医诊断学掌握"望舌与切脉"，于临床再仔细推敲四诊与六经、八纲辨证。

“望舌”是临床望诊最关键点，诊治病患时，非看不可。“五色独决于明堂”与“常候阙中”则是望诊最重要的部位，若不是诊治病患时，便无法“望舌”。之所以要看一个人的生活作息，就是要“观心”而看阴阳虚实，从“明堂与阙中”演化中，更可以通过这些数据，确实了解到灵魂之窗：眼与脑（生命）。

《内经·脉要精微论》中左寸关尺看心、肝、肾；右侧看肺、脾、命门；心脏血液由锁骨下动脉到寸口。清晨饮食未进、气血未乱，此时中医把脉寸关尺最准，过了这个时间，患者的情绪和吃喝都会影响脉象，准确率就有限。右尺看命门，几乎就是指肾上腺，虽然只是小小的一片3公分而已，却参与全身的运行。肾上腺皮质与髓质不同，髓质多负责内分泌、激素；皮质多负责体液平衡、三大营养素的消化和调整。手心多看内脏：自主神经与动脉的功能状况，手背多看背部：周围神经与静脉的状况。

脉诊的〈脉要精微论〉与〈经脉〉主要论述寸关尺诊桡动脉、三部九候诊全身重要动脉等，从现代医学来看诊脉，〈脉要精微论〉与〈经脉〉看似复杂，但读得愈透，交集就愈明白。〈论疾诊尺〉是不把脉、不看脸色，只看前臂的颜色与肉质，即可准确诊病。血液通过动脉从心脏出去，从静脉回心脏，如果静脉回流不畅，即会将状况反映在前臂内侧的静脉网上。阴阳为“二纲”（分门别类），以表里（深浅）、寒热（缓急）、虚实（轻重）为“六变”。二纲六变辨证，阴病多里（深）、寒（缓）、虚（重）；阳病多表（浅）、热（急）、实（轻）。以四诊诊断，审得阴阳表里、寒热虚实，治疗以六经辨证为基础架构，至八纲辨证则完备矣。

中国医学的诊断较为感性，最适合于慢性疾病；西方医学的诊断较为理性，诊断急性疾病最合适。

中国医学的诊断：

1.基础理论：气血津液、脏腑、经络、病因、病机、经穴。

2.中国哲学思想：气的思想、天人合一思想、阴阳学说、五行学说。

3.辨证：八纲辨证、病因辨证、气血津液辨证、脏腑辨证、六经辨证、卫气营血辨证、三焦辨证、经络辨证。

4.诊断信息获得过程：四诊（望闻问切）。

5.论治：治则、治法，处方、配穴。

西方医学的诊断：

1.诊断信息获得过程：病理学诊断、实验室诊断。

2.诊断信息处理过程：评价判断。

3.治疗。

CONTENTS 目录

第6章 八纲辨证 194

后记 210

第 1 章

望诊

望诊要领

一、光泽

1.鲜明：气血充足，预后良好

2.暗：正气损伤，预后不良

二、色泽观察部位：面颈部、手脚

三、气血津液与色泽

四、气色

1.阴影部位、色白部位、亮丽部位、毛孔部位

2.微暗环境的望诊、人为影响

3.黯色望诊：黯色部位望诊、诊治

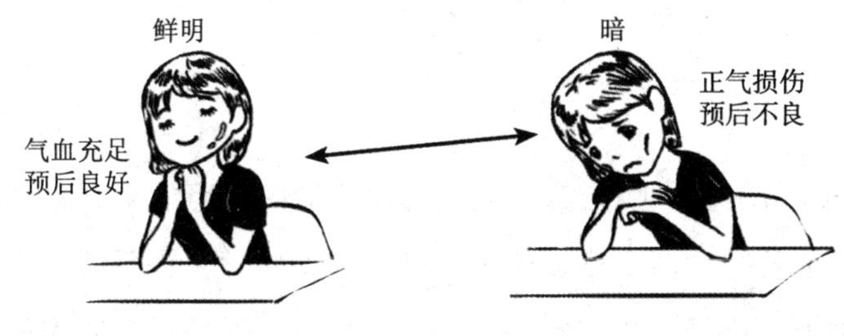

光泽

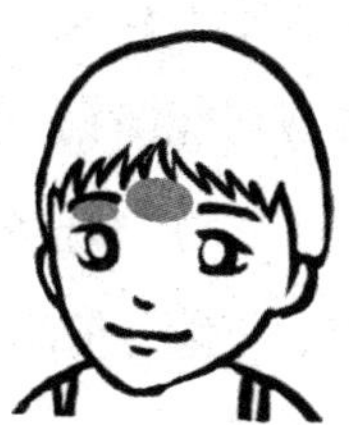
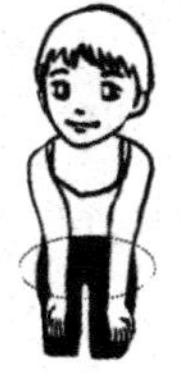
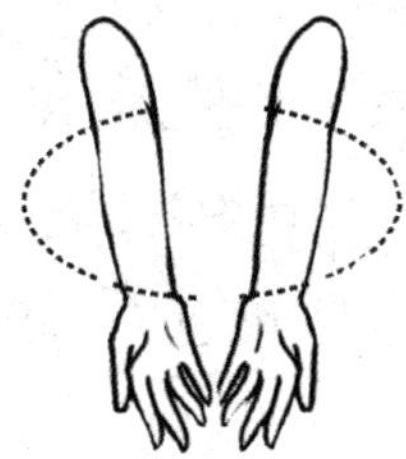

色泽部位

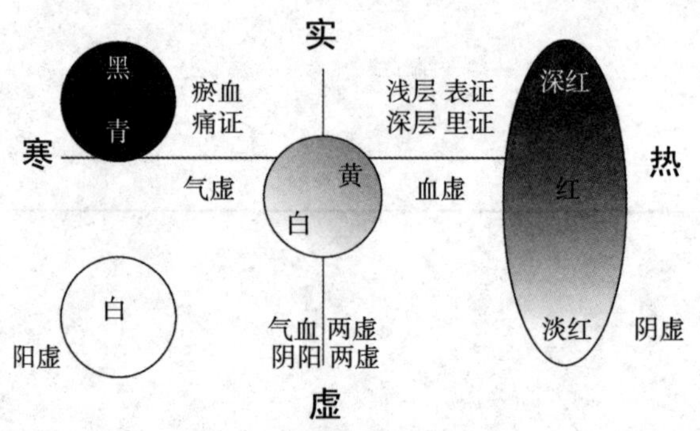

气血津液与色泽

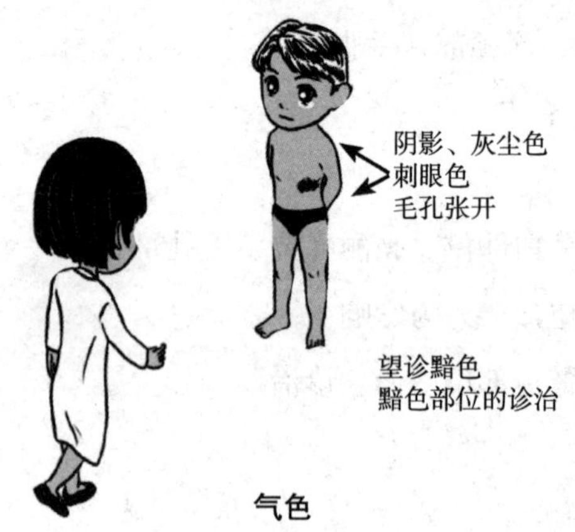

气色

《内经》望诊对我国历史的影响颇深，尤其是用于治国大臣的知人善任上，如唐朝袁天纲、明朝刘伯温、清朝曾国藩，现代的《图解中医诊断学》也延续《内经》望诊的精髓用于观人看相；加上《内经》中，针灸、推拿、导引必然先触及肌肉群、血管群，并影响到脑部与相关经脉脏腑，由此可见《内经》是一部活生生的医学文献。

〈经脉〉中，肝脏出现“面尘脱色”（额头上与鼻骨部分）；肾脏会先从面有微尘到面尘脱色，而后黑如漆柴（下巴与颈部），往往是多器官功能障碍。〈玉版论要〉：“病温虚甚死。病温之人，精血虚甚，则无阴以胜温热，故死。”病色所见，或上或下或左或右，各见其重要处。上为逆（下巴很暗），下为从（额头稍暗）。女子右为逆

（右锁骨下静脉区，脑部与身体右上部1/4的淋巴回流），左为从；男子左为逆（右锁骨下静脉区，横膈以下与左上部1/4的淋巴回流），右为从。

〈三部九候论〉主要是人体三部（头部、手部、脚部）九候的脉诊，九候脉诊以七诊的“独小、独大、独疾、独迟、独寒、独热、独陷下”为主，是用来诊病之所在，其中的“独寒、独热、独陷下”可以延伸用到〈论疾诊尺〉的诊断尺肤（前臂的肌肤），与内踝、外踝上3～5寸的肌肤仔细比较差异，可知道脏器循环的问题。配合手腕与脚踝区的荥穴与俞穴望诊，可以提高诊治效率。如公孙到内踝下缘的照海，静脉多者，多有糖尿病或胰腺问题，愈多愈黑者，病证愈严重。

晋朝的陶侃、汉朝的班超到老时依然壮心不已，他们的共同特征是燕颔；班超出使西域，在滚滚沙漠里，必定要咬紧牙关吞口水，因此他的茎突舌骨肌与下颌舌骨肌很发达。班超远离故土，随军出征，在西域度过了三十年，很多时候需要负重前行，可见腰脚结构与功能很优质，必然是寿终正寝。而陶侃的健身方法是搬砖，可见脚力非常强健，他也很长寿，终年76岁。

眼睛内侧是膀胱经的睛明穴，眉头是攒竹穴，眉尾是三焦经的丝竹空穴，额头入发际处是督脉的神庭穴、上星穴。

《红楼梦》中的王熙凤掌管贾家的财政，毒设相思局。她的相貌是“柳叶吊梢眉，丹凤三角眼”，“柳叶吊梢眉”是三焦的丝竹空穴，表示颞肌非常有力，因此她的太阳穴区有力，记忆力很好。“丹凤三角眼”是眼尾胆经脉的瞳子髎穴。她是一个性感的女人，所做的梦非同常人，是战争型的，属阳性，梦火山爆发、大火、战争等。林黛玉的描述则是“似蹙非蹙罥烟眉，似喜非喜含情目”，眉毛展现要皱不皱，显示皱眉肌与降眉肌无力，因她全身都不太动，连扑蝶都扑不好。

曹雪芹谈到林黛玉眼睛内眦睛明穴与眉头攒竹穴，四个点去看凝聚或张开。“是”就是肯定的，“似”绝对是否定的。《红楼梦》中林黛玉“似喜非喜含情目”事实上是心有余而力不足且无情的。《论语·子张》中子夏谈到“君子有三变：望之俨然，即之也温，听其言也厉。”是与人相处间的观察。望：就是look，即：就是close，听：就是listen。与人相处，首先是看到人，然后是接近了的感觉，最后就是讲话与沟通。望之俨然，一个人一个模样，即之也温，人都说会替人着想，愿为人服务，听其言语也是一样；为人中规中矩而看起来严肃，使人不太敢亲近。这些观人之法与孔子所说：“视其所以，观其所由，察其所安。人焉廋哉？人焉廋哉？”《论语·为政》也有异曲同工之妙。如：先看某人的外表，再看他在做什么，并仔细观察其言行是否真诚、心安。如此去观察时，人性哪能藏得住呢？所有看相、看人、望诊，都得依据“视其所以，观其所由，察其所安”为准则，“如”有如果、假如、if、suppose等意，愿意去为自己的生命耕耘就能如愿以偿。不管是什么样的体质，人都有无限的潜能，不使用它就会退化，知人、知命、知言为君子也。

1-1　看心脏——舌卷短颧赤

1-2　看心脏——嗌干心痛目黄

1-3　看心脏——阙中肺下极心

1-4　看心脏——人迎与寸口

1-5　看心脏——手脚浮肿

1-6　看手——六手经脉与三门

1-7　看手指脚趾——十二井穴

1-8　看大拇指／大踇趾——杵状指

1-9　看虎口——小三关大三关

1-10　看厉兑——味觉

1-11　看两窍阴——听觉

1-12　看体态——肥瘦习性

1-13　看精神——头倾视深

1-14　看体质——本脏大小高下

1-15　看仪态——论交情

1-16　看长相——观生死

1-17　看脸色——胸腹事宜

1-18　看耳朵——肾开窍于耳

1-19　看眼睛——少林铜人簿・点断诊法

1-20　舌诊（一）

1-21　舌诊（二）

1-22　鼻唇——消化排泄

1-23　女人中——膀胱子处

1-24　男人中——腹卵茎

1-25　皮肤——人体防线

1-26　头发——肾华血余

1-1 看心脏——舌卷短颧赤

《内经·五阅五使》：“心病者‘舌卷短’、‘颧赤’”，当心脏出现问题时，头面上的问题，多见讲话不灵光的舌卷短与颧骨部位的红赤，多随着心脏问题的轻重与新旧而呈现出不同的情况。心脏与小肠通常会有个惯性，所有的静脉会经小肠的“水路”的下腔静脉及“油路”的上腔静脉，及冠状静脉窦回到右心房供养心脏。“舌卷短”与“颧赤”就是心脏循环与小肠吸收能力不良的结果。

生活习惯和起居规律会影响心脏与小肠。心房收缩的时间是0.1秒，心室是0.3秒，舒张的时间是0.4秒，收缩及舒张都需要血。愈娇懒与慵懒的人，愈容易二尖瓣脱垂。朝鲜战争时，送回美国的30岁左右青年人的尸体，经解剖，70%都有冠状动脉阻塞，其中40%属严重性的。因美国大兵被送出去作战是不得已的，起居通常都是没有规律的，由此可知，生活起居规律与否和心脏安全息息相关。我们从小所学习的理论“早睡早起”是对的，假如很难做到，那么，就要节制口欲，“少量多餐多变化”，以维护我们的健康。据统计，对二、三尖瓣膜松弛的修复，注意营养均衡比运动还重要。运动多不见得可以“救人”，但吃得不对可能会吃死人。

《内经·五阅五使》：“肺病者，喘息、鼻张（鼻者，肺之官：嗅觉）。肝病者，眦青（目者，肝之官：视觉）。脾病者，唇黄（口唇者，脾之官：触觉）。心病者，舌卷短、颧赤（舌者，心之官：味觉）。肾病者，颧与颜黑（耳者，肾之官：听觉）。”人的压力会影响脑下丘脑-垂体-肾上腺皮质系统及自主神经系统，从脑部影响免疫系统的反馈机制。所有压力必然使感觉（Feeling），即听觉、嗅觉、味觉、视觉或触觉受到影响，让人产生某种程度的过劳，通常只要鼓舞意志力，便可以轻易战胜压力。而生命依赖呼吸与饮食来延续，以碳水化合物、脂肪和蛋白质三大营养素来提供“能量”。老弱妇孺人群的听觉、嗅觉、味觉、视觉或触觉不良，最大的问题还是“热量”摄取不足，因为热量转化为能量，取决于吸收的状况。

脂溶性维生素A、D、E、K与脂肪和乳糜微粒一起走“油水”路径，当人体内的油水太多，内脏脂肪和皮下脂肪就会成为五脏六腑的负担，让人感到不轻松，也不愉快，

小博士解说

人体吸收不良最常见的是脂肪，脂肪不溶于水，消化过程又非常复杂，却是人最大的营养供应商，除肝门静脉经下腔静脉回到心脏外，还要靠胸导管经上腔静脉回到心脏，胸导管负责将乳糜池的物质送回心脏。其中，有自十二指肠而来的脂溶性维生素，以及肾脏等淋巴管而来的淋巴液；大部分肾脏的淋巴液直接到胸导管，部分肾脏的淋巴管还要下行至腹股沟淋巴结，再回胸导管，然后一起至上腔静脉，再送回心脏。这条路好似城市的垃圾车，一方面收垃圾，一方面也作资源回收。

甚至情绪不好。但是，没有油水，就没有体力、活力、精力，人就是在如此矛盾的生态中，求得体内平衡（Homeostatic）、健康和快乐。

五脏之病之对应

五脏之病	病状	对应器官	五觉	参考章节
肺病	喘息鼻张	鼻者，肺之官	嗅觉	鼻唇诊
肝病	眦青	目者，肝之官	视觉	看眼睛、看精神
脾病	唇黄	口唇者，脾之官	触觉	鼻唇诊
心病	舌卷短，颧赤	舌者，心之官	味觉	看心脏
肾病	颧与颜黑	耳者，肾之官	听觉	看耳朵

《内经·五阅五使》五官诊

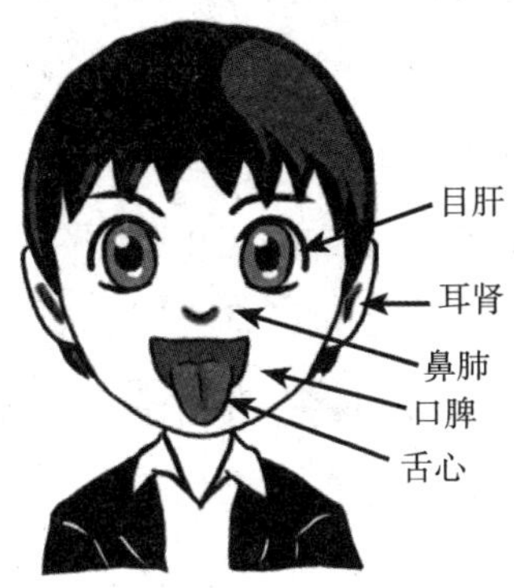

乳糜池

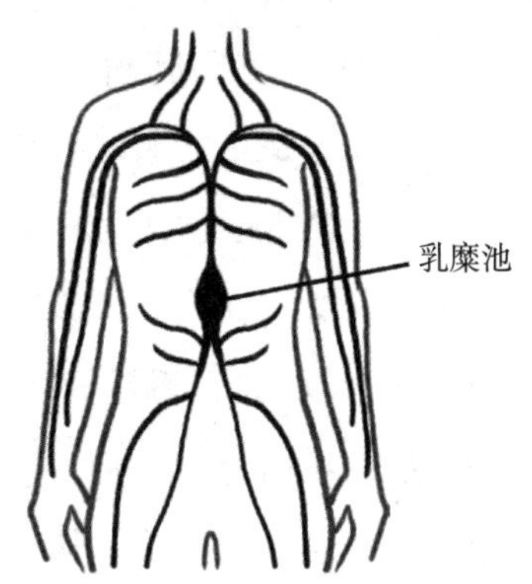

✚ 知识补充站

脂肪的消化过程要比碳水化合物与蛋白质复杂多了，简单来看，脂肪的消化最重要的是靠小肠的胰液来作加水分解。但是脂肪溶解困难，要到达小肠吸收上皮细胞不太容易，所以胆汁中胆汁酸的表面活性剂成分，有的是溶解脂肪的消化物，帮助小肠上皮的吸收，即脂肪在小肠上皮细胞内形成乳糜微粒，其周围被特别的蛋白质包围，从小肠上皮细胞吸收之后，就进入淋巴管，最后进入胸导管，然后回到上腔静脉，再送回心脏。心脏与小肠之间通常保持阴阳平衡的稳定状态。乳糜池的功能状况和心脏循环与小肠吸收能力息息相关。

1-2 看心脏——嗌干心痛目黄

《内经·经脉》中："嗌干，心痛，目黄，胁痛"系指心经脉是"动病"（刚刚要开始生病）与"所生病"（已经生病）的症状，都是出现在心脏血管疾病的初期；《内经·五阅五使》中："心病者'舌卷短'、'颧赤'"则是完整的心脏血管疾病。

跑步时，脸色发白（说不出话来，舌卷短）、两唇及双颊泛红（颧赤），出现二尖瓣面容（Mitral face），就是二尖瓣狭窄。二尖瓣关闭不全血液就会反流，常常面色苍白。心肺瓣膜关系到血液运转，心肺有四个瓣：二尖瓣、三尖瓣、主动脉瓣、肺动脉瓣。主动脉瓣与二尖瓣是一家人，肺动脉瓣与三尖瓣是一家人。西方医学认为，血液通过二尖瓣时用听诊器听心脏的声音最清楚，从跳动的声音可以了解二尖瓣是否有狭窄或闭锁不全的情形。在拥抱对方时，心脏跳动的感觉也很明显，如一下子就能感觉出对方的心脏紧张跳动，说明对方的营养状况有问题或情绪不稳。睡觉姿势也可反映身体状况，如睡觉时喜欢抬高双手表示呼吸功能比较弱，抬高双手可以促使横膈和背阔肌协助呼吸。

十二条经脉"是动病"和"所生病"，其中有九条经脉都会影响到眼白的清澈度，依序从大肠经脉"目黄，口干，鼽衄，喉痹"到心包经脉"心中憺憺大动，面赤目黄，喜笑不休"，多是与肠胃相关的体液问题，"心病者'舌卷短'、'颧赤'"与"心中憺憺大动，面赤目黄，喜笑不休"都是心血管疾病的征兆。这时，首先要改善消化道功能低下问题。人每天体内约产生9L的水分，小肠吸收8L，大肠只吸收1L，然而大肠的病变很多，大肠癌、大肠息肉、痔疮等非常多，死亡率比小肠病高很多；小肠只有十二指肠溃疡较常见，其他疾病不多，而且十二指肠溃疡一开始是因情绪不好引起的。大肠癌手术治疗后似乎存活率很高，但5年内的死亡率也不低。通常，右边大肠负责吸收，病变比较少，左边大肠负责排泄，病变比较多。手在身体的左右两侧，当心脏出现问题时，也是左侧手酸麻疼痛较多见。

小博士解说

左心房、左心室病变的死亡率较右心房、右心室高，且多在左侧心脏有异常后，右侧心脏才出现问题。例如：左边的二尖瓣有症状后，右边的三尖瓣才会出现问题。心房比心室小，心房外有心耳，是没有静脉的梳状肌，它可以加大心房的容量。心耳的瓣膜是纤维环，如同橡皮圈一样圈住，愈懒的人，橡皮圈（纤维环）就会愈松弛，无法紧密覆盖，导致脏物进入心房，容易阻塞或积水。人若懒，身体内的器官也会跟着懒。如食道的括约肌，正常情况下，吃进去的东西，由它把关不让它回流；一旦括约肌受伤或松弛，功能也跟着减弱，就会出现食道胃液逆流。后天性心脏疾病大约有8种：（1）主动脉狭窄；（2）主动脉关闭不全；（3）二尖瓣狭窄；（4）二尖瓣关闭不全；（5）二尖瓣脱垂；（6）肺动脉关闭不全；（7）三尖瓣关闭不全；（8）三尖瓣脱垂。其中有5种的起因都在心脏的左边。

《内经・经脉》口与目的病证

脏腑	病　　证
大肠	“目黄，口干，鼽衄，喉痹”，肩前臑痛，大指次指痛不用
胃	病洒洒振寒，“善呻，数欠，颜黑”，病至则恶人与火，闻木声则惕然而惊，心欲动，独闭户塞牖而处。甚则欲上高而歌，弃衣而走，贲响腹胀，是为骭厥
脾	“舌本痛”，体不能动摇，“食不下，烦心，心下急痛”，溏瘕泄，水闭，“黄疸”，不能卧，强立，股膝内肿厥，足大趾不用
心	“嗌干心痛，目黄”，胁痛，臑臂内后廉痛厥，掌中热痛
小肠	“耳聋目黄颊肿”，颈、颔、肩、臑、肘、臂外后廉痛
膀胱	痔、疟、狂、癫疾、头囟项痛，“目黄泪出，鼽衄”，项、背、腰、尻、腘、腨、脚皆痛
肾	“口热，舌干，咽肿，上气，嗌干及痛，烦心，心痛，黄疸”，肠澼，脊股内后廉痛，痿厥，嗜卧，足下热而痛
心包	病手心热，臂肘挛急，腋肿，甚则胸胁支满，“心中憺憺大动，面赤目黄，喜笑不休”

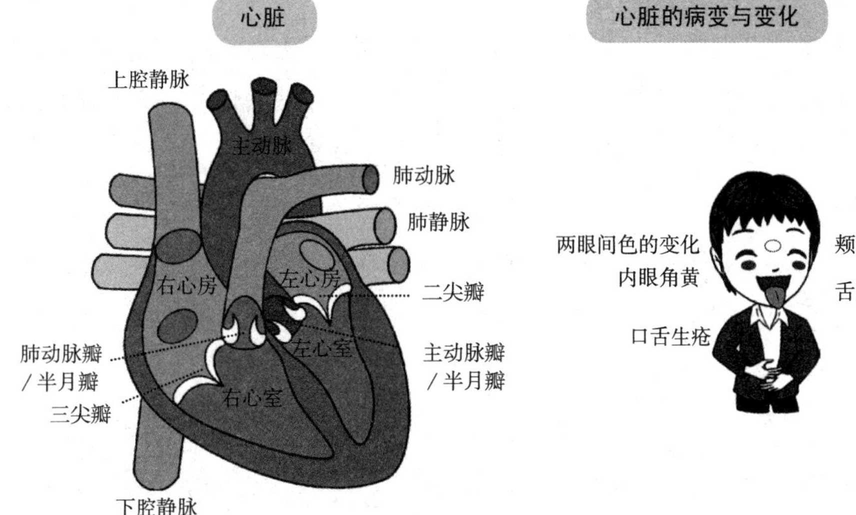

+ 知识补充站

左右心房心室的关系，可以用“男左女右”来比喻，男人犹如左心房左心室，女人就是右心房右心室了。心脏的结构，以胸骨中线为界，左侧心脏占2/3，右边占1/3。从正面来看，主要可看见右心房右心室，其意义像是在家庭中，几乎都是女人在前面做事，即家庭出现问题时，概由女人出面解决；男人虽在后面，但男人的工作量较大，所以更劳心劳神。左心房、左心室的工作量大，壁的厚度比右心房、右心室壁厚3~5倍。

1–3 看心脏——阙中肺下极心

《内经·五色》："阙中者，肺也；下极者，心也；直下者，肝也。"解剖学上，鼻骨正确的位置，是座落在两个眼眶骨之间，阙中者肺，阙中即上极；下极者心，阙下即下极；下极与上极之间即山根，山根位于鼻骨与鼻软骨间，就在阙与极之间；鼻骨就是下极者心，鼻软骨就是直下者肝。"五色独决于明堂"——明堂（鼻）骨的结构与色泽，看起来好不好，主要是看面部鼻窦的结构与功能状况，几乎如烟囱与炉火的关系。呼吸与循环系统的微小变化，都会一五一十地反映在"明堂"，俗云："搞什么明堂"即端视言行举止。下极者心要看鼻骨，直下者肝要看鼻软骨，从鼻骨到鼻软骨处，属横膈和心脏与肝胆区域；额骨与眼眶骨和鼻骨的交会区，属胸腔的肺脏与心脏。

鼻窦是位于头骨中的空腔，每个人均有4对鼻窦，像蜂窝状的格间，有大有小分布在前额部（前额窦）、脸颊后方（上颌窦）、两眼之间（筛窦），及眼球的内后方（蝶窦）。当这些鼻窦因为某些原因（例如感冒）而阻塞时，堆积的脓液及发炎肿胀的黏膜就会刺激神经使我们感到疼痛。两眉之间上面额头处有额窦，眼下牙齿间有上颌窦，与眼球动作有关。鼻腔的鼻窦又称副鼻腔，一天分泌1L液体，口腔一天分泌1.5L唾液，这些体液的运行状况，主要取决于生活起居中的损益情形。负责呼吸的鼻肌分两段：扩张鼻孔的鼻孔扩张肌，又叫鼻翼肌（Dilator）；与收缩鼻孔的鼻孔收缩肌，又叫鼻横肌（Compressor），当鼻翼肌与鼻横肌颜色黯黑时，代表肝胆太累了。鼻骨与鼻软骨间属心脏与肝胆区域，心脏与肝胆的功能状况会体现于此处，长期处于疲惫的人，此区多呈黑青色；反之，精力充沛者则多光泽亮丽。

面部鼻窦的功能状况，实际上都与脑部生息与共，面部所有的骨及肌肉都受脑部神经控制。"五色独决于明堂"，指五脏六腑都会通过脑部表现于明堂。例如脑部或头部受伤，通常眼睛并未撞到，但却常常会造成整个眼睛周围都是黑的，表明在受伤后动静脉循环出现问题，间接地使脑部也受了伤。通常，眼眶周围总是黑的人，日久，上眼睑及眼轮匝肌也会乏力，下巴也会枯黑，身心健康的问题就多。从鼻骨到鼻软骨处呈黑青色，多是由于长期处于疲惫状态，需要多休息、多游山玩水，若加上持之以恒的有氧运动，如：游泳、跑步、马拉松、骑脚踏车等，可以强化呼吸系统，使扩张鼻子的鼻孔扩张肌、收缩鼻子的鼻横肌气血运行加强，明堂与鼻骨周围的颜色也会变得亮丽，生命质量可以随之提升。

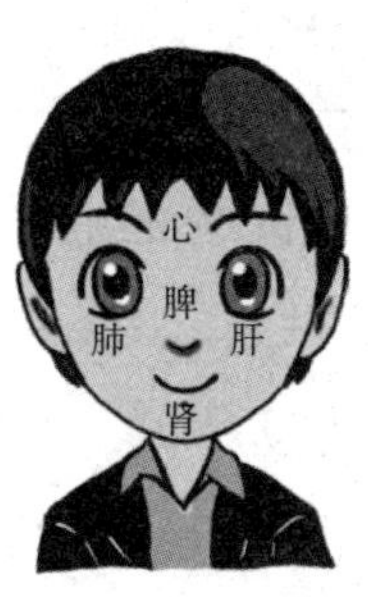

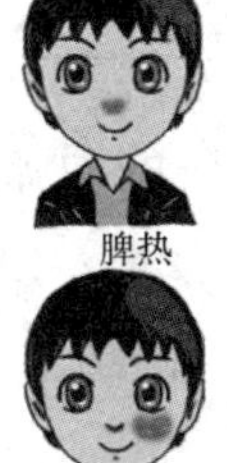

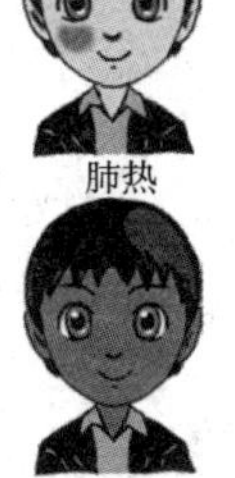

颜面望诊法：《内经·刺热》
肝热左颊先红，心热额头先红，脾热鼻先红，肺热右颊先红，肾热下巴先红

颜面望诊法：《内经·风论》
肾风（下巴黑）、脾风（鼻头萎黄）、肝风（眼睛下面青黯）、心风（嘴巴红赤）、肺风（眉毛区色苍白）

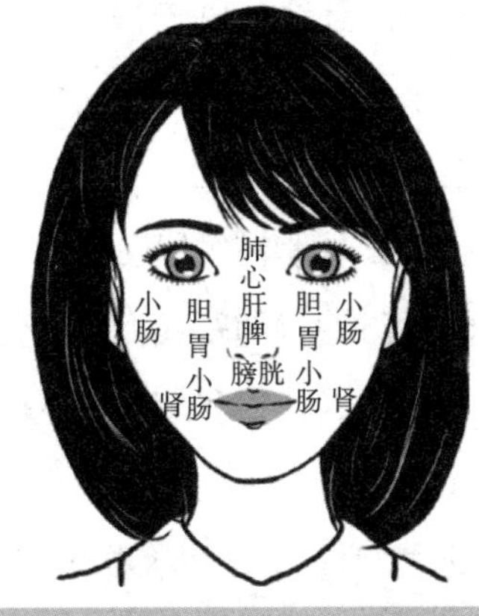

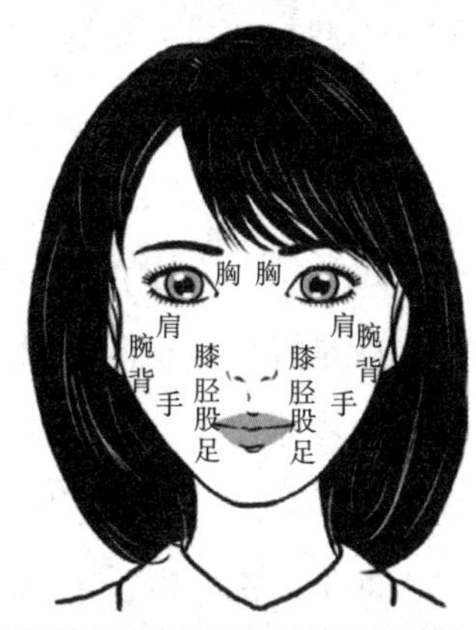

颜面望诊法：《内经·五色》
两眉之间观肺，两眼之间观心，鼻软骨观肝胆，鼻唇观脾胃，下巴两颊观肾脏

✚知识补充站

下极者心要看鼻骨，直下者肝要看鼻软骨，从鼻骨到鼻软骨处，属横膈和心脏与肝胆区域。额骨与眼眶骨和鼻骨的交会区，属胸腔的肺脏与心脏。看“五色独决于明堂”与“常候阙中”，是要看明堂（鼻）骨的结构与色泽，即明堂骨周围的气血变化情形，鼻骨色泽愈好，头脑愈清楚；明堂骨色泽不好，多是因为生活与事业等极度忧心，导致经常心情不好。通过运动能使山根开阔，对健康有好处。人在情绪不好时会表情扭曲，“常候阙中”——眉尾右高左低者嚣张狂妄，眉尾右低左高者内心春风得意。左眼比右眼大，内心清楚，行为畏缩。左眼表内心世界，右眼表外在行为。

1-4 看心脏——人迎与寸口

《内经·经脉》中，左寸口看心肝与神魂（右寸口看肺脾胃与意魄）。寸口位于桡动脉，来自锁骨下动脉。左桡动脉上的寸口看心脏，左寸关看心肝，左寸关尺则看肝心与肝肾（“肝肾”与“肝心”都是很重要的意思，肝肾不足会真阴亏损，心肝宝贝，人人皆爱）。对于人迎与寸口，不应只行诊脉，比诊脉更重要的是望诊，望诊比诊脉更方便实用。人迎与寸口的诊脉，并不容易掌握，不少医师的诊断数据内容皆以问诊为主，诊脉寸口数据以参考为多，因此，望诊人迎与寸口弥足珍贵。人迎看颈部动脉，寸口看太渊，也就是桡动脉；两者皆是从心脏出来的动脉，两者相比较，可看出生命活力指数。因此望诊时从脖子（含下巴）到手脚（含太渊与太冲），都要看。手脚比较黝黑，脸比较洁净，说明生活上很好，但较劳碌辛苦（表面风光）；如果脖子与手的颜色悬殊不大（实至名归），不会有什么问题；如果悬殊很大，多半是身体出现了问题（事与愿违）。

心脏的动脉中，左心室的主动脉弓上去分成三条，左侧分成两条，一条左颈总动脉（再分成颈内、颈外动脉），一条是左锁骨下动脉；右侧只有一条头臂动脉（再分成右颈总动脉与右锁骨下动脉）。心脏主动脉弓是延续升主动脉从左心室出来，升主动脉根部有三条冠状动脉：左冠状动脉的左回旋支、左前降支，以及右冠状动脉，这三条动脉环绕心脏养护心肌，保障心脏存活。其中一条阻塞尚无生命危险，但三条动脉都阻塞时，问题就大了。心肌与骨骼肌都是横纹肌，骨骼横纹肌可以自己动，心肌虽然不能自己动，却跟我们的感情、感觉、情绪密切相关。譬如我们很生气时，心肌就会跳得很快；很累时，又会跳得很慢。左心室出来的主动脉首要的工作就是养护心脏。《内经·师传》：“五脏六腑心为之主，缺盆为之道，骷骨有余，以候𩩲骬”、“𩩲骬骨大则心脏大”，因此𩩲骬结实有力比大小更重要。

小博士解说

心脏跳动只要出现异常，心脏内部就会开始出现以下的状况：二尖瓣前面的腱索开始扩张，达到一定程度后，就没力了，容易坏掉。现在的心脏手术很先进，大都没有生命危险。三条冠状动脉开始有问题时，并非一下子断掉，而是慢慢坏掉，愈懒的人，冠状动脉的问题就愈多。愈能放轻松、愈能开心、愈能与他人说好话，冠状动脉就会愈活跃，心脏也愈轻松；反之，愈爱计较、常唉声叹气、看什么都不顺眼，就会“揪心”，一揪心，心脏内部就会膨胀，很容易发生问题。所有的静脉与动脉都如此，人体的结构是很微妙的。

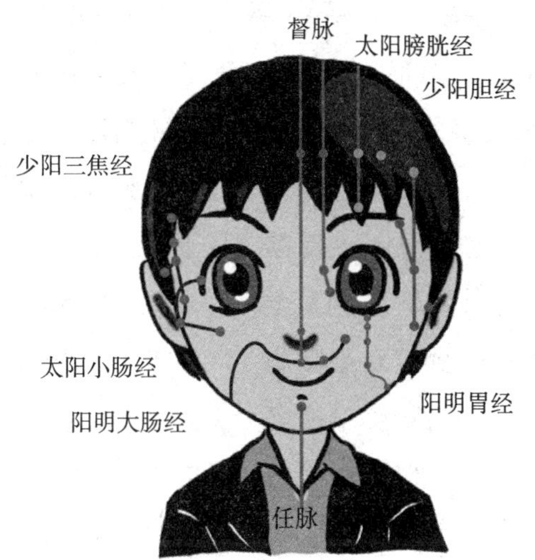

颜面望诊法：《内经·经脉》，经脉分布颜面诊

✚ 知识补充站

当心有千千结时，冠状静脉窦就会出毛病。全身的二氧化碳都会送到右心房，犹如女人要理家、相夫教子，意味着所有不良情绪的“垃圾”都主要由女人先处理。血液中的二氧化碳从上腔静脉、下腔静脉、冠状静脉，进入右心房，再通过三尖瓣进入右心室，血液再转140° 送到肺动脉，从肺动脉送到肺部组织进行交换。呼出二氧化碳，吸气入肺脏后，再把氧气带到肺静脉，肺静脉的血液进入左心房，再经过二尖瓣送到左心室，血液再以很大的力量180° 转向送到主动脉，最后由主动脉送达全身所有器官（包含肺脏）。因此左心房、心室壁要比右心房、心室壁厚，持恒的有氧运动最养益心脏。

1-5 看心脏——手脚浮肿

《内经·玉版论要》《内经·五色》

心脏病的浮肿多是对称性的，初阶段通常是在午后出现下肢浮肿，夜间可改善，此多为两心室或右心室功能不良；持续下去，会弥漫及大腿、外生殖器，甚至全身。通常颜面及上肢潴留较少。非心脏病引起的浮肿多是非对称性，初阶段变换姿势或体位多半很快便能改善，但日久必与心脏病息息相关。《内经·玉版论要》："病温虚甚死。"病温之人，精血虚甚，则无阴以胜温热，故死。"色见上下左右，各在其要。上为逆（下巴很黯），下为从（额头稍黯）。女子右为逆（右锁骨下静脉区，脑部与身体右上部1/4的淋巴回流），左为从；男子左为逆（右锁骨下静脉区，横膈以下与左上部1/4的淋巴回流），右为从。"

大多数情况下，疾病多少会在手脚、腋下及腹股沟出现一些征兆。男人左侧睾丸癌患者的转移几率比右侧睾丸癌高很多；男人的下颌骨角（即循牙车以下）与颈部颜色沉黯而质地夭枯，多大病不断，或可能将大难临头。初期多为脚部或肿、或胀、或酸麻疼痛。《内经·五色》："循牙车以下者，股也。中央者，膝也。膝以下者，胫也。当胫以下者，足也。"

女人右侧乳癌或肺腺癌比左侧的变化大。当女人的颧骨区颜色沉而质地夭枯，多大病不断，或者也是将大难临头。初期多为手部或肿、或胀、或酸麻疼痛。《内经·五色》："颧者，肩也。颧后者，臂也。臂下者，手也。"

如果气血循环不畅，腋下淋巴结与腹股沟淋巴结是最容易出现问题的地方。腋下淋巴结肿大及脸肿与胸腔及心肺功能问题息息相关；腹股沟淋巴结肿大和脚肿与腹腔或肝脾肾功能问题息息相关。通常都是下肢气血循环障碍最先发现。下肢循环脚趾末端与脚趾背侧静脉，延伸成两脚背静脉弓与脚背静脉网，即小隐静脉，是足三阳经区域；脚背侧静脉弓与静脉网的内侧血流，即大隐静脉，是足三阴经区域。行走不便与腹股沟淋巴结的气冲穴区关系密切，气冲穴区是股动脉的要塞；上肢不便

小博士解说

手三阳经与手三阴经、足三阳经与足三阴经，都会在四肢末梢交接，如自主神经功能，交感神经系统与副交感神经系统，都是二十四小时运行。不一样的地方是，交感神经系统多白天当班，副交感神经系统多晚上作主，乱序就会开始生小病，日久成大病。病色明显而不粗（略微），若颜色又沉、质地又夭枯，其病多严重，非好好医治不可；若手脚稍肿，病色不明显也不会夭枯，表示其病不甚严重，调理身体即可痊愈。

《内经·五色》：五脏六腑肢节之部，各有部分，沉浊为内，浮泽为外，色明不粗（略微），沉夭为甚；不明不泽，其病不甚。

则与腋下淋巴结的极泉穴区相关，极泉穴区是肱动脉的堡垒；手三阳经与手三阴经与极泉穴区休戚与共。

极泉（心经脉）和气冲（胃经脉）

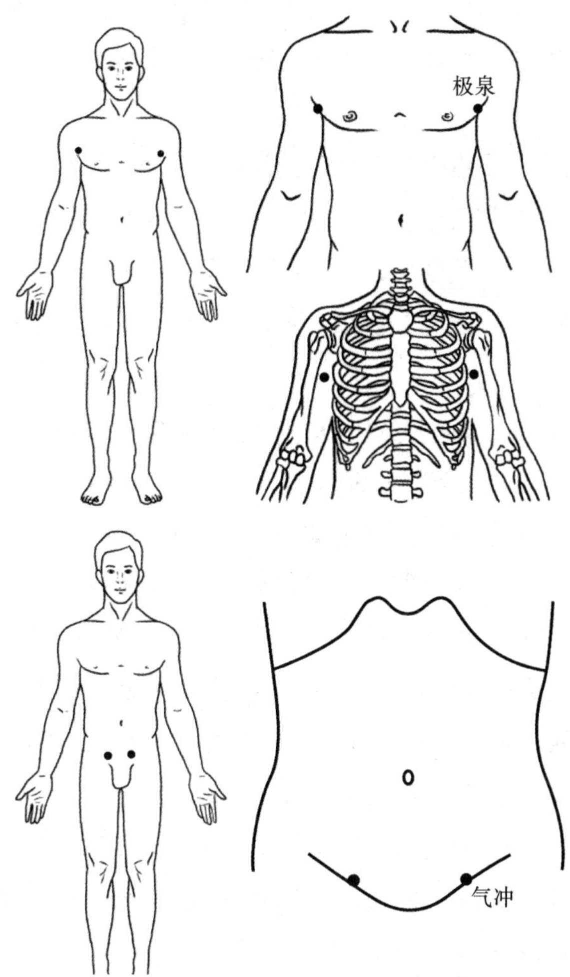

✚ 知识补充站

《内经》：“分而论之，参而合之”，切诊“动脉”之跳动，望诊“静脉”之显隐，横膈将躯体分隔成胸腔与腹腔，早上起来脸肿且消退得慢，多表明胸腔或心肺功能有问题；晚上脚肿到次晨起来还肿，则多是腹腔或肝脾肾功能有障碍。脚肿时，按下去几秒钟内消掉属实证，治疗需泻；如按下去之后很久才起来多属虚证，治疗需补。末梢检查水肿，以脚最明显，因脚的静脉瓣很多，水肿现象很明显；反之，手的静脉瓣少，手的水肿现象较少。阴阳表里寒热虚实就在其间。

1-6 看手——六手经脉与三门

《内经·五色》《内经·经络论》

大拇指少商穴属肺，食指商阳穴属大肠，两指间的虎口是合谷穴，若色泽不佳，多是呼吸或排泄器官问题多，免疫力较低下，腰脚功能多不好。

1.食指商阳穴属大肠，中指中冲穴属心包，两指间的掌心处有劳宫穴，掌背处为宫门穴区（手阳明大络）。此区反映的多是排泄或性功能问题，腰脚功能多不好，情绪也多失序。

2.中指中冲穴属心包，无名指关冲穴属三焦，两指间的掌心处与掌背处都没有穴位，两指间的掌背处有以闯天下与闯空门而命名的空门穴区（手少阳大络）。此区反映的多是性功能问题或精神问题，情绪多低落，容易疲惫不堪。

3.无名指关冲穴属三焦，小指少泽穴属小肠，两指间的掌背处有液门穴与中渚穴，命名为液门穴区（手太阳大络）。此区反映的多是精神问题与心血管问题，还有营养问题，容易疲惫不堪，心情多不好，精力多不济。

手掌内侧为手阳明大肠经脉，大鱼际看排泄状况，手掌外侧属手太阳小肠经脉，小鱼际看吸收功能。大小鱼际漂亮，排泄、吸收好，大小鱼际不好，排泄、吸收都不好。

《内经·经络论》：经有常色，心赤、肺白、肝青、脾黄、肾黑，皆亦应其经脉之色也。络无常，变也。阴络之色应其经，阳络之色变无常，随四时而行也。寒多则凝泣，凝泣则青黑；热多则淖泽，淖泽则黄赤。此皆常色，谓之无病。五色具见者，谓之寒热。鱼际穴区属肺经脉，肺邪气盛有余，会肩背酸痛，小便数而欠（次数多而尿不干净）。神志不坚，有何坚挺顺心可言？肺气虚弱，流布有肺经脉的大拇指就有没有力量，一定也不灵活，则呼吸气不足，小便颜色不正常，性功能的状况必随之不良。年轻夫妇如此，多有不孕不育的烦恼。缺少运动的年轻夫妇，可通过早晚习练易筋经或进行有氧运动来改善不孕不育问题。

小博士解说

手鱼际区静脉突显，是肺呼吸与胃的问题，手鱼际静脉杂乱是胃有问题，手鱼际单支静脉突显是肺的问题。手鱼际穴动脉出去到商阳穴，静脉回来到太渊穴，拇收肌与拇外展肌的力道，是其他四指肌肉加起来的力道。很多操作计算机的人，大拇指很灵活，尤其右边大拇指的指甲会比左边漂亮，特别是六七十岁后还在操作计算机的人更明显。常用的手是干净的，灰指甲多出现在不常用的手指。两只手的灵活度因受生活与工作关系的影响而有所不同，与生命、疾病和寿命无直接关系。

鱼际穴

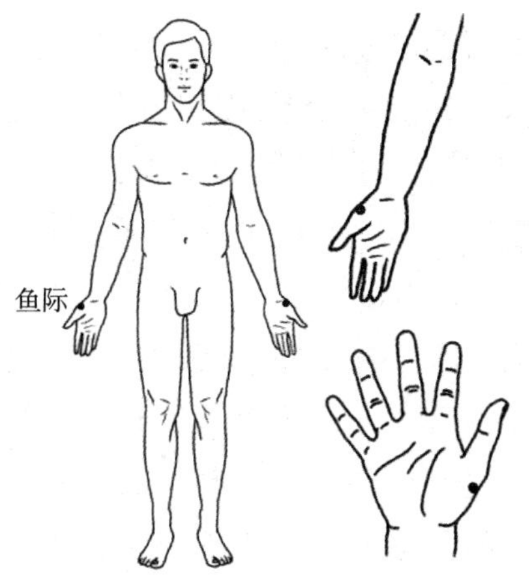

左右六手大络（手背三门）

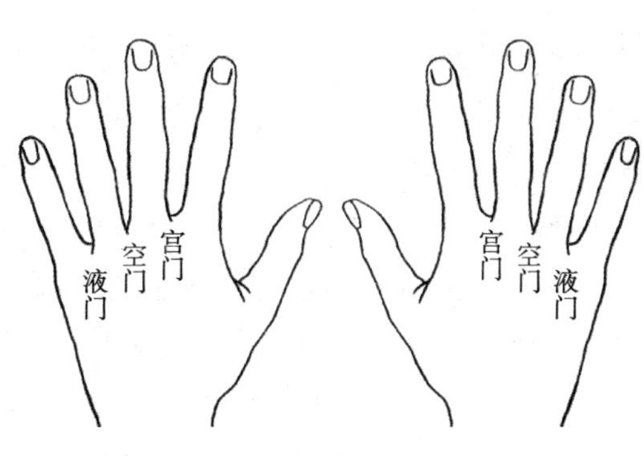

经脉	相关穴位	相关大络	相关病证
心包	（1）食指商阳穴属大肠与中指中冲穴 （2）两指间的掌心处有劳宫穴	手阳明大络：掌背处为宫门穴区	排泄问题或性功能问题多，腰脚功能多不好，情绪也多失序
三焦	（1）中指中冲穴属心包与无名指关冲穴 （2）两指间的掌心处与掌背处都没有穴位	手少阳大络：两指间的掌背处以闯天下与闯空门而命名为空门穴区	性功能问题或精神问题多，情绪多低落，容易疲惫不堪
小肠	（1）无名指关冲穴属三焦与小指少泽穴 （2）两指间的掌背处有液门穴与中渚穴	手太阳大络：液门穴区	精神问题与心脏血管问题多，营养问题也多，容易疲惫不堪，心情多不好，精力多不济

✚ 知识补充站

手腕外侧大拇指下有大肠经的阳溪穴，无名指下有三焦经的阳池穴，小指下有小肠经的阳谷穴。手腕内侧大拇指下有肺经的太渊穴，三指下有心包络经的大陵穴，小指下有心经的神门穴。如果老年人身体重不太方便做剧烈运动，可以走路时做甩手运动，甩动手的八块腕骨，并带动太渊穴、大陵穴、神门穴，促进胸腔气血循环，可改善下半身沉重感及行动不利。走路甩手、看到人多挥手，可运动内关和外关穴；看到人多开口问好，可运动上关和下关穴。人与人互动中，礼多人不怪，爱是可以传播的。

1-7 看手指脚趾——十二井穴

《内经·本输》《内经·缪刺论》

身上所有的穴位中，属井穴最重要。除了肾经的井穴在脚底心外，十二经脉的井穴都在手脚的末端。

十二经脉气血运行状况，可全然地展现于井（Well）穴。人一伸出手脚，便知道有没有相当的意志力（Will）与行动能力（Wealth）。每个穴位都有所属经脉与脏腑，依望诊穴的位置形状（结构）与色泽（功能），即可以约略看出端倪，接着，从手脚的状况判断出疾病可能的来龙去脉，并借助推拿改善疾病的轻重缓急。

一、手六经脉的井穴

1.少商穴属肺，在大拇指外侧指甲边，主呼吸，治烦心、“胸闷”、气短、“咳嗽”、喘咳、缺盆痛。

2.商阳穴属大肠，在食指外侧指甲边，主排泄，治“牙痛”、“口干”、喉痹、目黄、鼻血、颈臂疼痛。

3.中冲穴属心包络，在中指靠食指的指甲边，主心情，治“烦心”、心痛、手心热、腕臂疼痛、“面赤”、目黄。

4.关冲穴属三焦，在无名指靠小指的指甲边，主精神，治“耳不聪”、“咽喉肿痛”、眼尾痛、喉痹、颊痛。

5.少冲穴属心，在小指内侧指甲边，主心脏，治咽干、“心痛”、目黄、“胁痛”、手心热痛。

6.少泽穴属小肠，在小指外侧指甲边，主吸收，治“肩背疼痛”、“咽痛”、颔肿、目黄、“耳不聪”。

二、足六经脉的井穴

1.大敦穴属肝，脚大踇趾内侧指甲边，主睡眠，治腰痛、口苦、目黄、咽干、男疝女带、遗尿、“小便不利”、小腹肿胀、泄泻、“脸色不好”。

2.隐白穴属脾，脚大踇趾外侧指甲边，主脾气，治手脚沉重、“脾气不好”、不能卧、舌痛、食不下、胃痛、打嗝、“水泻”、黄疸、腰僵硬、膝肿痛。

3.厉兑穴属胃，脚食趾内外侧指甲边，主胃口，治“睡不好”、情绪不好、惊悸、狂吼、“嘴歪眼斜”、上腹肿胀、膝肿痛、脸色不好、“鼻血”、颈肿、喉痹。

4.窍阴穴属胆，脚第四趾靠小趾的指甲边，主消化，治“腰胁转痛”、头痛、眼尾痛、颔痛、口苦、叹气、脸色不好、“肌肤干燥”、脚外热。

5.至阴穴属膀胱，脚小趾外侧指甲边，主汗与尿，治“头痛”、腰背痛、眼痛、目黄、“狂癫”、“痔疮”、鼻血、肢节痛不灵活。

6.涌泉穴属肾，脚底窝心处，主体液，治脸色不好、“惊悸”、“恐慌”、咳喘、“喜卧”、脚下热或痛、脊痛、泄泻、黄疸。

从足六经脉的井穴可以看出意志力与行动能力，从手六经脉的井穴则可以看出思考能力与胸怀气度，十二个经脉的井穴都可以依照治病种类，反向思考这个人的生活习惯问题，进而稍作调整，可降低罹患大病的几率。

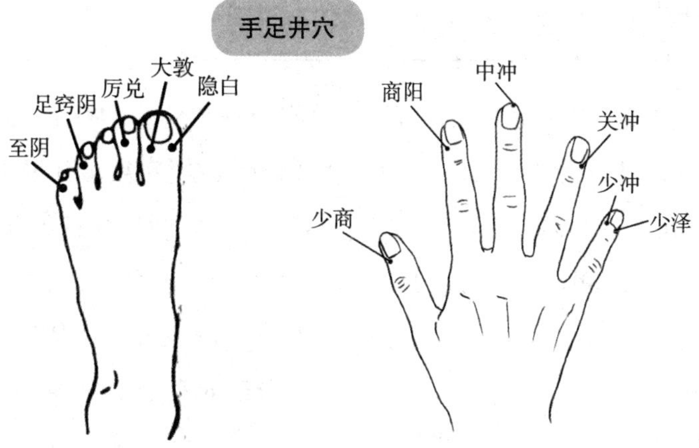

十二经脉的井穴治疗功用

经脉	穴位	功用
手太阴肺经	少商	咳嗽、气喘、咽喉肿痛、发热
手阳明大肠经	商阳	耳聋、齿痛、咽喉痛、中风昏迷
足阳明胃经	厉兑	失眠、扁桃体炎、消化不良
足太阴脾经	隐白	腹胀、月经过多、癫狂、多梦
手少阴心经	少冲	心悸、胸胁痛、热病、癫狂
手太阳小肠经	少泽	热病、中风昏迷、乳汁少、目疾
足太阳膀胱经	至阴	矫正胎位、难产、头顶痛
足少阴肾经	涌泉	头痛、足心热、休克、中暑
手厥阴心包经	中冲	心痛、中风昏迷、中暑、小儿惊风
手少阳三焦经	关冲	头痛、目赤、咽喉肿痛、心烦
足少阳胆经	足窍阴	偏头痛、目痛、耳聋、多梦失眠
足厥阴肝经	大敦	遗尿、月经过多、子宫脱垂

✚知识补充站

《内经·缪刺论》："邪客于手足少阴太阴足阳明之络（心肾肺脾胃五络），此五络，皆会于耳中，上络左角（五络上络左率谷），五络俱竭，令人身脉皆动，而形无知也，其状若尸，或曰尸厥。刺其足大指内侧爪甲上，去端如韭叶，后刺足心，后刺足中指爪甲上各一痏，后刺手大指内侧，去端如韭叶。"休克、中风之类，需刺隐白（足大指）、涌泉（脚底心）、少商（手大指）三处。缪刺是刺血络，即静脉之浮现者为主。

1-8 看大拇指／大踇趾——杵状指

《内经·本输》《内经·缪刺论》

井穴“少商”是肺经脉之所出，“大敦”是肝经脉之所出，“隐白”是脾经脉之所出，井的英文字义是well，即经脉脏腑之所出，蕴含着will（意志力），亦即生命的能量储备与消耗情况。

“少商”在手大拇指末端，“大敦”与“隐白”在脚大踇趾末端，生理解剖上，手脚末梢是A-V shunt（动脉与静脉交接的通道），其活动量（运动、劳动）愈大，A-V shunt循环愈好，休克、中风的机率也相对减少。只要看到“少商”、“大敦”与“隐白”等手脚指甲末端部位不干净、不红润，就表明呼吸（少商）或消化（大敦、隐白）不好，或兼而有之。少商色泽枯黯，一定要加强运动或改善生活及空气质量，隐白枯黯则要改善饮食营养方面的问题。

如果大拇指与大踇趾的指甲出现杵状指，即指甲床与指节间角度大于160°，甚至到190°就是杵状指。杵状指越明显，说明肺脏与免疫问题越大。人体老化后常见的呼吸系统疾病有慢性阻塞性肺疾病（COPD）和间质性肺炎，基本的肺呼吸功能变差，严重者则会造成死亡，在这个过程当中，很多人会出现杵状指。

手指如新葱、如鲜蒜的人比较勤劳，人愈努力、愈勤奋、愈坚持，就有愈亮丽的人生。年长者多器官衰退老化，体弱虚寒、血虚寒凝、手脚冰冷、四肢末梢如干葱如老蒜，长久不运动，代谢不好，胆固醇会堆积在血管壁，下肢动脉逐渐狭窄，末梢血液循环不良，指甲床与指节角度就会越来越丑，尤其是大拇指指甲，几乎就是生命资产负债表（Statement of assets），五脏六腑累积的“债务”，多会在手大拇指指甲与脚大踇趾指甲上透露信息。仔细看看指甲半月牙（血液活动与心脏功能）、指甲角度（气血运行与肺脏功能）、指甲色泽（生命活力与营养状况）、周围肉质（生活态度与质量、活动情形）就可以明了。

小博士解说

随着科技的进步，脏器移植已成为可能，肝脏、肾脏和心脏移植是最常见的案例，肺脏的移植比例也日渐增多。据欧美统计（Augarten A.et al.; Reversal of digital clufling after lung transplantation in cystic fibrosis patients, Pediatr Pulmonol.34:378-380,2002），肺脏移植患者，移植前手指的杵状指现象，在手术后半年到2年，指甲就会恢复正常，说明肺脏严重阻塞（COPD）等病（阳中之阴）时，肱动脉（阳中之阳）到末梢的动脉也输送不良，回流的肱静脉（阳中之阴）也差，才会造成杵状指；在移植手术后，从肺静脉输送氧气回心脏呈现正常状态，而整个心脏运行也是如此，让肱动脉与肱静脉功能恢复正常，手指末梢的杵状指也因此改善了。

手大拇指：肺经脉终止区，反映气魄与行为状况

	状态	解说
指甲半月牙	小或没有	多心脏结构有问题，上肢活动量不足
指甲色泽	缺乏血色，苍白、灰黑、紫黯	胸腔血液循环不良，体内营养不良，运动活动量不足
周围肉质	枯涩、肉刺多、灰黯、黑紫	消化吸收问题多，饮食习惯不良
指甲角度	大于160° ～190°	多肺脏结构有问题，长期肺泡运行不良（空气污染、运动不足）

脚大踇趾：肝、脾经脉起始区，反映魂（潜意识）、意志（意识）与思维状态

	状态	解说
趾甲半月牙	小或没有	多肝脏结构有问题，下肢活动量不足
趾甲色泽	缺乏血色，苍白、灰黑、紫黯	腹腔血液循环不良，体内营养不良，运动活动量不足
周围肉质	枯涩、肉刺多、灰黯、黑紫	排泄问题多，饮食习惯不良
趾甲角度	大于160° ～190°	多脾脏与造血功能有问题，长期肺泡运行不良（空气污染、运动不足）

✚ 知识补充站

杵状指常见于慢性阻塞性肺疾病（COPD）与间质性肺炎，除了常见于饮酒、吸烟者之外，暴饮暴食及偏食者也常见。现代人忙碌，几乎十之过半皆有杵状指，只是轻重程度不同而已。最主要的原因就是压力，抗压力不良、肝胆胃功能不好，呼吸功能必随之下降。要想改变这种状况，充分的休闲活动与持恒运动是要诀，最重要的是有良好的生活习惯。

指甲的望诊

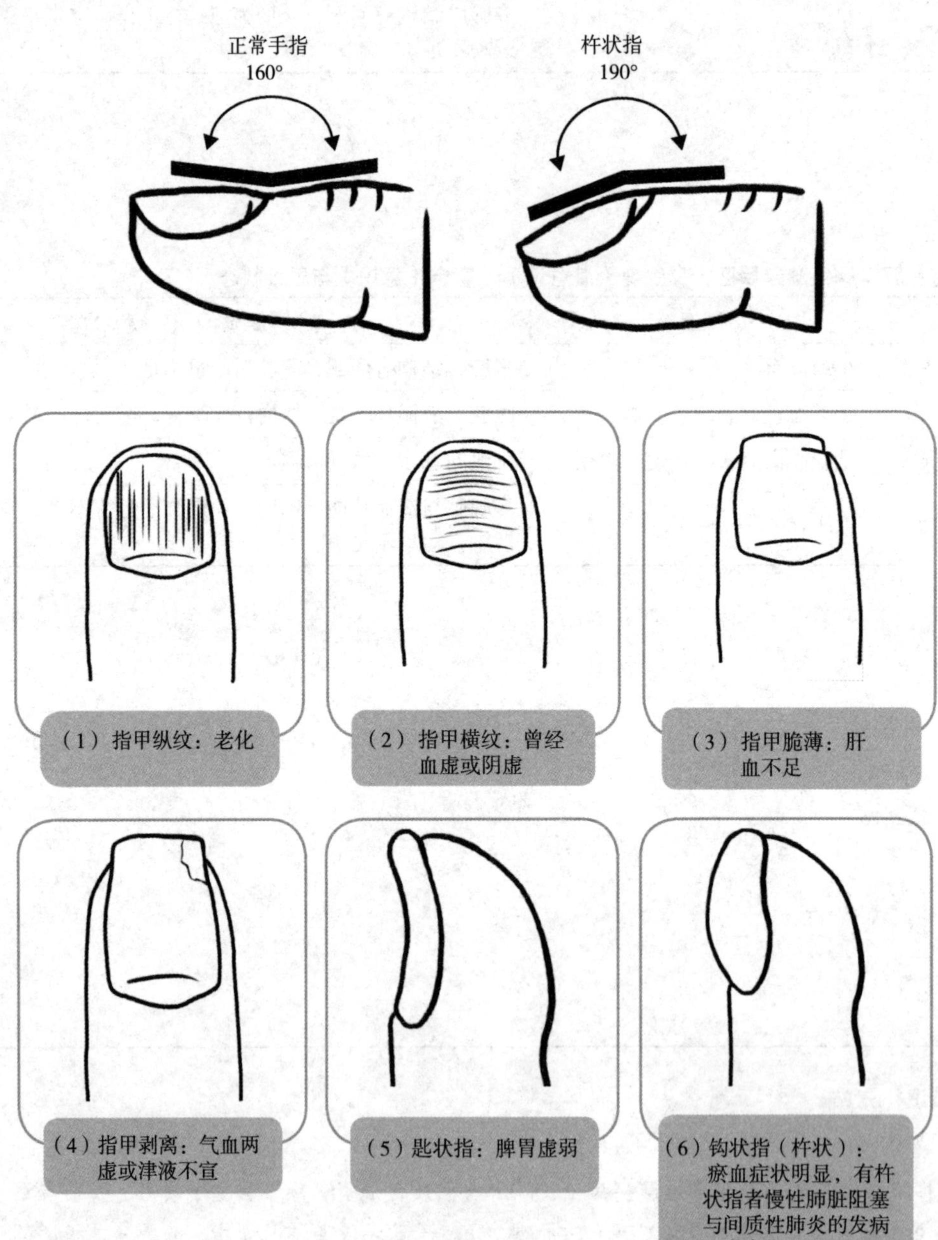

（1）指甲纵纹：老化

（2）指甲横纹：曾经血虚或阴虚

（3）指甲脆薄：肝血不足

（4）指甲剥离：气血两虚或津液不宣

（5）匙状指：脾胃虚弱

（6）钩状指（杵状）：瘀血症状明显，有杵状指者慢性肺脏阻塞与间质性肺炎的发病几率高

NOTE

1-9 看虎口——小三关大三关

《内经·本输》《内经·论疾诊尺》

《内经·本输》中，食指属大肠经脉，井穴（“所出”）“少商”，与荥穴（“所溜”）“二间”，和俞穴（“所注”）“三间”，此三穴在诊病和治病时的使用频率很高。年轻人的食指好，代表有食与性的欲望，须戒之在色与斗，以和为贵（和气生财）；年老者，揉按食指有助于肠蠕动，须戒之在得，以少为贵。俗谚：“万夫所指，无病而死”，说明这种食指之气很毒也很强。日常生活中出现的牙齿及颈臂疼痛，最有效的是掐掐商阳穴。治疗痔疮、鼻血、喉痹、目黄或颈臂疼痛，最有效的是搓揉二间穴与三间穴。

虎口三关脉纹指的是食指掌侧靠拇指一侧的浅表静脉，第一节（三间穴区）为风关，第二节（二间穴区）为气关，第三节（商阳穴区）为命关。纹在风关邪浅病轻，纹透气关邪较深，纹达命关病重，若脉纹延伸至指端为“透关射甲”，病况更重。正常指纹红黄相间，隐现于风关之内。纹紫为热，淡红为虚，青色为风、主痛，青兼紫黑是血络瘀闭，指纹的变化可反映病变的轻重、浅深。右手三关纹感应左天枢与降结肠，关乎排便顺不顺；左手三关纹感应右天枢与升结肠，关乎吸收好不好。

虎口三关脉纹的食指浅表静脉与食指动脉，反映食指伸指与屈指灵活度，食指浅表静脉回流受阻，突显于虎口三关脉纹；食指的动脉参与虎口三关脉纹的展现，也显示于指节活动信息，诸如僵硬或灵活，同时可显现婴幼儿排便顺畅与否、吸收能力之强弱，以及食指神气活现与否。两食指的动脉与浅表静脉，也反映婴幼儿肠道的自身免疫功能。

由虎口三关脉纹的指纹青筋变化，可得知病情的虚实轻重，压按指纹会消失，放开又复现，为虚；压指纹不消失，为实；色淡红为寒，色深紫为热。小儿指纹的这种变化可概括为“浮沉分表里，红紫辨寒热，淡滞定虚实，三关测轻重”，婴幼儿六个月以前以红丝为多，六个月以后以青筋为多。虎口三关脉纹是小三关，可望诊与切诊（肌肤粗细滑涩）肠道中的状况。前臂内侧的尺肤是大三关，可望诊与切诊（肌肤粗细滑涩）五脏六腑的寒热虚实

小博士解说

虎口三关脉纹，对于儿科临床“方便又实用”。最好的预防之道可在居家护理婴幼儿时，检视婴幼儿的生活状况问题，尤其是饮食方面。滑寿之《诊家枢要》（1359年）说，小儿三岁以下，看虎口三关纹色。紫热，红伤寒。青惊风，白疳病。惟黄色隐隐，或淡红隐隐，为常候也。至见黑色，则危矣。纹色在风关为轻，气关渐重，命关尤重。虎口三关纹色：（1）“紫色是热”：多外感与饮食问题，初用柴胡桂枝汤多见效；（2）“白色是疳病”：多饮食问题，宜服保和丸，并彻底改善饮食习惯；（3）“淡红色是伤寒”：服以活人败毒散多见效。

（《内经·论疾诊尺》）。

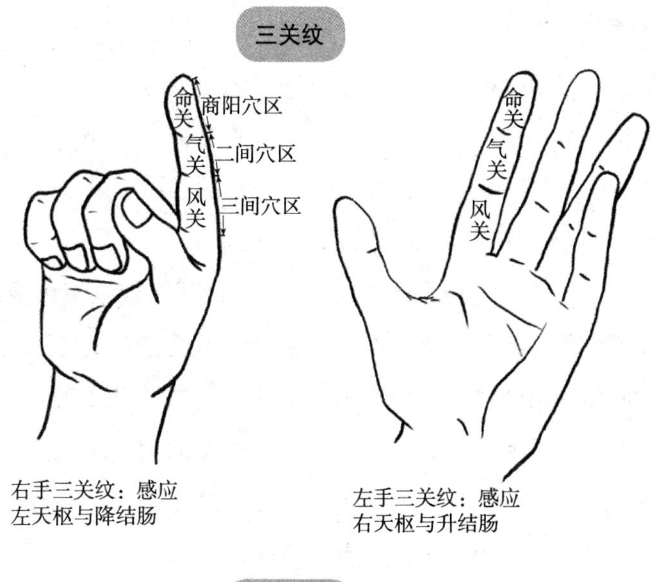

右手三关纹：感应左天枢与降结肠

左手三关纹：感应右天枢与升结肠

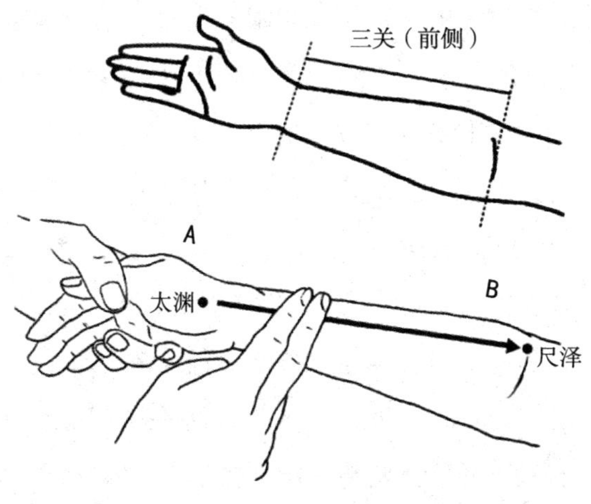

✚ 知识补充站

从商阳穴区推揉到二间穴区与三间穴区，称为推小三关，可帮助肠道排便顺畅。商阳穴所出为井，二间穴所溜为荥，三间穴所注为俞。三间穴区色泽不良，果实不好；二间穴区色泽不良，花朵不绽放；商阳穴区色泽不良，根苗不妙，花朵与果实更不妙。从太渊穴区（A）推揉到尺泽穴区（B），为推大三关，可强化肺经机能，缓解呼吸方面的问题。成人的二间穴区与三间穴区出现青筋，多有痔疮问题，青色纹愈深，内痔愈严重。左侧多虚，右侧多实，左右侧皆多虚实并见。

1-10 看厉兑——味觉

《内经·根结》《内经·卫气》

《内经·根结》："阳明根于厉兑，结于颡大（头维穴，思考与意识）。"

《内经·卫气》："足阳明之本，在厉兑，标在人迎，颊挟颃颡（味觉）。"

头维穴在颞窝的发际处，颞肌起自颞窝，肌束呈扇形向下聚集，经颧弓的深面止于下颌骨冠突，颞肌属于咀嚼肌，受控于第五对脑神经三叉神经（咀嚼肌包括颞肌、咬肌、翼内肌和翼外肌，分布于下颌关节周围，收缩时运动下颌骨，参与咀嚼），与胃经息息相关。

养益脑部功能最有效的穴位是厉兑穴，胃足阳明之脉"起于鼻之交頞中……入中趾内间（厉兑）……别下入中趾外间（厉兑）……。"压按厉兑穴时，手指抓住足第二趾（内厉兑与外厉兑）致其稍微酸痛，配合吸气瞬间压按厉兑疗效更深入，患者愈有感觉，效果愈好。厉兑穴是养护自主神经非常好的穴位。厉兑穴，犹言厉鬼马上来兑现，暴饮暴食成习，第二、三趾的厉兑穴与内庭穴趾间多不洁净，趾节间僵硬不灵活；反之，饮食习惯好，或胃肠功能好，则第二、三趾的厉兑穴与内庭穴趾间洁净，趾节间多轻松灵活。

《内经·根结》《内经·卫气》两篇强调足的三阴三阳，是与头和体躯的重要感应穴区。

《内经·根结》讲根结，论人的感官与天地气运之感应，视明、听聪、味觉等都与这些根节息息相关："（1）太阳根于至阴，结于命门（睛明穴）；（2）阳明根于厉兑，结于颡大（头维穴）；（3）少阳根于窍阴，结于窗笼（听宫穴）；（4）太阴根于隐白，结于太仓（中脘穴）；（5）少阴根于涌泉，结于廉泉（廉泉穴）；（6）厥阴根于大敦，结于玉英（玉堂穴），络于膻中（膻中穴）。"

《内经·卫气》讲标本，论个人人气，吃、喝、心思、情绪都会受标本的影响："（1）足太阳本在跟上五寸跗阳穴，标在两络命门（视觉）；（2）足少阳本在窍阴之间，标在窗笼之前（听觉）；（3）足阳明本在厉兑，标在人迎，颊挟颃颡（味觉）；（4）足少阴本在内踝下上三寸中，标在背腧与舌下两脉；（5）足厥阴本在行

小博士解说

日本镰仓时代的人头颅骨较长，属长头骨，男女头颅骨多是突出来的。从日本东京大学考古学陈列室中镰仓时代的头颅骨可看到鼻骨多较突出，多有刀砍或狗咬的痕迹。日本名历史小说家司马辽太郎最推崇镰仓时代，但热爱人类的考古学者铃木一郎，却最不耻镰仓时代，认为当时的人最没有人性。相差五百年的江户时代，当时的人头颅骨较短，属短头骨，男人鼻骨较塌，女人鼻骨有点突出；观额头与鼻骨的瘢痕可以推测，当时梅毒致死率高，梅毒螺旋菌感染侵蚀头颅骨，尤其以侵蚀下极与上极之间（即山根）者最多。

间上五寸，标在背腧；（6）足太阴本在中封前上四寸之中，标在背腧与舌本。”由望诊根结与标本，可了解天地感应和情绪，与饮食密切相关。

头的望诊

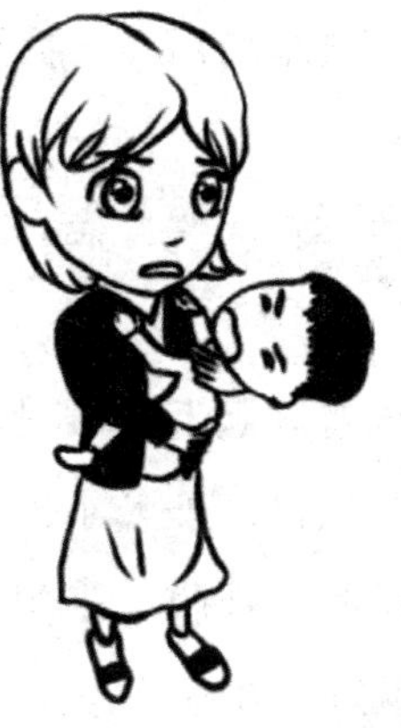

肾阳促进发育：
肾阳不足，囟门迟闭；
头颈软弱无力

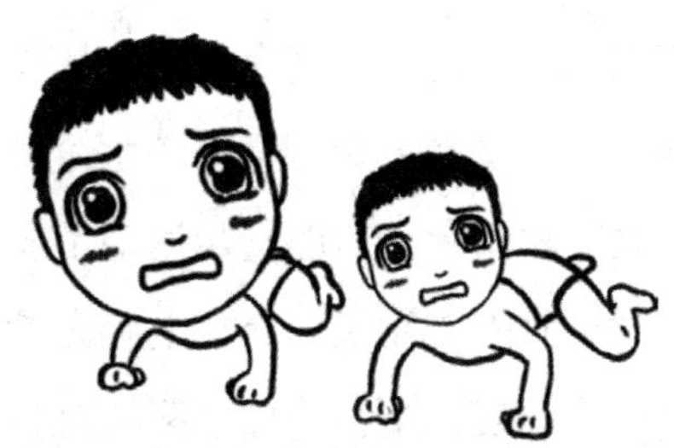

肾精不足：
无法正常发育，婴幼儿头
大小异常，智力发育不全

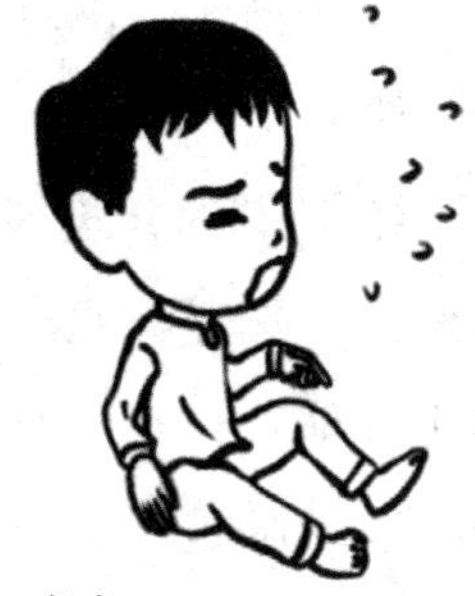

肾虚：
肾气制造脑脊髓，肾虚婴
幼儿囟门塌陷、迟闭

✚ 知识补充站

脑颅骨有八块：额骨一块、顶骨两块、颞骨两块、蝶骨一块、筛骨一块、枕骨一块。宝宝的大囟门就是由头颅骨中的额骨和顶骨围成的。颞骨上的颞肌为坚韧的颞深筋膜所覆盖，在皮肤表面不易观察到，但有助于其收缩。颞肌是休息状态下，保持下颌位置稳定的主要肌肉；颞肌整体收缩，协助提下颌向上，表现为咬合运动；一侧颞肌后束收缩，可协助下颌向肌肉收缩侧运动；双侧颞肌后束收缩，可协助下颌向后运动。人的咀嚼动作，除了吃喝外，其变化常关系着情绪起伏，如恨得咬牙切齿，或咬紧牙度难关。

头的望诊包含：（1）小儿头大小异常，智力发育不全，肾精不足（促进发育速度）；（2）大囟门迟闭，肾阳不足（促进肾阳发育）；（3）头顶大囟门塌陷，肾气虚弱（养益脑髓）。

1-11 看两窍阴——听觉

《内经·根结》《内经·卫气》《内经·论疾诊尺》

《内经·根结》："少阳根于窍阴，结于窗笼"（头窍阴穴与听会穴，情绪与潜意识）。

《内经·卫气》："足少阳本在窍阴之间，标在窗笼之前（听觉）。"

《内经·论疾诊尺》："耳间青脉起者掣痛"，瘈脉是耳间青脉起的主要穴区。外耳到中耳有耳膜，耳膜旁边有耳垢，耳膜内面有耳管，耳管通到鼻子、咽喉。中耳有锤骨、砧骨和镫骨（听小骨6块，身体共有206块骨头），再到卵圆窗，进入内耳，连接第八对脑神经。三焦经与胆经皆"从耳后入耳中，出走耳前"；小肠经"从目锐眦，却入耳中"。瘈脉是耳间青脉，针刺时多一针见血，立竿见影。角孙是耳尖向后压的接触点，配合胆经的率谷穴（角孙上一寸），率谷透角孙，可改善头部血液循环。翳风是耳垂向后压的接触点，翳风透头窍阴，可改善脑神经与耳部血液循环。耳屏前有三穴，适度用力抓握搓揉外耳，有助三焦经、小肠经与胆经等生理作用（《易筋经》第十一式之双手齐持脑的效果更好）。"手少阳三焦经不入发际，足少阳胆经进入发际"，耳后不入发际多半有先天元气与体质的问题。耳前有三穴：三焦经耳门穴——外耳道（精疲力竭），小肠经听宫穴——中耳道（耳廓疼痛与听力问题），胆经听会穴——内耳（晕眩，梅尼埃症）。

《内经·骨度》《内经·五色》《内经·经脉》

颜面部共有十四块骨：有鼻骨两块、上颌骨两块、颧骨两块、下颌骨一块、泪骨两块、腭骨两块、犁骨一块、下鼻甲两块。颧骨于《内经·骨度》中用于望诊骨骼大小以及肝肾功能，于《内经·五色》中用于望诊肩关节的功能状况，在《内经·经脉》中用于望诊小肠（颧）、胃（四白）、三焦（和）经脉的气血状况。从颧骨上的肌肉色泽可以看后天，坚韧者生命能量与运动量大，软弱者生命能量与运动量弱。颧大肌和颧小肌附着在颧骨突与上唇和嘴角之间，属于颜面表情肌，受控于第七对脑神经面神经，负责嘴角上扬露齿笑，与胆经和三焦经相关。颧大肌和颧小肌是与心情起伏变化相关的肌肉，如大笑、微笑、苦笑、笑不出来等。

胆经的头窍阴穴与耳咽管有关，从三焦经的瘈脉穴看抽筋与否，易筋经十二式的前六式会刺激头窍阴，后六式会刺激足窍阴，属胆经。头窍阴区的颞骨大者说明先天好，结实灵活者说明后天努力。生活作息不规律的人，足第四趾的窍阴穴与五趾的侠溪穴，多趾间不洁净，或霉菌感染，或湿热疮疡疹，趾节间僵硬不灵活，多耳不聪或重听；反之，生活作息良好，第四趾的窍阴穴与五趾的侠溪穴，趾间洁净且多轻松灵活。通　净，趾节间多僵滞不灵活。
常，长期熬夜或过度疲劳的人，趾间必不洁

耳的解剖平面图

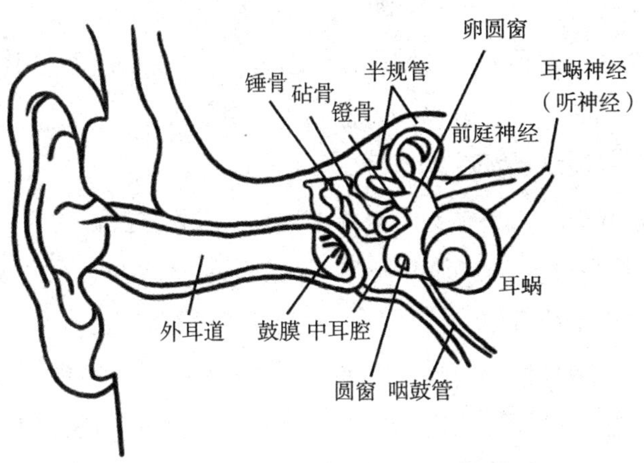

耳前三穴：耳门、听宫、听会

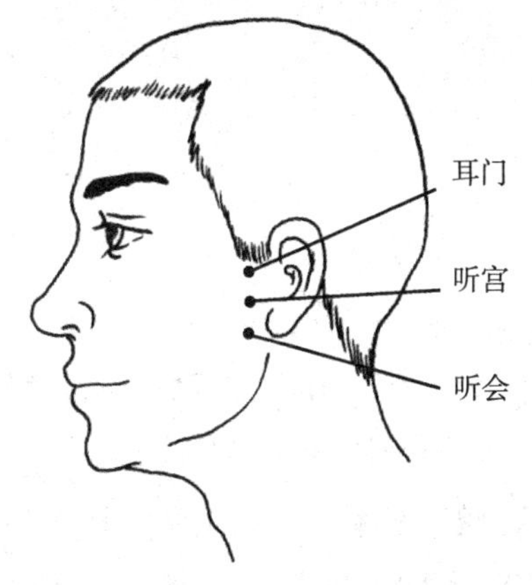

✚知识补充站

头颅的颞骨与颜面部的颧骨，交织着窗笼耳前三穴，由上而下，耳门、听宫、听会分别属三焦经、小肠经、胆经。耳朵周围有三焦经、胆经与小肠经，与消化系统、排泄、吸收关系较密切。

头上长疮、耳朵溃烂，是因自身免疫系统失调而静脉循环不好所造成。红斑狼疮患者自身免疫功能异常，耳朵会有些溃烂甚至出血，头皮、睾丸或阴唇可能长疮疹而糜烂。

1-12 看体态——肥瘦习性

《内经·逆顺肥瘦》《内经·论疾诊尺》

人的体态上，大致分为肥瘦与强弱；肥人多渴，瘦人多饿。肥人又分为两种类型：肥而结实者，肩背宽大，颈项腋下皮肤厚而赘肉少，多黝黑，多任劳任怨，善以待人，气血循环顺畅，腋下淋巴结循环功能好，少生病；肥而松垮者，双唇肿大不结实，血黑而浊，静脉回流心脏不良，气血循环不顺畅，多贪得无厌，爱占小便宜。

肥而结实者，皮下脂肪少，内脏脂肪也少，用药味少而药量重；肥而松垮者，皮下脂肪多，内脏脂肪也多，按摩部位多而浅（比前者较怕疼痛），用药多而药量重（血脂、胆固醇比前者较不正常）。如染风寒感冒，肥而结实者，服以活人败毒散、桂枝汤即可见疗效；肥而松垮者，则非防风通圣散、麻黄汤难以奏效。

瘦弱之人，皮肤薄肌肉少，气色差，气血循环不好，多唇薄，消化系统弱，言语轻率，不太思考言行举止，容易气弱血虚，用药味少、剂量少，或药的种类多，而剂量更少，禁不起下药太重。医师只能轻巧按摩，所以瘦小之人也禁不起重按推拿。因为气血虚弱，需要固本。

《内经·逆顺肥瘦》

肥人，广肩，腋项肉厚，皮黑色，唇临临然，其血黑以浊，其气涩以迟。其为人也，贪于取与，刺此者，深而留之，多益其数也。

瘦人者，皮薄色少，肉廉廉然，薄唇轻言，其血清气滑，易脱于气，易损于血，刺此者，浅而疾之。

常人，视其白黑，各为调之，其端正敦厚者，其血气和调，刺此者，无失常数也。

刺壮士真骨，坚肉缓节监监然，重则气涩血浊，刺此者，深而留之，多益其数。劲则气滑血清，刺此者，浅而疾之。

婴儿者，其肉脆，血少气弱，刺此者，以毫针，浅刺而疾发针，日再可也。

脚有七块踝骨，手上有八块腕骨，人心里头七上八下，就是人生的感觉，常觉不如意十之八九。内、外脚踝上三寸分别是三阴交与绝骨穴，绝骨是髓之所会，三阴交是肝脾肾之所交。看脚踝弧度可知其人生活质量，生活在贫瘠的地方营养不良，或活动量少的人，踝较僵硬。事在人为，愿意去操练、磨练，就可以让身体与生活更好。

小博士解说

人手腕上有八块腕骨，八块腕骨的内转与外转，牵动手腕上二寸的内关与外关，外转腕骨带动桡骨（不屈不挠）上的外关穴。常常什么事都不往心里去的人，要多捏揉外关穴。内转腕骨带动尺骨（为人有分寸）上的内关穴，常常舍不得的人，要多捏揉内关穴。内关穴属心包经脉，外关穴属三焦经脉，《内经·论疾诊尺》中提及，手臂的动脉来自锁骨下动脉，从手臂动脉可以看出身体的疾病，依秦汉以来的验证，准确度很高。手臂的颜色是青的，其腹腔一定是冷的，手背青黯，背部会不舒服。体态肥瘦与强弱，一定要看看前臂内侧的尺肤色泽。

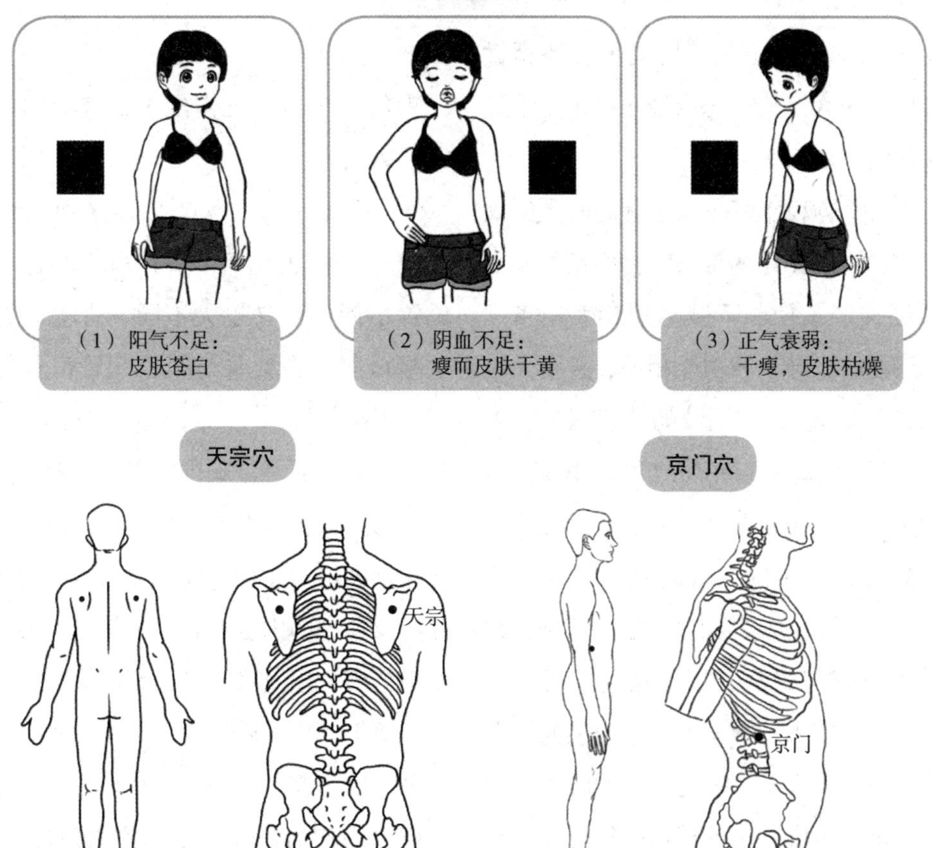

✚ 知识补充站

抓捏腋下、背部、腰部以及腿部皮肤与肌肉厚薄的状况，可以知道患者皮下脂肪的多寡，也可以推测内脏脂肪含量。皮下脂肪检查天宗穴、清冷渊这一块，女人的皮下脂肪含量因激素的关系会比男人高。斜方肌及下后锯肌拉得起来就是皮下脂肪，拉不起来就是肌肉。内脏脂肪指腰围（第11肋尖的京门穴到带脉）除以臀围，男人1.0算健康，1.5算肥胖；女人骨盆大些，在0.75~0.85间算正常。内脏脂肪的数据告诉我们消化系统的肠道外面的脂肪是否过多，有些男人不胖，肚子却很大，表示内脏脂肪过多，有糖尿病、心脏病、脑心血管疾病的潜在危险。以腰围与臀围比最为准确，进而可参考形体不足的望诊：（1）阳气不足：皮肤苍白；（2）阴血不足：瘦而皮肤干黄；（3）正气衰弱：干瘦的人。

1-13 看精神——头倾视深

《内经·三部九候论》《内经·脉要精微论》《内经·大惑论》《内经·阴阳二十五人》《内经·通天》

人体的手脚动作，受控于脊髓的颈膨大与腰膨大，实际作用的是头臂神经丛控制上肢，腰骶神经丛控制下肢。颈膨大相当于颈髓4至胸髓1，与上肢功能相关；腰膨大位于胸髓12至腰髓3，与下肢的功能相关。人的生活质量指标（Quality of Life，QOL）与脑及脊髓是一致的；人的日常生活活动功能表（Activity of Daily Living，ADL）可以评估每日的生活活动，与四肢及周围神经相关，头上五行与尻上五行就是这一切的基础。《内经·阴阳二十五人》最理想的长寿长相是"圆面、大头、美肩背、大腹、美股胫、小手足、多肉、上下相称、行安地、举足浮"。生活自由自在，抗压力强的人都如此。《内经·通天》最理想的快乐长寿体态是"委委然（脸貌雍容安稳），随随然（行止自得自在），颙颙然（昂首挺胸），愉愉然（心情愉快），暶暶然（眼睛瞭亮），豆豆然（品德不乱，气血和顺）。"自我要求高，生活质量优良，才可以修成如此的长相和体态。

《内经·背俞》《内经·血气形志》《内经·刺热》

《内经·背俞》《内经·血气形志》《内经·刺热》都论析背俞，名称一样，位置不同，意义也大不同。骨空论脊椎上空是风府，在枕骨与第一颈骨位置的正中间，下空在尻八孔（八髎）与长强，在骶骨与尾骨处。驼背是胸椎后弯，弯腰则是骶椎（即第五腰椎与骶椎）后弯。当椎间盘出了问题，胸椎与骶椎就会往后弯；或所属脊髓神经及控制的内脏器官出了状况，就会溯源发现是因为损及椎间盘，而成了弯腰驼背。《论语》：（1）鞠躬如："入公门，鞠躬如也，如不容……行不履阈……"就是腰骶椎后弯的鞠躬表现；（2）鞠躬如："摄齐升堂，鞠躬如也，屏气似不息者，出，降一等……没阶，趋进，翼如也。复其位，踧踖如也"，则是胸椎后弯与腰骶椎后弯的共同表现。（3）执圭鞠躬如："上如揖，下如授。勃如战色，足蹜蹜，如有循"，则是整体脊椎四个弧度的表现。

小博士解说

《内经·三部九候论》："瞳子高者，太阳不足，戴眼者，太阳已绝。"常常会翻白眼，多是精神不济、很累而忍不住翻白眼，如果平时就直接看到露白睛，是过劳已久。大脑后动脉（来自椎动脉）与大脑前动脉（来自颈动脉）汇集成脑底动脉，在脑部的下面，很细，人累时后颈的颈动脉缺氧，后颈就会觉得酸（前面的两条颈动脉很粗）。睡眠不够，人累时眼眶会黑、背部会酸，特别是膏肓穴区域，因这些地方的血管很细，其敏感度就会比颈动脉高，此即为《内经·脉要精微论》："五脏者身之强也……头倾视深，精神将夺矣"，临床上，视深包括了瞳子高的微露白睛，与戴眼的大翻白眼。

神色的望诊

好转
恢复 ← 得神 ⇄ 失神 → 死亡
恶化
恍神
撮空理线
循衣摸床

肝的病变与变化：望诊神色以肝的病变与变化为主

易怒
脸色青黑
眼周青筋
眼睛疲劳、视力低下
失去光泽
眼睛无神采
眼白黄或红
鼻易出血
左颊红
舌下静脉曲张

眼睛与眼睛周围的症状

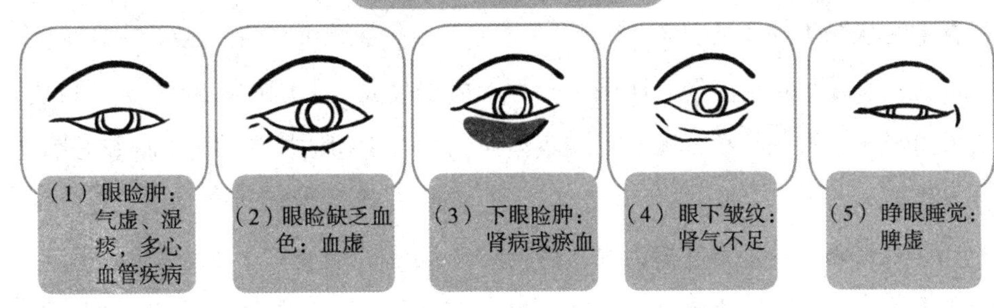

《内经·脉要精微论》五脏者，身之强也

五部位	府	病证	穴位	经脉	穴位	经脉
头	精明之府	头倾视深，精神将夺矣	风府	督	天窗	小肠
背	胸中之府	背曲肩随，府将坏矣	肩井	胆	肩髃	大肠
腰	肾之府	转摇不能，肾将惫矣	带脉	胆	阳关	胆
膝	筋之府	屈伸不能，行则偻附，筋将惫矣	梁丘	胃	足三里	胃
骨	髓之府	不能久立，行则振掉，骨将惫矣。得强则生，失强则死	绝骨	胆	三阴交	脾

✚ 知识补充站

《内经·大惑论》："五脏六腑之精气，皆上于目而为之精。精之窠为眼，骨之精为瞳子，筋之精为黑眼，血之精为络，其窠气之精为白眼，肌肉之精为约束，裹撷筋骨血气之精，而与脉并为系。上属于脑，后出于项中。故邪中于项，……随眼系入于脑。入于脑则脑转，脑转则引目系急。目系急则目眩以转矣。精散则视歧，视歧见两物。"《孟子·离娄上》："存乎人者，莫良于眸子。眸子不能掩其恶。胸中正，则眸子瞭焉；胸中不正，则眸子眊焉。"头晕眼花，耳不聪目不明，若不是正常的老化问题，可能是要大病一场。

1-14 看体质——本脏大小高下

望诊肢体察知内脏功能与身心状况

《内经·本藏》：以先天遗传为主，后天成长变化为辅。

《内经·通天》：看人的体态、神情、心性、习性等状况（精神营养）。

《内经·阴阳二十五人》：从体态、外表长相看生活状况（物质营养）。

《内经·本藏》和《内经·阴阳二十五人》与《内经·通天》综合起来，可观察体态情性与疾病倾向。

《内经·本藏》以先天遗传为主，后天成长变化为辅，“五脏皆小者，少病，善焦心，人愁忧。五脏皆大者，缓于事，难使以忧。五脏皆高者，好高举措。五脏皆下者，好出人下。五脏皆坚者，无病。五脏皆脆者，不离于病。五脏皆端正者，和利得人心。五脏皆偏倾者，邪心善盗，不可以为人，平反复言语也。”《内经·本藏》以成长状况来诊察，由于每个人的生活状况和摄食营养与活动情形不同，因此，内脏与骨骼会跟着改变。（1）剑突骨（髑骬骨）的大小厚薄正斜结实强弱，与心脏结构及血液运输功能息息相关。（2）肩胛骨、锁骨、肋骨与头骨等则反映肺脏的结构及呼吸状况。（3）胸腔、胸骨、肋骨、骨盆与肝脏关系密切，心主神、肺主魄、肝主魂，三脏与气血循环如日月辉映。（4）脾脏与肾脏则从双唇与双耳来端详。

《内经·六节藏象》论五脏脏象（精华）：（1）心神表现于颜面与血脉；（2）肺气魄表现于皮毛；（3）肝魂表现于指甲与筋；（4）脾胃大肠小肠三焦膀胱表现于双唇与肌肉；（5）肾精志表现于发与骨。五脏脏象就是经脉的气血循环，是动脉、静脉、淋巴循环及神经系统的综合。

《内经·三部九候论》九候诊察，形脏四就是（1）头角、（2）耳目、（3）口齿、（4）胸中等之气（胸腔心肺功能）。神脏五就是（5）肝、（6）心、（7）脾、（8）肺、（9）肾。人体的体循环，五脏六腑心为之主，从左心室开始动脉携带含氧血到毛细血管，释放氧之后，再由静脉带回右心房，全身通畅。心经脉起于心中，主动脉从心脏出来，体循环的动脉血是含氧丰富的鲜红色，通过毛细血管的交换后，失去氧气，携带二氧化碳，就成了暗红色，在脸部及四肢末端望诊上，血的色泽、量及流动速度，都可反映出该经脉所属脏腑的疾病问题。人体的脊椎骨有四个弯曲：颈曲、胸曲、腰曲、骶曲。《内经·癫狂》记载灸尾骶骨可以直通大脑使脑舒顺，有安神作用。人坐在地上只是坐骨接触地面，尾骶骨碰不到地面。耻骨、坐骨与髂骨合起来就是骨盆，尾骶骨不属于骨盆，却在骨盆腔中。梨状肌愈丰厚强壮者，精力、体力、耐力愈好，愈不容易疲累。鸠尾穴的剑突骨愈凸者，斗志愈强，心脏承受的耐力也愈强。剑突骨的高低大小代表一个人的心胸，剑突骨高大者对情、事、物都较执着；反之愈低陷　者愈清心寡欲，因无需求所以不会高凸。

《内经·本藏》五脏之大小高低

五脏	小	大	高	下	坚	脆（消瘅易伤，多病）	端正	偏倾（个性）
心	赤色小理（易伤以忧）	粗理（易伤于邪）	无髑骬骨（善忘难开口）	髑骬骨小短举（易伤于寒，恐以言）	髑骬骨长	髑骬骨弱小以薄	髑骬骨直下不举	髑骬骨倚一方（操守不佳，缺乏忠贞度）
肺	白色小理（少饮不病喘渴）	粗理（胸痹、喉痹、逆气）	巨肩反膺陷喉（上气喘息）	合腋张胁	好肩背厚	肩背薄	背膺厚	胁偏疏（胸偏痛，容易妥协放弃）
肝	青色小理	粗理（膈中胁下痛）	广胸反骹（息贲、气息不顺畅）	合胁兔骹（胁下空易受邪）	胸胁好	胁骨弱	膺腹好相得	胁骨偏举（胁下痛，情绪不稳，易怒）
脾	黄色小理	粗理（浮肋疼痛不能快走）	唇揭（假肋8、9、10肋骨疼痛）	唇下纵（排泄不顺畅）	唇坚	唇大而不坚	唇上下好	唇偏举（善腹满胀，脾气不好）
肾	黑色小理	粗理（腰痛，易受伤，疼痛俯仰不便）	高耳（肩背病仰俯不便）	耳后陷（腰尻痛仰俯不便）	耳坚	耳薄不坚	耳好前居牙车	耳偏高（腰尻痛，坚持度不佳）

耳的望诊

纹理细致：肾精充实
耳薄软弱：肾脏软弱
左右耳高低不一：肾脏位置异常

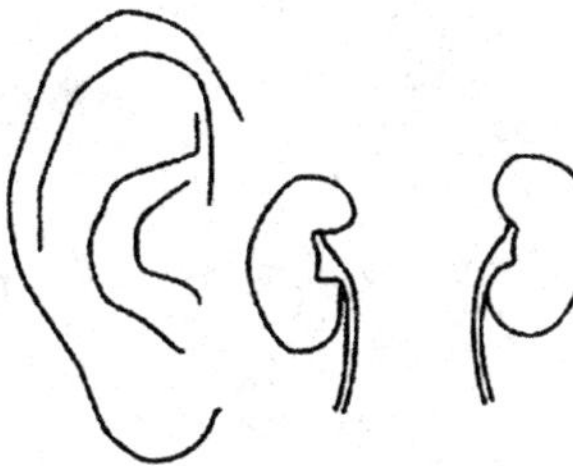

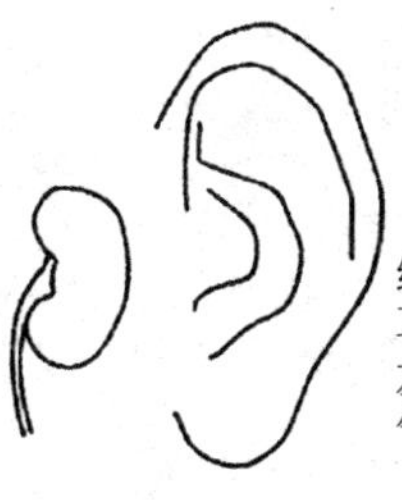

纹理粗乱：肾精耗损
耳厚坚实：肾脏坚固
左右耳高低均整：肾气调和机能佳

《内经·本藏》六腑之结构强弱

皮（皮肤肌肉）	皮厚	皮薄	皮缓腹里大	皮急	皮滑	皮肉不相离
大肠	厚	薄	大而长	急而短	直	结

脉（静脉、动脉）	皮厚脉厚（静脉、动脉）	皮薄脉薄（静脉）	皮缓脉缓（动脉）	皮薄而脉冲小（动脉）	诸阳经脉皆多纡屈（静脉）
小肠	厚	薄	大而长	小而短	结

肉	肉䐃坚大	肉䐃幺	肉䐃小而幺	肉䐃不称身	肉䐃不坚	肉䐃无小里累	肉䐃多小里累
胃	厚	薄	不坚	下（下脘约不利）	缓	急	结（上脘约不利）

爪（筋）	爪厚色黄	爪薄色红	爪坚色青	爪濡色赤	爪直色白无纹	爪恶色黑多纹
胆	厚	薄	急	缓	直	结

骨（皮肤纹理毫毛）	密理厚皮	粗理薄皮	疏腠理	皮急无毫毛	毫毛美而粗	稀毫毛
三焦膀胱	厚	薄	缓	急	直	结

NOTE

1-15 看仪态——论交情

《内经·通天》

《内经·通天》以人的气血阴阳多寡，看人的体态、心性和习性。人体内的阴阳气血不和，对身心健康影响很大。《内经·通天》中观察太阴、少阴、太阳、少阳、阴阳和平五行人之体态情性与疾病倾向，临床上运用，结合《内经·本藏》：“经脉者，所以行血气而营阴阳、濡筋骨，利关节者也。卫气者，所以温分肉，充皮肤，肥腠理，司开阖者也。志意者，所以御精神，收魂魄，适寒温，和喜怒者也。是故血和则经脉流行，营复阴阳，筋骨劲强，关节清利矣。卫气和则分肉解利，皮肤调柔，腠理致密矣。志意和则精神专直，魂魄不散，悔怒不起，五脏不受邪矣。寒温和则六腑化穀，风痹不作，经脉通利，肢节得安矣。”

《内经·通天》中以心理层面为主，从仪容心态看生命贵贱（精神营养）。

1.太阳人：多阳无阴，体态挺俊，身体向后仰抬，气色明亮。充满理想，有勇气全力以赴，大而化之，什么都可给，厚道过度。随意自得而不拘谨，喜欢高谈阔论，常常言过其实，表面乐天，给人感觉不踏实。

2.少阳人：多阳少阴，重外表，站立时好仰天，行走时多摇摇摆摆，两手臂摇甩过度。处事谨小慎微，崇尚艺术，善于交际，常得意忘形。因为对外人比对自己人热情，所以朋友一大堆，和自己的兄弟姊妹相处却不平和。

3.阴阳和平人：阴阳气血和谐平衡，体态和乐、和谐，气色如春天旭阳，生活平静安稳，不介意个人名利，不惊恐忧虑，不过度兴奋，一切顺其自然，顺应环境的变化，人前人后都有人称许。不与时争，不与人争，居所安静。

4.少阴人：多阴少阳，静止不动时给人不安全的感觉，活动时让人看了觉得危机四伏，行走时身体会微微前倾，似匍匐前进，气色清而不净。贪心好占便宜，斤斤计较，贪图蝇头小利，有幸灾乐祸的个性，常怀嫉妒之心，小贪而贼心，见人有祸会窃喜还好不是自己。

5.太阴人：多阴无阳，体态高大，挺拔而阴

小博士解说

五脏相生最重要的观念是，红细胞与其他细胞一样，并非生成于血流路径内，其生成及毁灭都在血流路径以外的地方。因此，血液病绝不是血流路径本身生病。人出生后，红细胞来自骨髓（脊椎骨、骨盆、胸骨、肋骨、头颅骨、肱骨、股骨等）。

骨髓造血需要来自肾脏的红细胞生成素，及中枢神经系统、内分泌系统（甲状腺素、性激素、雌激素、雄激素）等共同完成，衰老的红细胞在脾脏所辖的网状内皮系统进行分解。脾主意智，肾主精志，在人体复杂的循环系统中更具价值。体内的阴阳气血和谐与否，左右着身心的健康状况。

沉，气色偏黑。阴气太重，尖酸刻薄。贪得无厌，为富不仁，喜欢索取，不动声色，只顾自己，不识时务，见风转舵，贪且没有仁心。

《内经·脉要精微论》五态人之情性

五态人	体态	体质	气血	性格、情性
太阳	平常就上身后倾，好像膝盖快折断	多阳无阴（重阳人）	气滑易脱（易狂暴死）	志发四野，自以为是，狂言妄语，言行放荡，失败不会后悔
少阳	站立好仰后，行走好摇摆	多阳少阴（虚阳实阴）	血在中气外（经小络大）	有小成就则洋洋得意，善交际应酬，不爱顾家
阴阳和平	容仪安适	阴阳气和	气和血调	平静不争
少阴	站着摇摇摆摆，走路好似要趴下去	多阴少阳	易血脱气败（六腑不调）	爱占小便宜，喜见人败亡，恶见人成就，常怀嫉妒心
太阴	高大沉重，不弯腰驼背	多阴无阳	血浊气涩（阴阳不和）	贪而不仁，只喜欢索取不喜欢给予，不识时务

红细胞来自骨髓

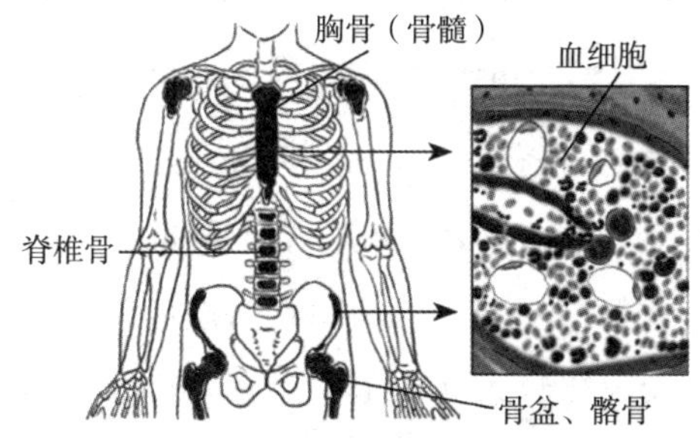

血液、淋巴液、组织液

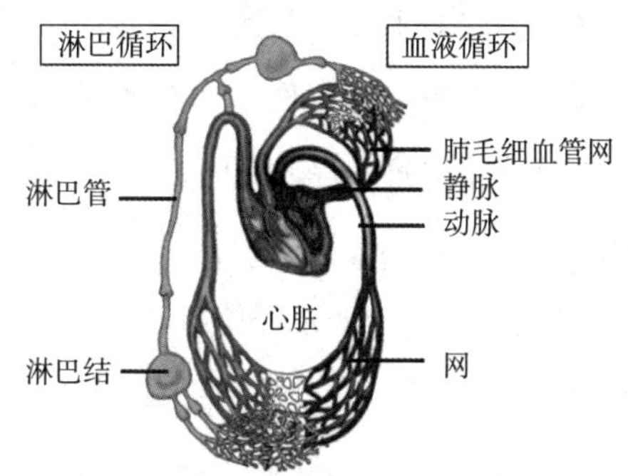

+ 知识补充站

人体循环系统有大循环、小循环与淋巴循环，体内组织液无法进入静脉回到心脏，则进入淋巴管，经由胸导管及右淋巴管，将淋巴液导入主静脉系统，回到右心房。三个循环系统受到许多调节系统的控制来维持所有器官的适当血管流量，特别是大脑及心脏，心性和习性与之共生息。

1-16 看长相——观生死

《内经·阴阳二十五人》中，以木、火、土、金、水五行人根据人的脸型、体型、肤色、情感反应、性格静躁，以及对季节气候的适应能力等方面，及六阳经之上下气血盛衰，来观察身体与疾病种类。

“不患人之不己知，患不知人也”与“民可使由之，不可使知之”，意思是有缘接触之后，要用心去读、想、说、记，反复再三，就可得心应手。膻中（心包）、巨阙（心）两募穴诊气与血，膻中的胸骨区反映全身的气血循环，尤其是心脏的整体功能，巨阙所在的腹直肌肌肉区，反映全身营养状况，也呈现心脏的结构状态。这是从静态肢体中看生命动态。

《内经·阴阳二十五人》根据人的脸型、体型、肤色、情感反应、性格静躁，以及对季节气候的适应能力等方面，将人分木、火、土、金、水，然后每一行又根据五音角、征、宫、商、羽及经络气血多少反映在头面四肢的生理特征，将每一类型再分为五类，共二十五种类，称为阴阳二十五人。

1.木行人：头小，长方型脸，肩背小，手足小，瘦长而高。心胸开阔，明智可靠，积极向上，有恻隐之心，具有艺术气质，多是公务人员，或是艺术家。不服人，有顶撞与固执却又不太稳定的特质。诊治要穴：太冲穴。

2.火行人：头小，三角型脸，脸上多横肉，走路摇来摆去。热烈而朝气蓬勃的特征，勇于承担风险，富有冒险精神，有自信心，为人热情，坦率，无所畏惧。好胜，个性刚烈，缺乏耐心，急躁，容易心肌梗死、中风而危及生命。诊治要穴：大陵穴。

3.土行人：头大，圆型脸，手脚美，而腿更美，体型匀称。稳重，不偏激。控局能力强，敦厚、诚信，相当于长夏。思想不够活跃，偏于保守，追求目标的迫切感低，多健康长寿。诊治要穴：太白穴。

4.金行人：头小，四方型脸，骨节轻巧有力，尤其是脚踝。控制欲很强，气质威严。个性急而刚，走路、说话速度快，不轻易向环境低头。具有较强的独立性和不妥协性；情绪急躁、刻板、固执，缺乏灵活度。诊治要穴：太渊穴。

5.水行人：头大，倒三角型脸，脸部疙疙瘩瘩，坑坑洼洼，大腹便便，手脚好动不安，比较柔弱，下半身较上半身长，脊背修长。多敏感，沉静安稳，城府较深，不惧怕，善于欺骗人，神情不定，多忧多虑，多变。容易患泌尿系统、脊椎疾病。诊治要穴：太溪穴。

太冲、太白、太溪、太渊、大陵五大穴治慢性痼疾。

《内经・阴阳二十五人》五行人特征

五行人	体型	脸色	头	脸型	肩背	体腹	手脚	人格特质	喜好温度
木	修长高瘦	偏青	小	长脸	大肩背	直身	小	有才华，劳心劳事，力小多忧	温暖
火	散漫毛躁	偏红	小	尖下巴（脸漂亮或多横肉）	好肩背，多肉	好髀腹	小	轻财少信，考虑周详，心性急躁，好摇晃	温暖
土	浑圆圆满	偏黄	大	圆脸	美肩背	大腹	腿美（小而多肉，手脚相称）	安心 好助人	凉爽
金	刻板方正	偏白	小	方脸	小肩背	小腹	小（骨稍大而身体轻巧）	敏捷冷静	凉爽
水	松垮邋遢	偏黑	大	面不平（脸漂亮或多坑坑洼洼）	小肩背，下半身修长	大腹	好动	天不怕地不怕，欺人伤己	凉爽

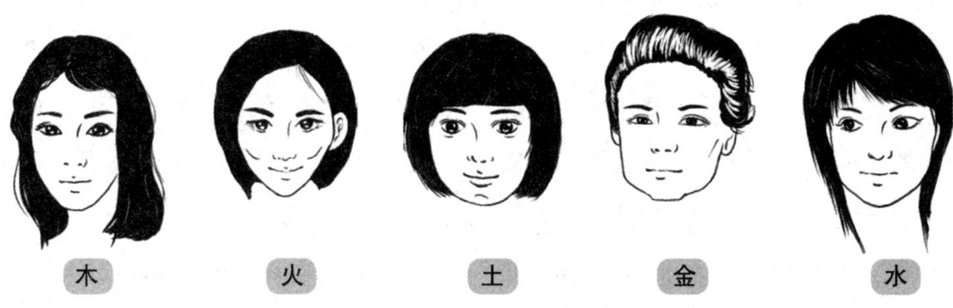

✚ 知识补充站

《内经・骨度》与《内经・阴阳二十五人》论小头与大头，以二尺六寸头围，除以七尺五寸的身高为常人，高于此数值则为大头。大头分为土行人：安心好利人，得善终；水行人：不敬畏，善欺负人，不得好死（戮死、他杀）。小头分为木行人、火行人、金行人，木行人是艺术家（最具代表性的是清朝慈禧太后的马脸），金行人是官吏（最具代表性的是唐朝武则天，国字脸），火行人性情急躁，多思虑，轻财物，看事很清楚，多不长寿，容易暴死（猝死、心肌梗死、中风等）。西方医学以头骨最大宽幅×100，再除以头骨最大长度，所得值在74.9以下为长头型，75.0~79.9为中头型，80.0以上为短头型。

1-17 看脸色——胸腹事宜

《内经·五色》中，望诊看“五色独决于明堂”，从明堂（鼻）骨的结构，到“常候阙中”，看周围色泽的变化情形。“常候阙中”（第十对脑神经）观交感神经活化与循环器官的调节：自主神经系统的交感神经能使心跳加快，却让肠蠕动减慢；“五色独决于明堂”（第十对脑神经）观副交感神经活化与消化器官的调节：副交感神经系统能使心跳减慢，却让肠蠕动加快。这两个神经系统无法分割。“阙中”是呼吸与循环系统的生命表现，与生命能量与活力息息相通。“明堂”是消化与排泄系统的生命表现，与生活习惯及作息密切相关。

“阙中”是指眼睛内侧的睛明穴和眉头的攒竹穴，都是膀胱经脉的穴位，与饮、汗和尿息息相关。“明堂”是眼睛正中下缘，有胃经脉的承泣、四白穴，鼻翼有大肠的迎香穴，与食和屎相关。胃肠功能看鼻唇最准。从口腔一直到肛门属于消化器官，是“明堂”的管辖区。

“薄泽为风，冲浊为痹，在地为厥”，“风者，百病之始”。“常候阙中”：阙中肺是看“薄泽”（血脉开始不顺畅），淡淡的异色光泽，就是外感风邪或湿邪，或肺痿或肺痈。“厥逆者，寒湿之起”（湿为万病之源）：“在地为厥”，下巴或下颌骨以下区域看“冲浊”（血脉相当不顺畅或很不顺畅），多是虚劳腰痛，少腹拘急。

心经脉与肝经脉在脸部，就看鼻骨、颧骨及上颌窦，反映免疫功能；“温热”或“气血不顺畅”之于心肝或肝脑，反映于鼻骨、颧骨及上颌窦，上关“常候阙中”，下连“五色独决于明堂”。

挟大肠肾即下颌骨与两耳，耳的位置，间接观肾脏位置、先天体质及患腰痛的概率：耳陷下或两耳高低偏差过大者，易患腰痛。两耳质地厚薄、坚紧、大小观肾功能：坚紧结实而小者，腰脊多强而有力；脆薄、过大、过小者，腰肾易受伤，且伴有消渴躁扰不安的现象。由颜色、耳色之泽润夭枯，观肾现阶段的状况，从而测知腰脊状况。

脸部十观诊：（1）阙中肺；（2）下极心；（3）直下肝；（4）肝左胆；（5）肝下脾；（6）方上胃；（7）中央大肠；（8）挟大肠肾；（9）面王以上小肠；（10）面王以下膀胱子处。这是五脏六腑部分。

脸部十视诊：（1）庭首面；（2）阙上咽喉；（3）颧肩膀；（4）颧后手臂；（5）臂下手；（6）目内眦上胸膺；（7）挟绳而上脊背；（8）循牙车以下股膝、中央膝；（9）膝以下胫，胫以下足；（10）巨分股里，巨屈膝膑。这是肢节部分。观察比较其色泽，以最差者为主。

《内经·五色》：“庭者，首面也。阙上者，咽喉也。阙中者，肺也。下极者，心也。直下者，肝也。肝左者，胆也。下者，脾也。方上者，胃也。中央者，大肠也。挟大肠者，肾也。当肾者，脐也。面王以上者，小肠也。面王以下者，膀胱子处也。颧者，肩也。颧后者，臂也。臂下者，手也。目内眦上者，膺乳也。挟绳而上者，背也。循牙车以下者，股也。中央者，膝也。膝以下者，胫也。当胫以下者，足也。巨分者，股里也。巨屈者，膝膑也。此五脏六腑肢节之部也。”

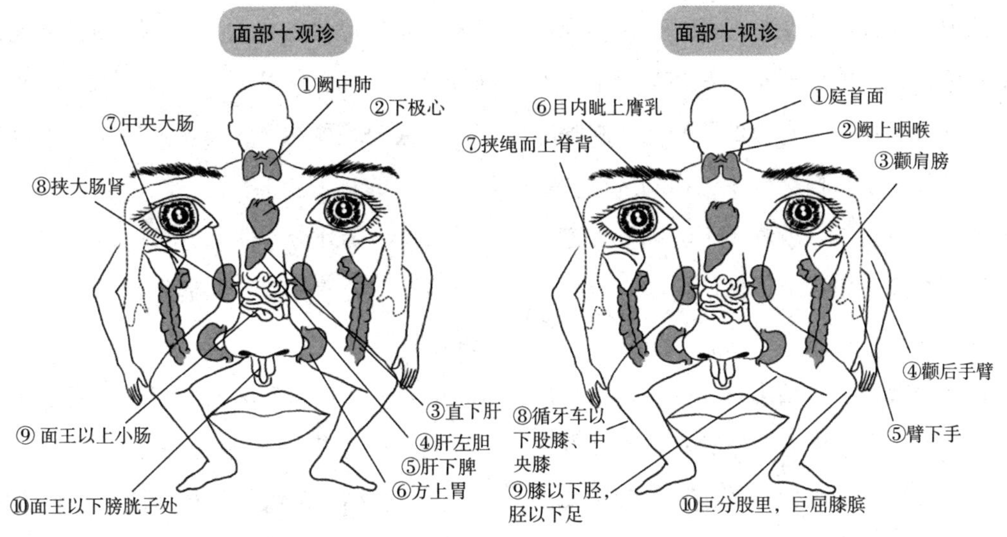

《金匮要略》与《内经》望诊比较

颜色	《金匮要略》	《内经》	主要病证
青或黑	腹中痛，苦冷者难治（死）	青黑为痛；很青黑，痛甚，痉挛	静脉回流重度不良；腰部淋巴干功能不良
微青或微黑	水气	疼痛	静脉回流轻度不良；腰部淋巴干功能不良
黄	胸上寒	淡赤黄为风；很黄为郁脓	动脉供血不良；支气管纵隔功能不良
白	亡血（失血、动脉血不足）	淡白为寒；很白为寒凝	动脉供血不良；左淋巴总干功能不良
微赤非一时	难治（死）	淡红带白为失血；红带紫黯为瘀血	动脉或静脉栓塞；左淋巴总干功能极不良

✚ 知识补充站

《内经·玉版论要》：“容色见上下左右，各在其要。其色见浅者，汤液主治，十日已。其见深者，必齐主治，二十一日已。其见大深者，醪酒主治，百日已。色夭面脱，不治，百日尽已。”依面部病色深浅，用药大不一样。

1-18 看耳朵——肾开窍于耳

《内经·口问》："耳者，宗脉之聚也。"耳朵厚硬亮丽的人，先天体况就好；薄软脆枯黯者，先天体况不佳。耳朵是经脉汇集的地方，人的耳朵外形像一个蜷缩在子宫中的胎儿，人体各器官组织在耳朵上都有相应的刺激点：耳朵穴位的肝脏区反映睡眠质量，胰脏区反映情绪，十二指肠区反映吃饭的情况；情绪不好就吃不下，因为食道与迷走神经在同一条线上；情绪受胰腺控制，胰腺从头到尾是一条水平线，可贯穿十二指肠。耳朵看肾，肾主精志，开窍于耳，耳是肾的外部表现，耳坚者肾坚，耳薄不坚者肾脆，耳廓长耳垂丰满，肾气盛健。看耳朵正不正、贴得漂不漂亮、干不干净，就可知这人的脑筋清不清楚。耳垂丰厚又大者，思虑清楚有条理，耳朵小而竖立或不齐整者，脑筋就较不灵活了。

耳朵有光泽、亮丽的人可以坦白对话，但如果耳朵黑黑黯黯的，话点到为止。太阳穴饱满与否反映所有的脑神经功能。耳朵上面的发际如果干净漂亮、整齐者，脑筋清楚；如果蓬头垢发，脑筋就较不灵光了。耳朵后面有乳突骨，前面有茎突骨，到舌头间有茎突舌骨肌与下颌舌骨肌，耳朵里的三块小骨（砧骨、镫骨、锤骨）都是很小的骨头，老化从这里开始。人老了，听神经老化，耳咽管多会慢慢缩小而被塞住，耳咽管与鼻咽是相通的，耳咽管下来之处的胸锁乳突肌，是生命最重要的关键，耳咽管下乳突的蜂巢是空的，与耳咽管相通。到了八九十岁，耳朵仍亮丽结实，说明生活质量相对较好，未来的日子还很长。

1.耳轮是耳朵外缘卷曲部分，望诊目前的肝肾功能、疲累状况。枯萎焦黑者，显示最近过劳。

2.耳轮脚是耳轮向上深入耳腔内的突起部，耳轮脚望诊横膈。枯萎焦黑者，过劳已久；红润结实的人，精神饱满；枯瘦干涩的人，精疲力竭。

3.对耳轮位于耳轮内侧，是与耳轮相对的隆起部位，望诊脊椎骨。近耳垂处望诊颈椎，近对耳轮上脚处望诊骶椎。

4.对耳轮上方有两个分叉，向上分叉的一支叫内耳轮上脚，望诊膝踝关节；向下分叉的一支叫内耳轮下脚，望诊坐骨神经与交感神经系统。

5.对耳轮上脚和下脚之间的三角形凹窝，望诊生殖与排泄系统。

6.耳轮与内耳轮之间的沟道称耳舟，望诊颈臂关节，近耳垂处望诊肩关节，近尖处望

小博士解说

耳朵有四对脑神经运行，外耳由第十对脑神经控制，中耳有鼓膜，鼓膜有锤骨、砧骨、镫骨，由第五与第七对脑神经控制，内耳迷路由第八对脑神经控制，一个耳朵有四对脑神经在控制，几乎是脑干的完全反应。耳朵里面有点苍白，表示内脏并没有那么健康或热情；上耳甲大，下耳甲较小，表示心怀很傲，心胸气魄很够，但行动力不够。

诊腕指关节。

7.耳廓最底部，无软骨部叫耳垂，望诊头脑与视觉、触觉、味觉。

8.耳轮脚以上的上耳甲看心肺，以下的下耳甲看腹腔脏器。

9.耳屏与对耳屏之间的耳屏间切迹，是挂置听诊器的位置。耳屏望诊咽喉，耳屏红润结实的人，耳聪目明，听力好；枯瘦干涩的人，耳不聪目不明，听力不好。对耳屏望诊食道与气管，对耳屏红润结实的人，反应敏捷，理解力好；枯瘦干涩的人，反应迟钝，理解力不好。

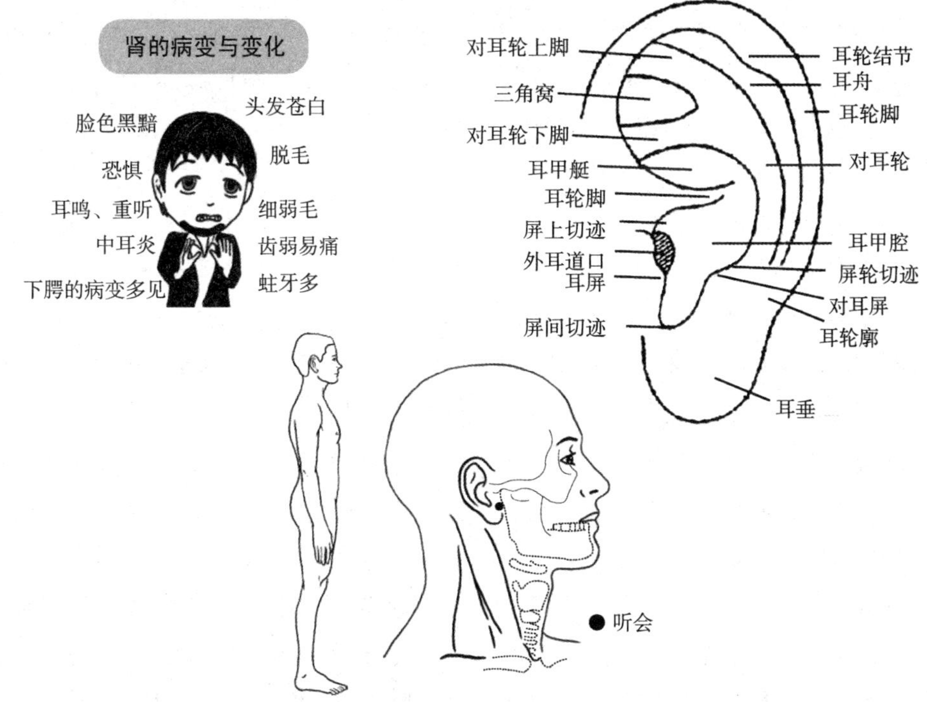

+知识补充站

耳朵正上方的穴位有颔厌、悬颅、悬厘、曲鬓、率谷，耳后有天冲、浮白、头窍阴、完骨（胆经脉）等，头耳的穴位群与免疫系统关系密切，望诊耳朵在诊治免疫系统疾病方面非常重要，淋巴也包含在内。不少免疫系统的疾病、脑心血管疾病，一开始会从耳朵上起水疱或疹子，或出血、或溃烂。耳后没有毛发的地方是三焦经脉，情绪低潮时颞骨区会浮现青筋，以胃经脉的头维穴为主。眉尾是三焦的丝竹空穴，往下眼尾是胆经脉的瞳子髎穴；耳前由上而下有小肠经的听宫穴、三焦经的耳门穴及胆经的听会穴。耳上头骨没有毛发处有三焦经的角孙穴，往下耳后有颅息穴、瘈脉穴，耳下有翳风穴。耳朵周围有很多穴位，穴位范围很小，很密集，通往全身，针灸、按摩耳朵，相当于运动全身经络脏腑。

1-19 看眼睛——少林铜人簿·点断诊法

《少林铜人簿·点断诊法》是依据眼睛与十二经脉十二时辰的关系来诊治内伤。如果眼白出现血丝与斑块，黑色说明是目前症状进行中，咖啡色是过去的问题，淡红色是快要发生了。眼睛红有两种现象，一是充血，很快就退了；二是出血，退得慢。眼出现红丝，开始都是心经与肺经循环障碍，初期的眼白混浊与眨眼，多是体液循环有问题。从生活作息来看，肝胆（23:00—3:00）区域有黑点出现，多出现腋下痛或肩颈僵，常因熬夜或“睡眠品质差”或“忧惧”或“易怒”。脾胃（7:00—11:00）区域出现黑点，多为“饮食方面问题”、“白天辛苦过劳”或“脾气修养很差”，多出现胃部痛，如出现脾胃两点，多有溃疡问题。五十岁以前血液循环较活络，望诊眼睛较准确；五十岁以后因眼部老化，眼白部分变混浊，无法表达完整的血液循环，就不太准了。至于婴幼儿时期就开始出状况，多是父母的生活作息不规律，或体质虚弱等烙下的痕迹。眼部位：眼的血络依其血行部位对应时辰之感应变化，由此可确定因经脉、脏腑循环上的病变所导致腰痛的病本脊椎部位。从眼睛的血络颜色可测知所感应的腰病之轻重、病期长短及预后状况。其他经脉脏腑可依此类推。

海绵静脉窦是一对重要的硬脑膜窦，位于蝶窦和垂体两侧，左右海绵静脉窦环绕垂体。海绵静脉窦内有颈内动脉和部分脑神经通过，其外侧壁的内层中由上而下，有第三对脑神经动眼神经，源自中脑，支配眼球外肌的内直、上直、下直、下斜肌，及提上睑肌；第四对脑神经滑车神经，为最细的脑神经，负责支配上斜肌；第五对脑神经三叉神经（除了视神经之外最大的一对脑神经），由桥脑侧面发出，之后分成三个分支：眼支、上颌支、下颌支，负责脸、牙齿、口腔、鼻腔及舌前2/3的感觉，还支配源自于第一对咽弓的骨骼肌，如颞肌、嚼肌。当海绵静脉窦栓塞时，会出现眼球僵直、不灵活，海绵静脉窦内的结构或功能多会出现异常。

颈内静脉，分成颅内支与颅外支，颅外支收集面静脉血，因缺少静脉瓣，通过眼上、眼下静脉与颅内的海绵窦相通；通过面深静脉经眼下静脉、翼静脉丛与海绵窦相通，海绵窦症候群是因面部感染、发炎、血管病变、外伤、肿瘤等因素造成，主要出现眼球疼痛、突出、眼肌麻痹、结膜水肿、眼压增高、视力丧失等眼部疾病。下关、颊车、承泣、四白、巨髎、地仓等穴，其色泽、斑点、弹性都关系着眼睛与海绵窦的循环状况。

小博士解说

观看眼睛六到十二点的方向，先是眼球上直肌与下直肌，结构上与动眼神经、间脑、中脑牵系的角膜、虹膜、网膜、眼球结膜息息相关。眼睑有提上睑肌（即眼皮），由动眼神经控制；眼外肌的上直肌、下直肌、内直肌、下斜肌受控于动眼神经，外直肌受控于外展神经，上斜肌受控于滑车神经。外展神经的路径很长，涵盖了间脑与中脑间的四条神经，如果神经链的营养不够，眼睛就会比较干涩，坏得比较快。中国相书上以龙眼、凤眼看眼尾，因这种眼睛的人外直肌与外展神经及脑功能很强，眼睛才能灵活运转。

眼外肌的上直肌、下直肌、内直肌、下斜肌、外直肌、上斜肌

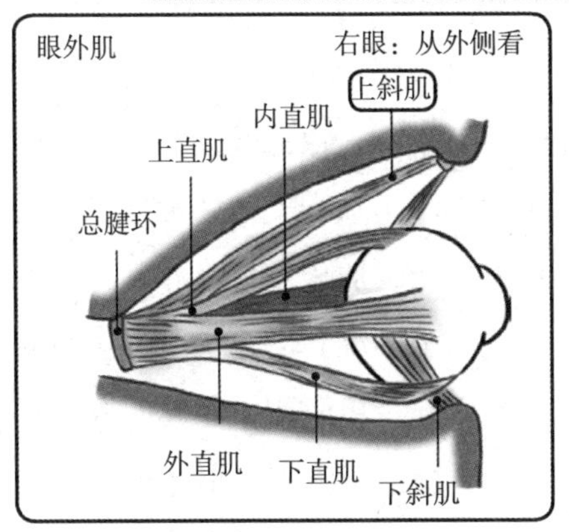

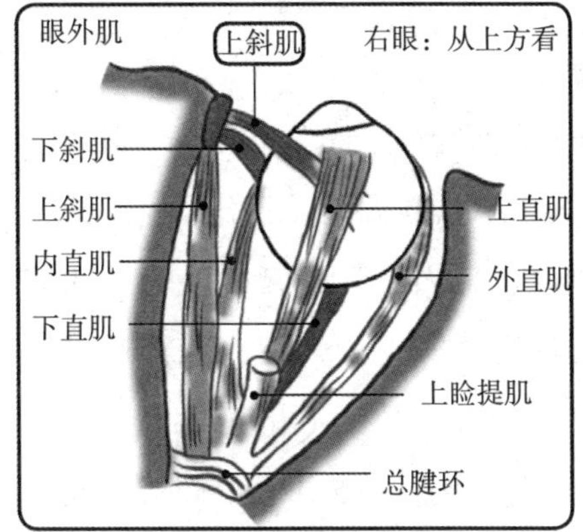

眼睛的神采望诊

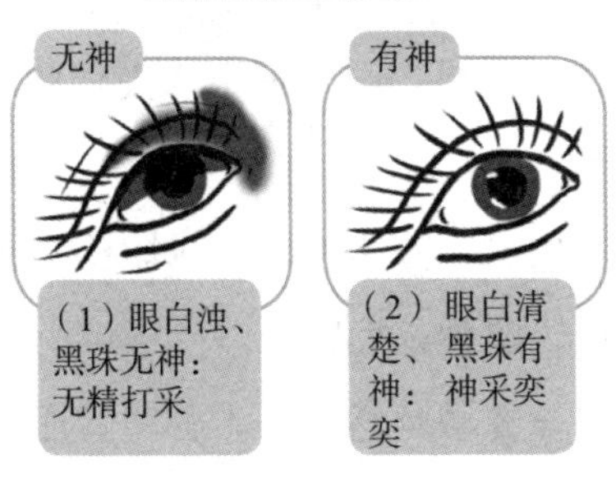

（1）眼白浊、黑珠无神：无精打采

（2）眼白清楚、黑珠有神：神采奕奕

眼睛局部望诊

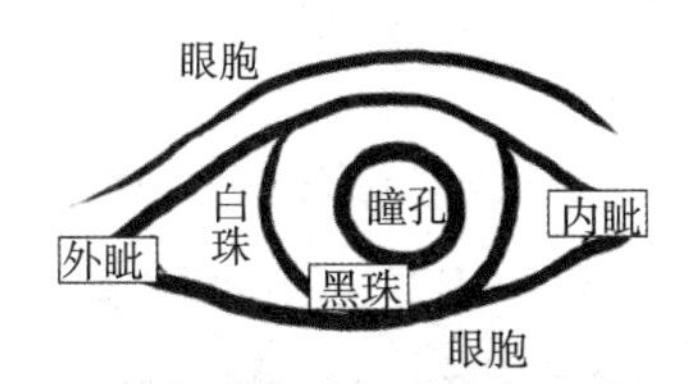

五眼部：眼胞（脾）、眼眦（心）、白珠（肺）、黑珠（肝）、瞳孔（肾）（1）内眼眦红：心火；（2）眼白红：肺火；（3）眼睑红：脾火；（4）眼睑枯暗：肾虚；（5）黑眼珠肿：肝火；（6）眼白黄：湿痰、黄疸；（7）眼白浊：湿邪

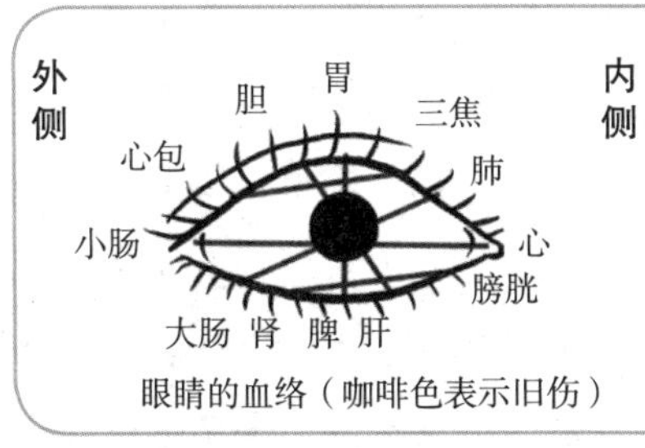

眼睛的血络（咖啡色表示旧伤）

血络的颜色	病证
浓黑色	痛证、实证
薄黑色	新证、实证、痛证
白色	虚证、寒证
淡红色	虚证、热证

+ 知识补充站

《伤科大成》："犯五凶象者不治，犯一、二凶象者尚可治。（1）两眼白睛有瘀血之筋：血筋多者，瘀血必多；（2）手掐其手指甲，少顷始还原色者伤重，手指甲紫黑者不治；（3）脚趾甲与手指甲同法；（4）手掌与脚底，黄色者难治；（5）舌头与阳物（及睾丸），缩者难治。妇人乳缩者不治。"

1-20 舌诊（一）

《伤寒论》

“阳明病面缘缘正赤”，舌苔老黄，肺（呼吸器官与横膈）受胃（消化器官）浊，气不化津也。《内经》论诸脏温病，独肺温病有舌苔之明文，余则无。舌苔乃胃中浊气，熏蒸肺脏，肺气不化而然。甚则舌苔黑，舌苔起芒刺，苔久不化，热极而起坚硬之刺；芒刺刺软者，非实证。舌苔老黄，甚则黑有芒刺，脉体沉实则燥结痞满。湿热熏蒸不一定是舌绛而兼有滑苔，可能舌色灰滞，或舌淡黄而滑，或似是而非。舌苔与舌色望诊虽然很重要，但是，很难精准地拿捏，不宜夸大其望诊之独到而本末倒置。

《温病条辨》

临床上，舌诊是温病诊治方向的重要指标，但不能只根据舌诊就直接开治疗处方，〈中焦篇〉强调“承气非可轻尝，舌苔老黄，甚则黑有芒刺，脉体沉实的燥结痞满，方可用之”，是《温病条辨》八纲辨证最重要的治病要领。舌苔老黄，甚则黑有芒刺，多燥结痞满。舌诊除舌苔外，舌体长短大小厚薄也很重要。如《内经·五阅五使》：“心病舌卷短颧赤”，表明与心脑血管疾病息息相关。《温病条辨》中，以“舌白”、“舌黄”与“舌绛”等用方，反观病症与病因，更能知其所以然。

1.“舌白与口感” 舌白口渴，湿甚为热，泻心汤。舌白渴饮，咳嗽频仍，寒从背起，杏仁汤。舌白不渴，清络饮加杏仁薏仁滑石汤。舌白滑或无苔不渴，椒桂汤。舌白渴不多饮，安宫牛黄丸。舌白不渴，形衰脉弦，加味参苓白术散。

2.“舌白与胸脘” 舌灰白，胸痞闷，杏仁滑石汤。舌白脘闷，寒起四末，厚朴草果汤。舌白滑，胸满，小青龙汤。

3.“舌白与肛跗” 舌白滑甚则灰，寒湿自利，四苓加木瓜草果厚朴汤。舌白腐肛坠痛，寒湿，附子理中汤去甘草加广皮厚朴汤。舌白不饥，肢体若废，杏仁薏苡汤。舌白腐，胃不喜食，术附汤。舌白苔，身痛，跗肿，鹿附汤。

4.“舌黄与口感” 舌苔浅黄而渴、或舌苔红，泻心汤类。舌黄渴甚，脉浮洪，大汗面赤，恶热者，白虎汤。

5.“舌黄与胸脘” 舌上苔黄多湿热，白虎汤、栀子豉汤、竹叶石膏汤等。舌苔深黄厚而干燥，用承气汤类。舌黄燥肉色绛，清营汤（舌苔白滑、灰滑、淡黄而滑，不渴者，不得用清营汤）。舌苔老黄而干者，小承气汤。舌黄燥之痞满之症小承气汤各等分下之（舌黄而不燥，仍可宣泄，小陷胸汤加枳实）。舌（燥）色金黄苔焦，脉躁，小陷胸合承气汤。舌黄脘闷气机不宣，秽湿着里，久则酿热，三加减正气散。舌苔干黑或金黄色，护胃承气汤防护其阴，或增液汤救之。

6.“舌绛苔少” 舌本身是红色的，舌绛是舌色更红。舌绛苔少，热搏血分，加味清宫汤。舌绛苔少，脉虽数而虚，桃花粥。舌绛苔少，脉阴阳俱减则细（脉俱虚弱），大定风珠。

舌的分区（脏腑关系）

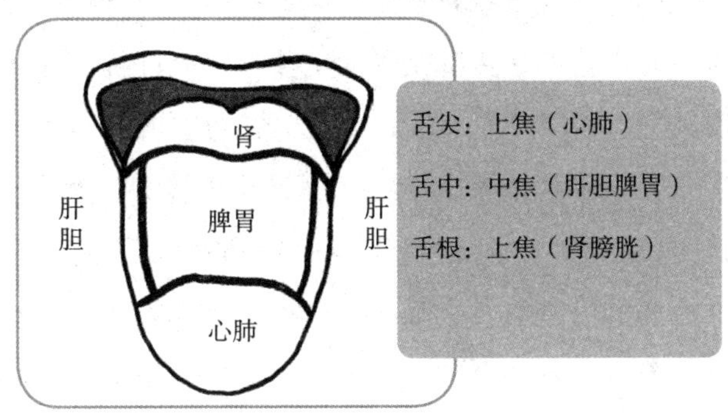

苔色的望诊

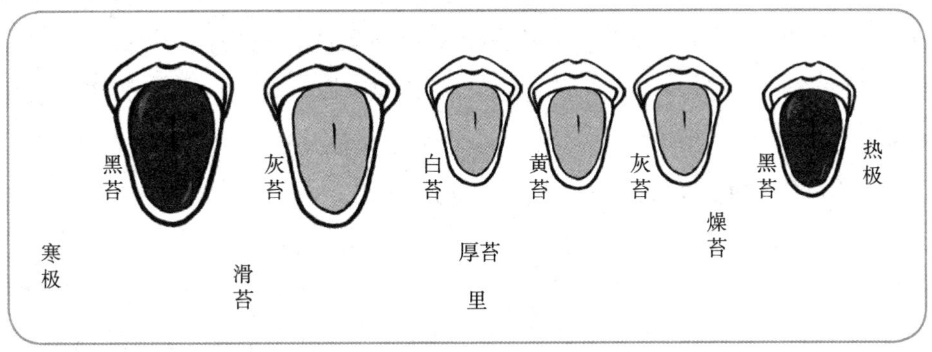

表证里证、寒热虚实的舌苔与脉象关系

类属	表证	里证
寒	“舌苔薄白”，“脉浮紧”	“苔白滑”，“脉沉迟”
热	“舌质偏红”，“脉浮数”	“舌质红、苔黄燥”，“脉洪数或沉数”
虚	“舌质淡胖嫩、苔白”，“脉沉弱”	“舌体稍胖”，“脉浮缓无力”
实	“舌苔白”，“脉浮紧或浮而有力”	“舌苔厚、燥焦”，“脉沉实”

1-21 舌诊（二）

《内经·经脉》中，十二经脉的是动病、所生病，与《伤寒论》条文互为辉映，尤其是口苦咽干、咽燥口苦、口干“舌燥”。舌苔是舌背部散布的一层苔状物，正常是薄白而润。舌本身是红色的，舌绛是舌色更红，与舌黄燥有差异。舌苔于八纲辨证是很重要的，望诊舌苔，主要就是看白与红和黄苔。《温病条辨·中焦篇》：“舌见黄燥方可议下，舌黄而不燥仍可宣泄”，临床上的临界就是“舌燥”与否。舌苔老黄，或黑有芒刺，临床上较少见，一见多是重症。《温病条辨·中焦篇》：火盛者，口鼻舌焦黑，酷喜冷饮，眼眵尿痛，溺赤，脉洪滑，内热实病，“阳明温病，下后微热，舌苔不退者薄荷末拭之”。

1.舌诊观察法

（1）舌的划分（脏腑关系）；（2）舌的姿势；（3）染苔；（4）舌诊的内容；（5）照明。

2.舌苔望诊

（1）白苔：薄白苔、白滑苔（白苔、湿润）、白干苔；（2）黄苔：淡黄色、深黄色、焦黄色；（3）灰苔：滑苔、燥苔；（4）黑苔：滑苔、燥苔、龟裂、芒刺。

3.苔质的望诊

（1）厚薄：薄苔、厚苔、厚薄变化；（2）有根、无根：有根苔（真苔）、无根苔（假苔）；（3）润燥：滑苔、燥苔（干苔）、假燥苔、糙苔、润燥预后（燥润、润燥）；（4）腐腻：腻苔、腐苔；（5）少苔；（6）剥离苔、花剥苔、地图舌；（7）光剥舌。

4.舌质诊察

（1）神的望诊：有神、无神；（2）色的望诊：淡红舌、淡白舌（胖大湿润的淡白舌、血色恶的淡白舌）、红舌、绛舌（内伤病、外伤病）、紫舌（紫舌+干燥、薄紫舌或青紫舌+湿润）。

5.舌形的望诊

（1）老舌；（2）嫩舌；（3）胖大舌；（4）齿痕舌；（5）瘦薄舌、瘦小舌：淡白舌、绛红舌；（6）裂纹舌：绛红舌、淡白舌；（7）肿胀舌：绛红舌、青紫舌；（8）光滑舌、镜面舌：绛红舌、淡红舌；（9）点刺、芒刺；（10）瘀点、瘀斑：内伤病、外感病；（11）舌下静脉怒张、舌下脉络细络。

6.舌态的望诊

（1）强硬舌：口目歪斜、半身不遂、绛红舌、干燥、高热、高热+谵语；（2）歪斜舌；（3）颤动舌：淡白舌、绛红舌、红舌+干燥+手足蠕动；（4）吐弄舌：轻度吐弄舌、吐舌、吐舌+紫红舌、弄舌+红舌、弄舌；（5）痿软舌：新病（红舌、干燥）、久病（痿软舌+淡白舌）、绛舌；（6）短缩舌：淡白舌或青紫舌、胖大舌、绛红舌、干燥；（7）舌麻痹。

7.内伤外感舌的变化

（1）内伤病舌的变化；（2）外感病舌的变化：寒邪、热邪、燥邪、湿邪。

舌质图

图示						
表证	舌尖芒刺•点刺	舌中芒刺•点刺	舌边芒刺•点刺	瘀斑•瘀点	舌下静脉怒张	颤动舌
里证	心火亢盛	胃肠热盛	肝胆火盛	瘀血	瘀血	内风热盛

舌态图

图示	患侧僵硬 谵语热扰心神 中风内风 热盛	风寒邪 经筋失养		
表证	舌患侧僵硬	舌患侧歪斜	吐舌	弄舌
里证	中风、内风、热盛、谵语、热扰心神	风寒邪，经筋失养	心之苗，心气虚弱	脾：口唇、心脾有热

舌体图

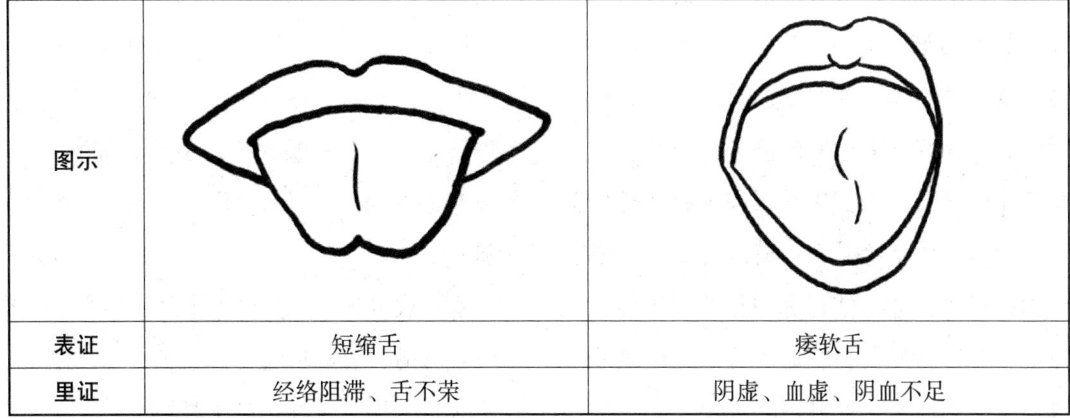

图示		
表证	短缩舌	痿软舌
里证	经络阻滞、舌不荣	阴虚、血虚、阴血不足

1-22 鼻唇——消化排泄

消化器官的疾病是逐渐形成的，鼻唇周围色泽、组织等，都会随着病情变化而改变。胃经脉起于鼻之交頞中（承泣穴），旁纳太阳之脉（睛明穴属膀胱经），下循鼻外（迎香穴属大肠经），入上齿中（人中穴属督脉），还出挟口环唇下（地仓穴），交承浆（属任脉），却循颐后下廉，出大迎，循颊车，上耳前（下关穴），过客主人（上关穴属胆经），循发际（头维穴）至额颅（神庭穴属督脉）；其支者，从大迎前，下人迎，循喉咙（水突穴与气舍穴）入缺盆。胃经经脉循行如同面静脉与颈外静脉，从头面回心脏，消化不良则颜面无华，严重时鼻唇色灰黑，下唇红肿或干裂，最后紫黑干涩，胃经经脉循行路线上含括诸多相关的生理功能。

鼻占据脸部相当大的空间，是气管起始部，其内黏膜负责嗅觉与构音，及加湿、加温、除尘等空调作用，使肺泡得以交换空气。鼻腔黏膜下有丰富的静脉丛以进行空气调节作用，鼻腔上面以筛板与大脑额叶作分界，通过上矢状静脉窦、海绵静脉窦、淋巴管、神经的交通，使得鼻与脑关系密切。刺激交感神经可使鼻黏膜血管收缩，刺激副交感神经扩张血管，促进鼻腺分泌。

鼻腔堵塞，变应性鼻塞如鼻塞过敏症（过敏性鼻炎）和呼吸道发炎初期；顽固性鼻塞如肥厚性鼻炎（鼻中隔弯曲）与慢性鼻窦炎、鼻咽肿瘤等鼻咽疾病引起的鼻塞，可能并发渗出性中耳炎（耳道机能障碍）。非过敏时鼻子出现的不自觉的蠕动或蹙动，多是情绪起伏不定的表现；情绪平和的情况下，鼻子出现不自觉的蠕动或蹙动，表明情绪容易被影响，或是运动量很大的人。反之，鼻子不蠕动或蹙动，甚至还不会蠕动或蹙动，一定是活动量很小者，生活多简单平淡，较容易罹患过敏性鼻炎与呼吸道发炎。

大肠经脉循行从缺盆（穴属胃经）循颈（天鼎穴与扶突穴）、上颊车（穴属胃经）、入下齿（承浆穴属任脉）、交人中（穴属督脉）、上挟鼻孔（迎香穴）。大肠经有如颈动脉与面静脉，上行头面供应五官生理功能所需，大肠排泄顺畅则鼻唇干净明亮；排泄不畅则上唇与人中部位肤质、色泽随之不佳。平常，唇舌常常会不自觉地嚼动或蹙动，甚至舔唇或咬唇，多见于脏器火气大或身心不和谐，焦虑不安，或自主神经失调。

脾的病变与变化：脸色黄、口气不佳（包含口臭、说话口气）、湿疹、胖大舌、舌苔腻、鼻头鼻翼红、鼻尖枯黯。

鼻的望诊：鼻色与形态

鼻大：肺气充足

鼻肿：肺、胃肠热

鼻翼张缩　小孩：肺热
　　　　　久病：肺肾虚弱

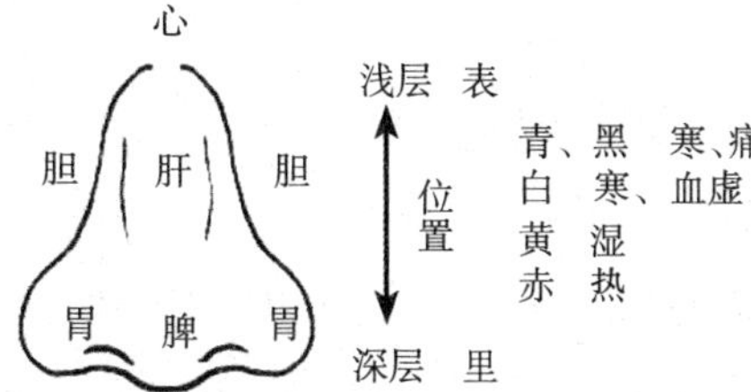

浅层　表

位置

深层　里

青、黑　寒、痛
白　寒、血虚
黄　湿
赤　热

预后不良　不良 ←→ 优良　预后良好

光泽色度

鼻分泌物
（1）清涕：肺气虚证、风寒束肺证、足阳明胃经病证、足太阳膀胱经病证
（2）浊涕：肺阴虚证、风热犯肺证

口唇色的望诊

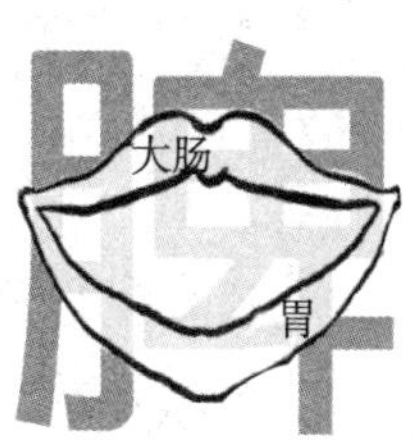

青：瘀血；赤：热；黄：湿；
白：血虚、寒；黑：寒、肾虚

齿的望诊：
容易蛀牙、牙齿易碎裂，肝肾虚弱

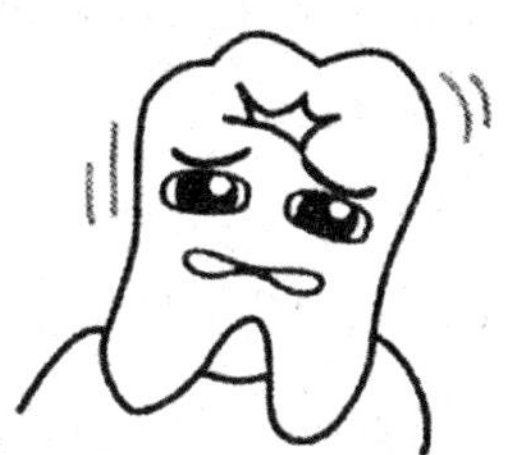

牙齿松动、牙龈萎缩：肾精不足、虚火上炎
牙齿干燥：津液损伤
干燥没有光泽：肾阴枯竭
干燥但有一点光泽：胃热伤津

齿龈的望诊

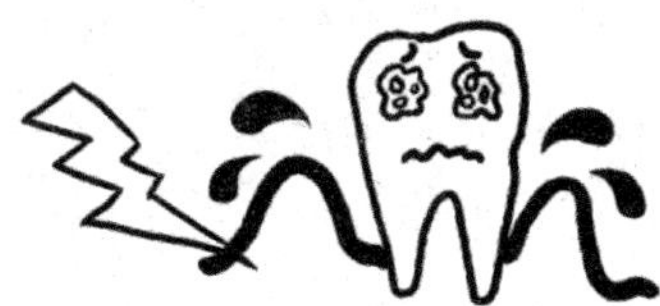

淡白：气血两虚
赤：肝胃火上炎
肿痛出血：气虚、脾气虚
肿痛出血：实热、胃火上炎

1-23 女人中——膀胱子处

《内经・五色》："女子在于面王，为膀胱子处之病，散为痛，搏为聚，方员左右，各如其色形。其随而下至胝（会阴区），为淫（生殖器官-鼻棘），有润如膏状（消化器官-鼻翼），为暴食不洁。"女子生殖（子处）机能与泌尿（膀胱）功能，望诊鼻子与唇口的"面王区"，约略看出膀胱、子宫和阴道的功能状况，不单纯是结构尺寸大小，最重要的是器官功能状况。其中关系最密切的是胃经脉，女人的心肝（喜怒哀乐）宝贝（悲欢离合）感觉，或多或少于此显露心底事。《金匮要略》论及"阴中蚀疮烂者"愈严重的时候，鼻棘区"至胝为淫"愈焦枯萎黑黯；十女九带，盆腔静脉回流受阻，不论感染与否，多易有带下之症。

胃经起于鼻之交頞中（承泣穴）即山根区（鼻骨与鼻软骨间），旁纳太阳之脉之睛明穴（膀胱经），即眼轮匝肌、皱眉肌和降眉肌的共同支配区。承泣穴下循鼻外之迎香穴（大肠经），入上齿中之龈交穴与人中穴（属督脉），上唇感应大肠与腰椎部分的功能。迎香穴与人中穴的"性能三角区"，是口轮匝肌、提上唇鼻翼肌和提上唇肌等，属于女人的身体机能成熟区（功能现况）。人生中最引人注目的"性能三角区"，每个人都有全然不同的呈现，"女子在于面王，为膀胱子处之病……润如膏状，为暴食不洁。"人中水沟深浅大小松紧，如实反映出横膈、腹直肌和腹斜肌群等的当下功能。"子处"是阴道与子宫，阴道是体外到子宫颈的通道，约10cm长的肌纤维性管道，有黏膜覆盖；阴道黏膜延续来自子宫的黏膜，阴道的表层外膜是疏松结缔组织，联系着阴道前方的尿道与膀胱，及后方的直肠与肛门管。阴道黏膜的功能代谢水平，可以影响子宫、膀胱和直肠；子宫圆韧带从子宫起始，经过腹股沟终止于外阴唇和阴蒂，几乎所有的盆腔疾病多会波及整个子宫圆韧带。总而言之，"性能三角区"就是"女子在于面王"的心底深处的声音。胃经还出挟口环唇下之地仓穴，交承浆穴（任脉），此处口轮匝肌、颈阔肌及颏肌的色泽虚实，反映股内肌群与相关血脉循环。"聚散而不端，面色所指者"主要就是观察面与颈部静脉青筋。胃经之支脉，从大迎穴前下人迎穴（颈动脉搏动处），地仓穴至人迎穴的下颌部与颈部。下颌部会出现几条青筋，但多不明显；一旦颈部静脉血回流稍微受阻，颈部静脉青筋就很明显。胃经经脉循行如同面静脉与颈外静脉，从头面回心脏，消化不良则颜面无华，情绪失控则脸上无光，日久多鼻唇色灰黑，下唇红肿或干裂，甚至紫黑干涩。胃经经脉循行路线上包括诸多生理功能，鼻唇周围色泽变化，一开始多是因为肠胃消化道有问题。人体的免疫系统70%在肠道，肠道中70%的组织可以制造免疫细胞，肠道由口腔到肛门皆属之。"明堂"与"面王"交织成一幅生命交响乐章的画面，"性能三角区"与"胃口之素荤多少"共奏出心底深处的声音。

《素女经》五欲

五欲	身体反应
意欲得之	屏息屏气
阴欲得之	鼻口两张
精欲烦者	振掉而抱男
心欲满者	汗流湿衣裳
其快欲之甚者	身直目眠

《素女经》五征

五征	身体反应
面赤	徐徐合之
乳坚鼻汗	徐徐内之
嗌干咽唾	徐徐摇之
阴滑	徐徐深之
尻传液	徐徐引之

《素女经》十动

十动	身体反应
两手抱人者	欲体相薄阴相当
伸其两臂者	切磨其上方
张腹者	欲其泄
尻动者	快善
举两脚拘人者	欲其深
交其两股者	内痒滔滔
侧摇者	欲深切左右
举身者	迫人摇乐甚
身巾纵者	支体快
阴液滑者	精已泄

十 知识补充站

《素女经》的“五欲与五征”就是生命与生殖（子处）机能的表现，启动机制就是《内经》的“五色独决于明堂”，“欲与动”就是要看“明堂（鼻）骨”的结构与色泽，这几乎如烟囱与炉火的关系一样，山根位于鼻骨与鼻软骨间，山根与眼神的微微变化，一五一十反映呼吸与循环系统，呈现在“明堂”（看血色）与“鼻孔”（观气势）。看五欲“屏张抱汗眠”：屏息与鼻张是第一欲与第二欲，是呼吸系统启动机制的情况，谓之观“明堂”（看血色）；五征“面乳嗌阴尻”：面赤与乳硬是第一动与第二动，是循环系统启动机制的情况，需察“鼻孔”（观气势）。“五欲与五动”好或不好，主要是看生命与生殖（子处）机能的状况。努力和勤劳的女人，盆膈的肌肉群功能一般也很强大，盆膈的肌肉群（尤其是肛提肌）包括耻骨骶骨肌、耻骨阴道肌、髂骨骶骨肌、耻骨直肠肌等（这是阴道肌肉群最深层的部位）；同时联接阴道口方向的深会阴脂肪组织、外尿道括约肌、尿道阴道括约肌及深会阴横肌等机能良好，因此，努力勤奋的女人特别的美丽。

1-24 男人中——腹卵茎

《内经·五色》："男子色在于面王，为小腹（膀胱）痛，下为卵（睾丸）痛，其圆直为茎（阴茎）痛，高为本，下为首，狐疝㿗阴之属也。"男子生殖机能与泌尿功能，可以从鼻子与唇口的面王区隐约看出端倪。膀胱、睾丸和阴茎的功能状况，不纯然是结构尺寸大小，关系最密切的是大肠经脉。大肠经脉始于食指之端，循颈上行入下齿中，下唇中央二寸有承浆穴（任脉），任脉从喉结下的廉泉穴上行至承浆穴（口轮匝肌、茎突舌骨肌、下颌舌骨肌和颏舌肌），还出挟口交人中，左之右，右之左。人中是水沟穴（鼻锥肌与降鼻中隔肌），其下上唇中央为兑端穴（督脉），往下二寸有承浆穴（任脉），嘴角是地仓穴（胃经），地仓穴区在嘴角（口轮匝肌、颧大肌和颧小肌），当上唇方肌、下唇方肌交接区，地仓穴与鼻头素髎穴的"性能三角区"，是口轮匝肌与降鼻中隔肌等，此为男人的身体机能成熟区（功能现况），望诊男人面部，是仅次于鼻头的重点区。成熟男性的阴茎勃起后约长9～16cm，周长约8～14cm。阴茎的大小与身材的高矮并无一定关系。男性在到达青春期后期（约20岁），阴茎已完全发育。基因和环境因素决定阴茎的大小。从"性能三角区"看不到阴茎的大小，却可以看到阴茎的功能现况。

大肠经脉上挟鼻孔，鼻翼是迎香穴（提上唇鼻翼肌、提上唇肌和提嘴角肌），往下一寸为禾髎穴（大肠经），禾髎穴在水沟穴与迎香穴之间，人中是水沟穴，其下为上唇中央的兑端穴（督脉），其上为鼻孔内的经外奇穴内迎香穴，兑端穴与内迎香的三角区是"生活活力区"，是口轮匝肌、颜面表情肌群和咀嚼肌群等的整体表现，每个人都有全然不同的呈现。男人生活的努力与慵懒态度，呈现在人中的水沟深浅及大小松紧，也几乎如实反映出横膈与腰方肌、髂腰肌的当下功能。

"男子色在于面王，为小腹痛，……润如膏状，为暴食不洁。"鼻尖有素髎穴，鼻翼旁有迎香穴，是提上唇鼻翼肌和提上唇肌的终止区。若润如膏状，右侧迎香穴区很明显者，多便秘；上唇紫黑者，多半见痔疮。大肠经颈部的扶突穴，与胃经的地仓穴，注解着男人的颈项似强熊或如弱鸡。地仓穴区在嘴角的颧大肌和颧小肌终止区，反映出腰膝的干劲，愈松垮乏力，性功能障碍愈多。左侧的地仓穴区松垮乏力，左侧的腰膝较弱；若鼻棘枯黑暗，则左侧的睾丸与前列腺和肛提肌可能有大问题。若上关与下关穴区也枯黑暗，症状的严重性远在想象之外，十之八九都是生活习惯非常不良，斯人也有斯疾也，若加上颈部静脉青筋散布在扶突穴区，不是久病之人，就是很懒得运动的人。

肺的病变与变化

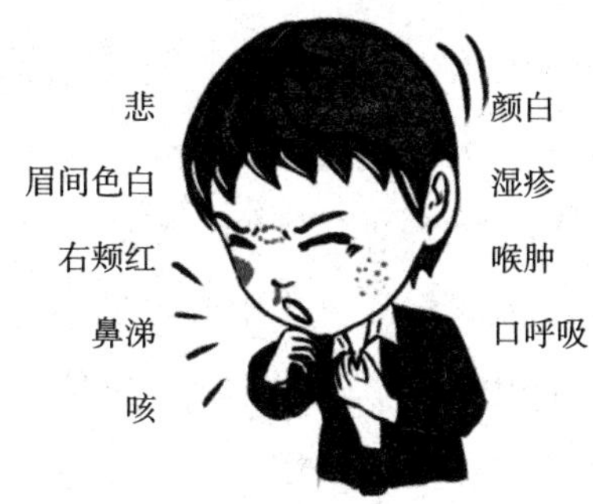

人中、膀胱子处

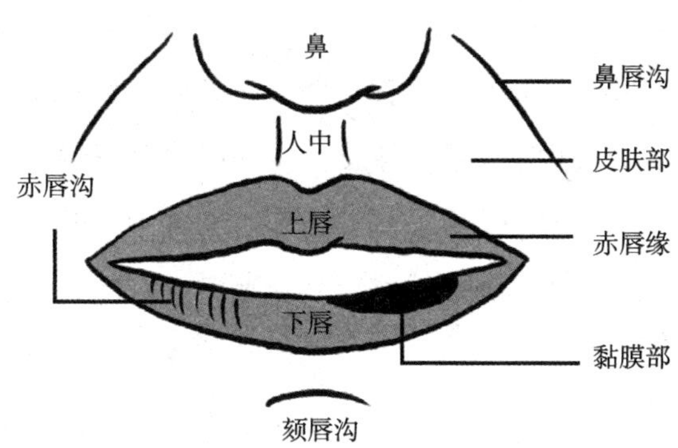

✚ 知识补充站

《金匮要略》："唇口青，身冷，为入脏，即死；唇口青，身和，汗自出，为入腑，即愈。"看到了"唇口青"要注意"身冷"与"身和"之生死关头。眼轮匝肌与口轮匝肌、鼻翼肌与鼻横肌匀称、紧实，望诊脸色看上去会更有弹性，反映出盆膈的肌肉群，包括耻骨骶骨肌、提前列腺肌、髂骨骶骨肌、耻骨直肠肌等功能较好，尤其是肛提肌。伴随着努力的运动或活动，鼻横肌会努力地收缩鼻孔，甚至可以启动犬齿肌与咬肌，生活机能必佳，脸上的笑容多光泽亮丽。长期慵懒过度，或处于疲惫的人，此区多呈黑青色。努力持之以恒地强化呼吸系统，气血运行加强，明堂与鼻骨及脸色会亮丽，随之生命质量提升。

1-25 皮肤——人体防线

《孝经·开宗明义》子曰："身体发肤，受之父母，不敢毁伤，孝之始也；立身行道，扬名于后世，以显父母，孝之终也。夫孝始于事亲，中于事君，终于立身。"皮肤是人体最大的器官，总面积成人为1.5~2m^2，厚度0.5~4mm（不包括皮下脂肪层），重量约为2.5~3kg，约占体重的16%。通常，男人的皮肤比女人厚。人眼睑、外阴等部分的皮肤最薄，颈项、手掌和足跟等部位皮肤最厚。健康的皮肤柔润光滑、具有良好的弹性，表面呈弱酸性，pH值在4.5~6.5之间。皮肤位于人体的表面，是人体的第一道防线。皮肤由三部分组成，由外往里依次为表皮、真皮和皮下组织。皮肤还有丰富的血管、淋巴管、神经、肌肉和皮肤附属器毛发、毛囊、皮脂腺、汗腺、指（趾）甲等。

表皮分为五层（由外向内）：角质层、透明层、颗粒层、棘层、基底层，其中棘层、基底层合称生发层。表皮内无血管，但有游离神经末梢。角质层位于表皮的最浅面，由多层已经死亡的角质化细胞（无细胞核）所组成，有防止体外化学物质和细菌侵入的作用，再生能力极强。透明层呈无色透明状，只有手掌、足底等角质层厚的部位才有此层，具有屏障和折光作用。颗粒层在掌跖等部位分布明显，可防止异物侵入，遮挡紫外线。棘层是表皮中最厚的一层，具有细胞分裂增殖的能力，储存"淋巴液"供给细胞营养。基底层位于表皮最深处，是表皮中唯一可以分裂复制的细胞，每10个基底细胞中有1个透明细胞，细胞核很小，是黑色素细胞，它位于表皮与真皮交界处，主要作用是产生黑色素颗粒，黑色素颗粒数量的多少，影响基底层细胞和棘细胞中黑色素含量的多少。黑色素细胞产生的黑色素是皮肤的染色剂，人体的皮肤内约有400万个黑色素细胞，各人种的黑色素细胞数量是相同的，但黑色素颗粒的大小是不一样的，黑种人颗粒大，白种人颗粒小。

真皮主要由结缔组织组成，包括胶原纤维、弹力纤维及基质；还有其他组织，如神经、血管、淋巴管、肌肉、毛囊、皮脂腺及大小汗腺等。真皮可分为乳头层与网状层。乳头层内除有纤维和细胞外，还有丰富的毛细血管和淋巴管，及游离的神经末梢和触觉小体。网状层主要由粗大的胶原纤维组成，胶原纤维之间有较多的弹性纤维。弹性纤维使皮肤伸展后能恢复正常。老年时弹性纤维变性或减少，失去弹性，皮肤呈松弛状态，出现皱纹。网状层内的细胞成分较少，有血管、淋巴管、神经以及感受器、腺体、毛发、汗腺、皮脂腺、竖毛肌等。

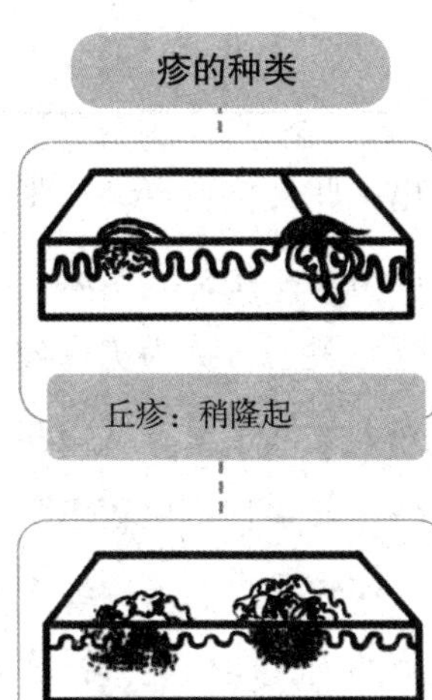

丘疹：稍隆起

结节：直径 1cm 以上的充实性隆起
肿瘤：直径 3cm 以上的隆起

皮肤的望诊

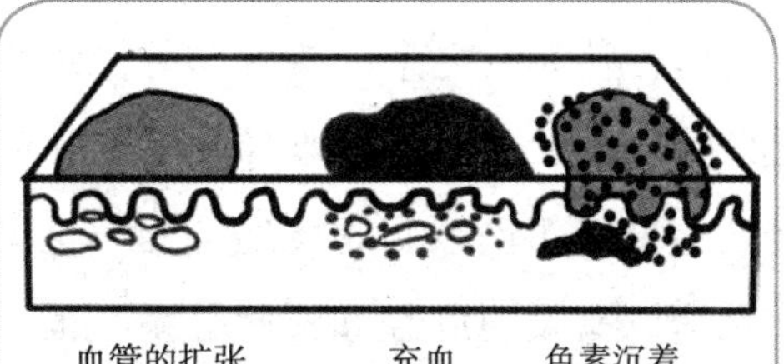

血管的扩张　　充血　　色素沉着

斑疹：瘀血、血寒、污浊体液

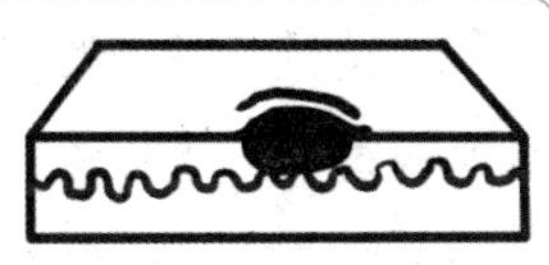

脓疱：有脓液、黄色隆起

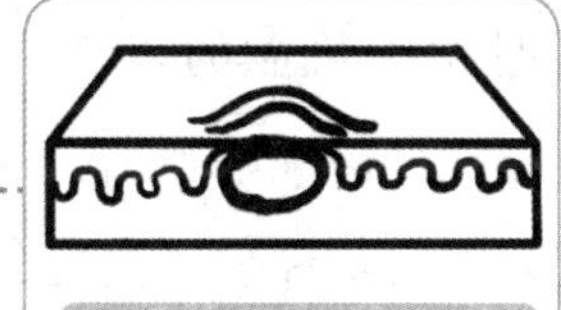

囊肿：真皮内空洞

皮肤望诊

主要症状	皮肤状态	中医诊断
浮肿	浮肿、指压痕	阳虚湿盛，脾、肾、心病
干燥	（1）干燥、粗糙、小片状的鳞屑 （2）广泛粗糙、毛囊一致角化性丘疹	（1）血虚证、瘀血证 （2）伤津、脾虚、津液不宣
潮红	（1）局部潮红角化、瘙痒 （2）两颊有红色丘疹，颜面潮红	（1）血热化燥、燥邪 （2）血分热盛
痤疮	毛孔有粟粒大的丘疹，压之有白色脂状物排出	肺热、胃热、气分热盛
丘疹	（1）米粒大的丘疹、丘疹顶点小囊胞、陷凹性瘢痕、橘皮样皮肤 （2）丘疹、囊肿、脂溢性皮炎	（1）郁热 （2）湿热

+ 知识补充站

真正破坏皮肤的凶手，常常是自身免疫系统，干癣、异位性皮炎、糖尿病瘙痒症、肝功能异常的皮肤瘙痒……这些都不是“皮肤病”，不能单纯只治疗皮肤，而是要诊治破坏皮肤的真正元凶——免疫系统疾病问题。

1–26 头发——肾华血余

发为肾之华，发为血之余，头发与体内两条经脉的气血最为相关，即肾气和肝血。肝经与督脉会于巅顶，膀胱经与胆经，随侍在两旁，头发与肝经和督脉关系密切，与膀胱经和胆经更密切。从肝经与督脉的循环状况，几乎可以看成脑海中的生命表现；而膀胱经与胆经的循环状况，可以说是生活机能的表现。如秀发丝丝好似心底深处的呢喃自语，又如烦恼过多头发就会脱落不停。《内经》奇经八脉与十二正经是不一样的系统，奇经八脉是辅助十二正经的系统，十二正经是我们人体正常的生理系统。肝肾虚多会头发白，任督冲脉虚多会胡子变白。秃顶是一种典型的脱发疾病，秃顶的男性普遍性欲比较旺盛，意味着肾气过度耗散。患癌化疗后的掉头发，则与肝血和脾胃有关。

《内经》说女子到了三十五岁出现白发，从此，女性胃脉开始出现衰落，胃脉走前额，额头就会出现白发。女性这时还容易长抬头纹和鱼尾纹。男子的头部除了头发外还有胡须，有的男人是胡子白了，头发没白；有的却是头发白了，胡子没白。冲脉起于会阴，男子联系着两个睾丸；女子联系着两个卵巢。冲脉沿着人体正中线任脉的两边慢慢上来，女子的阳气不足，冲脉就散于胸中长乳房；男子阳气足，冲脉不会停留在胸部，继续往上走，停留在下巴、嘴唇边、人中这些部位，在这些地方长胡子。从男人胡须的样子可看出一些性格特点。如张飞的胡须呈张开状，性格比较粗犷、豪放，理性不足，比较情绪化。关公号称为美髯公，胡须很长很漂亮，先天元气很足，气血非常足的一种现象，性格比较柔顺，比较忠厚，特别讲义气、善良，比较可靠。《内经》提过一种天生不长胡须的人，叫作天宦，收敛的自控力特别强，性格特点是心计比较多，比较老谋深算。

皮下组织又称为“皮下脂肪层”，由脂肪小叶及小叶间隔所组成，脂肪小叶中充满脂肪细胞，细胞浆中含有脂肪，核被挤至一边。皮下脂肪组织是一层比较疏松的组织，它是一个天然的缓冲垫，能缓冲外来压力。同时它还是热的绝缘体，能够储存能量。除脂肪外，皮下脂肪组织也含有丰富的血管、淋巴管、神经、汗腺和毛囊。毛发遍布全身，但唇红、掌跖、部分生殖器皮肤等无毛发。毛发有硬毛之长毛（如头发）与短毛（如眉毛）和毫毛（体毛、无髓质）两类。毛发由角化的表皮细胞所构成，从里向外由髓质、皮质、表皮三层构成，包括头发、胡须、腋毛、阴毛、眉毛、睫毛、鼻毛、汗毛等。毛发可分为毛干、毛根、毛球、毛乳头、毛囊几部分。毛囊从上到下可分为三部分：毛囊漏斗部、毛囊峁部、毛囊下部。自皮脂腺开口至毛囊口称为毛囊漏斗部，皮脂腺开口至立毛肌附着处之间称为毛囊峁部，以下则是毛囊下部。

头发的望诊：毛发异常

毛发末端异变、发根发梢同样粗细、头发细脆、干燥、分岔：气血两虚证

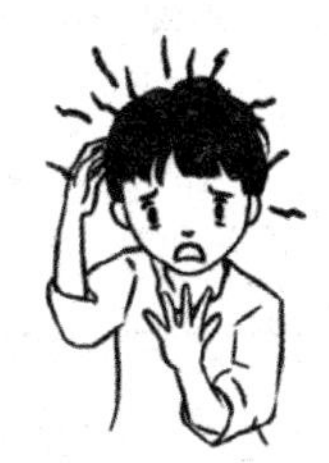

气血两虚证

毛发根部异变、毛发断裂、头顶两鬓部脱毛、持续性脱毛、头发油状光泽：虚热、肝肾阴虚证

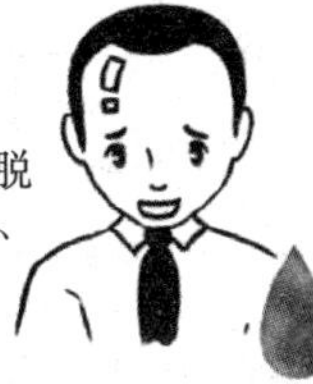

热：肝肾阴虚证

头发的望诊：脱发

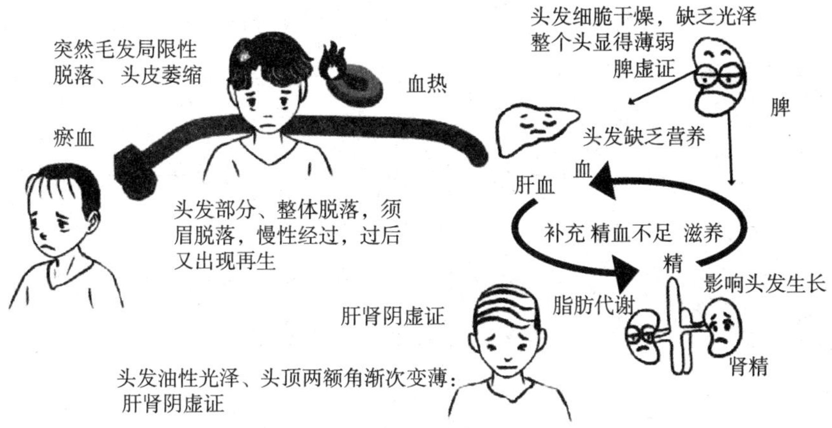

✚ 知识补充站

头发黑不黑、是否润泽，跟肾气相关。发为肾之华，头发是肾的花朵，是肾的外现。肾主黑色，所以头发是否乌黑亮丽，跟肾气虚实密切相关。头发是否滋润也跟肾有很大的关系，因为肾主收敛，如果一个人肾气的收藏能力强，头发就滋润，还不容易脱发；反之，如果肾虚，肾精收藏的力量不够，就容易脱发。头发的生长速度跟肝血相关，因为肝主生发。头发还有一个别名，叫作血余，即发为血之余。所以肝血不足，头发会变白和干枯，并导致脱发。

第 2 章

闻诊

《内经・阴阳应象大论》："善诊者'视喘息，听音声，而知所苦'，知病所生以治；无过以诊，则不失矣。"

《内经・五脏别论》："凡治病必察其下，适其脉，观其志意与其病也。拘于鬼神者，不可与言至德。恶于针石者，不可与言至巧。病不许治者，病必不治，治之无功矣。"

《内经・脉要精微论》：五脏中之守（1）中盛藏满，气胜伤恐者，声如从室中言，中气湿；（2）言而微，终日乃复言，夺气；（3）衣被不敛，言语善恶不避亲疏，神明乱；（4）仓廪不藏者，门户不要；（5）水泉不止者，膀胱不藏，得守者生，失守者死。

《史记・扁鹊仓公列传》：虢太子死，当闻其耳鸣而鼻张，循其两股至阴当尚温。《说苑・辨物》"太子股阴当温，耳中焦焦如有啸者声然者。"

闻诊分为听声音诊和嗅气味诊。听声音诊是藉医者的听觉器官，辨别病人的语言、呼吸以及咳嗽等声音；嗅气味是藉医者的嗅觉器官，分辨病人体肤、口鼻气息及大小便等排泄物中散发的气味。

《图解中医诊断学》第二章〈闻诊〉，第一到第六节嗅气诊，六节各自独立，独领风骚。嗅气诊是四诊的闻诊，其中的第一个诊断方法，医师从修身养性要求，所谓"曾子有疾，孟敬子问之。曾子言曰：'鸟之将死，其鸣也哀；人之将死，其言也善。君子所贵乎道者三：动容貌，斯远暴慢矣（苗之感触）；正颜色，斯近信（秀之感觉）；出辞气，斯远鄙倍矣（实之感受）。笾豆之事，则有司存。'"（《论语》）；又所谓"关关雎鸠，在河之洲"（《诗经》），是指两只鸟在河的对岸，对看合眼，就飞上天在空中交配，燕子、麻雀也都一样，鸟类都有这种习性。"色斯举矣，翔而后集。山梁雌雉，时哉时哉！子路共之，三嗅而作。"（《论语》）

通过闻诊，可了解病情的寒热虚实及病邪所在部位，结合望问切三诊，加以综合分析，然后才能做出全面、正确的诊断。

2-1 听声音

《金匮要略》中，语声：（1）病人语声寂然喜惊呼者，骨节间病；（2）语声喑喑然不彻者，心膈间病；（3）语声啾啾然细而长者，头中病（痛）。

正常的声音自然、音调和谐、语言表达清楚。人之声音，犹天地之气，轻清上浮，重浊下坠。始于丹田，发于喉，转于舌，辨于齿，出于唇，实与五音相配。音者声之余，与声相去不远，从细微中见真章。辨别正气盛衰为主。听声音可诊察与发音有关器官的病变，及体内各脏腑的变化。新病与小病声多不变，久病与苛疾声多变化。听声音包括听语声、呼吸声、咳嗽声、呃逆声、嗳气声等。

1.病人说话声音的强弱，正气盛衰和邪气性质。

（1）外感声音高而有力，初轻后重。

（2）内伤声音低而无力，初重后轻。

2.语声高亢洪亮多言，八纲辨证属实证、热证；语声轻微低哑而少言，八纲辨证属虚证、寒证。

3.声音沙哑，与肠胃道黏膜有黏膜下相关淋巴组织，及“肾经脉起始于足小趾之下，从肾上贯肝膈，入肺中，循喉咙，挟舌本”密切相关。声音嘶哑，发不出音称失音，因外邪袭肺，肺气不宣，气道不畅为实；八纲辨证属表证。久病失音，八纲辨证属虚证。因肺肾阴虚，津液不能上承而致为虚。新病声哑，八纲辨证属实证。妊娠七月而失音，称为子瘖，是生理现象，分娩后不治自愈。

4.语声重浊，常见于外感或湿邪侵袭，为肺气不宣，气道不畅而致，八纲辨证属实证。

5.呻吟为气滞，多疼痛，八纲辨证多属实证。懒言，无法言语，八纲辨证多属虚证。语言謇涩、说话不流利、含糊不清、缓慢、词不达意，多见于中风后遗症或热病后期，八纲辨证多属寒证、虚证。

6.错语，语言错乱，精神有问题，多属心有病变，或神志出状况，八纲辨证多属虚证。

7.躁扰不宁，胡言乱语，狂言妄语是狂证，多为痰火内扰所致，八纲辨证多属阳证、实证。

8.谵语，神识不清，语言颠倒，语词多支离破碎，声音高强有力，八纲辨证多属实证。

小博士解说

上品雅人国士：远听声雄，近听悠扬，起若乘风，止如拍琴；大言不张唇，细言不露齿；口阔无溢出，舌尖无窕音，开谈多含情，话终有余响。市井之夫：出而不返，荒郊牛鸣；急而不达，深夜鼠嚼；或字句相联，喋喋利口；或齿喉隔断，喈喈混谈。语言謇涩：说话不流利、含糊不清、缓慢、词不达意，多见于中风后遗症或热病后期，八纲辨证多属寒证、虚证。

9.独语，呢喃自语，痴呆静默是癫证，多为痰气郁闭所致，八纲辨证属阴证、虚证。

10.郑声，意识不清，神志恍惚，语言重复，声低无力，八纲辨证属虚证。

“声主‘张’，寻发处见（声母）；音主‘敛’，寻歇处见（韵母）。辨声之法，必辨喜怒哀乐（声调）；喜如折竹，怒如阴雷起地，哀如击薄冰，乐如雪舞风前，大概以‘轻’（巧）上。声雄（阳刚）者，如钟则贵，如锣则贱；声雌（阴柔）者，如雉鸣则贵，如蛙鸣则贱。”

愚钝（贫贱）者有声无音，是“禽无声”；（富贵）尖巧者有音无声，是“兽无音”。凡人说话，是声散在前后左右者是也。

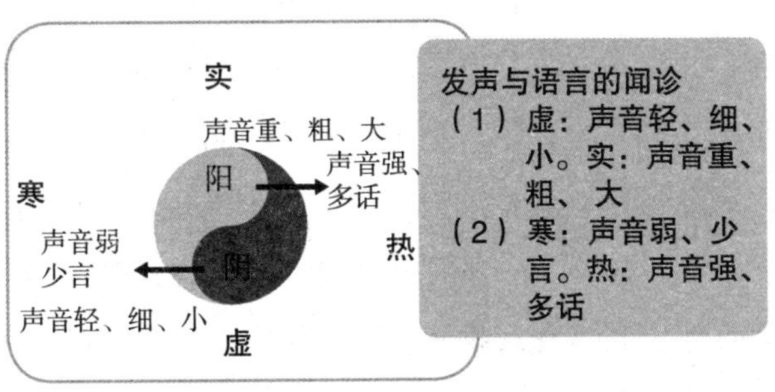

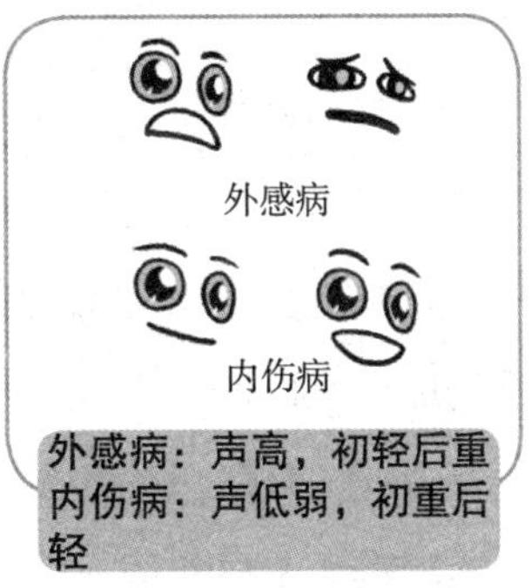

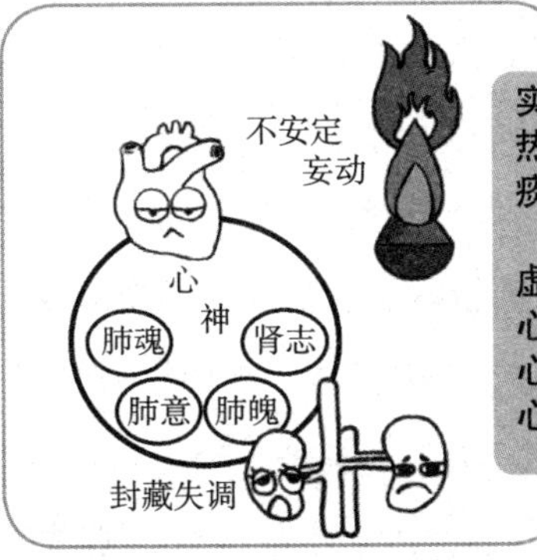

实证
热扰心神——谵语：意识混迷、语言支离破碎、声高强
痰火扰心——狂言：言语粗鲁、不按常轨

虚证
心气不足——错语：说话错乱
心气损伤——独语：独言独语，无脉络
心气大伤——郑声：意识不清、话重复断续、声低弱

+ 知识补充站

人的长相不同，声音也有所不同，这跟整个人的共鸣腔有关，如每个人的头骨及颜面骨形状都不一样，牙齿的排列构造也因人而异。不只人和人之间有这样的差异性，就连感冒时也能察觉自己个人声音的不同，因为悬雍垂不能完全闭合，造成共鸣腔发生变化，所以发任何声音时气流都会从鼻腔通过（Open nasal）。同理，运用在乐器上也是如此，同样一种乐器会因为结构、材质不同，而导致音色的差别，最好的例子就是小提琴。

2-2 听呼吸声

临床上，听呼吸声，主要分呼吸有力与呼吸无力、少气和短气及叹气等五种。

1.呼吸有力　声粗浊，多为热邪内盛，属实热证；呼吸气粗而快为实热。八纲辨证属实证。

2.呼吸无力　声低微，多为肺肾气虚，属虚寒证。呼吸微弱而慢为气虚，八纲辨证属虚证。

3.少气　呼吸浅而气不足，声微弱，无法顺畅地持续说话，八纲辨证属虚证。

4.短气　呼吸次数多，呼吸时间短而急迫，八纲辨证属虚证。

5.叹气　情志抑郁，胸部不舒坦而呼出长气，八纲辨证多属实证。

理论上，从《金匮要略》听呼吸声，主要通过呼吸与肢体动作，诊断“当下之即愈”与“此皆难治”和“不治”。

《金匮要略》：“息摇肩者，心中坚；息引胸中上气者，咳；息张口短气者，肺痿唾沫。吸而微数，其病在中焦，实也，当下之即愈；虚者不治。在上焦者，其吸促（急迫），在下焦者，其吸远（很吃力），此皆难治。呼吸动摇振振者，不治。”

“息摇肩者，心中坚”，是食道或气管的症状，呼吸问题不大，甚至没有；“息张口短气”，乃呼吸方面问题，年少时期张口短气，多见于鼻过敏，或鼻涕倒流入食道；“吸而微数，其病在中焦，实也，当下之即愈”，为消化道问题，当养护胃肠；“呼吸动摇振振者，不治”，指肺脏或心脏的结构病化严重。上焦部分的心肺功能有问题“吸促”；下焦的肝肾功能有问题“吸远”，两者皆难治。呼吸时动摇振振，更难治。

呼吸声与肺肾等脏器有关，通过呼吸变化可推测脏腑的虚实。鼻腔、喉腔和咽腔，反映头部、胸腔和腹腔的生理关系。鼻息（鼻腔）粗细诊虚实：呼吸鼻息来去俱粗，其粗也平等（呼吸皆吃力）是实证；若吸粗（吸入为肝与肾，营养状况）呼不粗（呼出为心与肺，呼吸状况），或呼粗吸不粗，或呼吸不粗，多虚证（非阳明实证），粗者喘之渐也。喘息（喉腔）诊三焦：喘在上焦其息促，喘在中焦其息微数，喘在下焦其息远。唠声（咽腔）诊中下焦：连声唠者，中焦；唠声断续，时微时甚者，属下焦。

小博士解说

鼻音重，与呼吸道黏膜有黏膜下相关淋巴组织，及“肝经脉起始于大趾丛毛之际循喉咙之后，上入颃颡，复从肝别贯膈，上注肺”密切相关。口腔和鼻腔靠软腭和悬壅垂（小舌）分开。软腭和小舌上升时鼻腔关闭，口腔畅通，这时发出的声在口腔中共鸣，叫口音。软腭和小舌下垂，口腔成阻气流只能从鼻腔中发出，这是发出的音主要在鼻腔中共鸣，叫作鼻音。

呼吸的闻诊

气粗（呼吸粗）

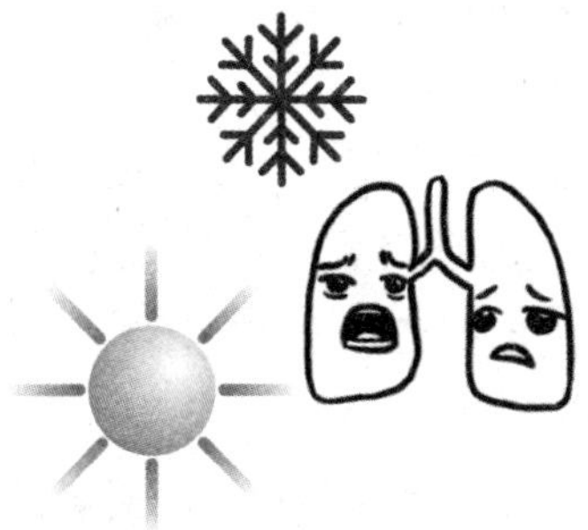

外邪、肺实
实喘：呼气性呼吸困难、呼吸粗、呼吸音高、呼气用力

水气、痰火
冷哮：寒证、水饮停滞
热哮：热证、痰热

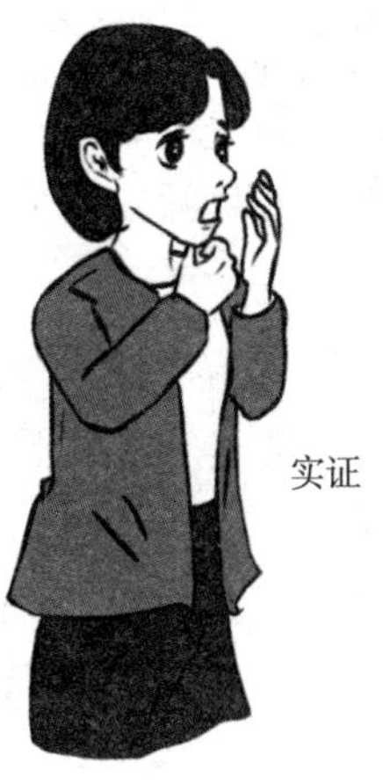

实证

气微（微弱呼吸）

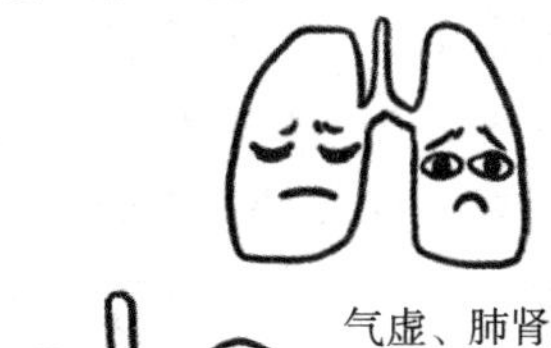

气虚、肺肾虚

短气：呼吸次数多

少气：呼吸气不足

虚喘：吸气性呼吸困难、呼吸短、呼吸音低、大吸气

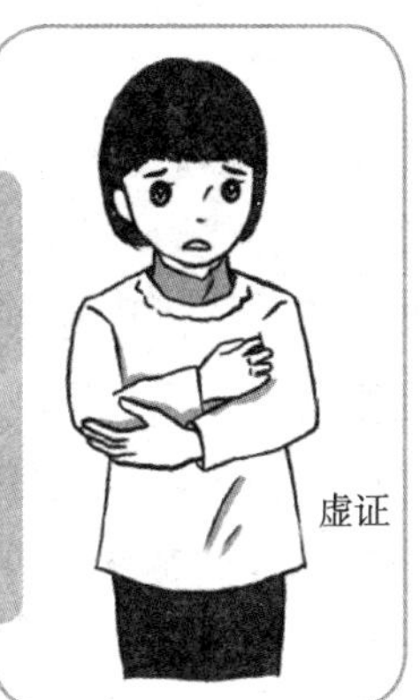

虚证

＋知识补充站

一、呼气状态与五脏

1.肝气郁结多叹气。
2.心血不顺多哀声。
3.脾气不好多嗳气（噫气）。
4.肺气碍多喷嚏。
5.肾气不足多呻吟。

二、常见声音失态

1.一时失音：外邪犯肺、肺气不宣。
2.长期病患失声：肺衰弱。
3.咽喉干燥：肺肾阴虚、湿痰瘀血。
4.呻吟：痛证、气滞。

2-3 听咳喘声

临床上，听咳嗽声，依照表里寒热虚实，分为八种：

1.寒咳　咳嗽，咳声重浊有力，痰清白，鼻水透明，为风寒束肺；咳声重浊有力，八纲辨证多属表证、寒证。

2.虚咳　无力作咳，咳声低微，咳出白沫，兼有气促，为肺虚。咳声低微无力，八纲辨证属虚证。

3.热咳　咳声不爽，鼻息热，痰黄稠，咽喉干，为风热犯肺，八纲辨证多属表证、热证。

4.燥咳　干咳无痰，咳声清脆，燥邪犯肺；咳嗽干裂声短，痰少干结，为燥邪伤肺，八纲辨证多属热证。

5.湿咳　咳嗽痰声漉漉，痰稀易吐，舌苔腻，为湿痰蕴肺，八纲辨证多属里证、实证。

6.干咳　咳声阵发，发则连声不绝，面红目赤，甚则呕恶，无痰，为肝火犯肺。

7.顿咳　咳嗽连声不断，咳停，呼吸急迫，吸气带吼声，或痰黄稠，舌苔黄腻，八纲辨证多属里证、实证。

8.咳声嘶哑　呼吸困难，咳嗽无力，咳不出痰，是喉风，属危急证候。

哮喘声，哮证呼吸困难，声高气粗，喉中有痰鸣音，是痰阻气道；喘证，呼吸急促困难，发作急骤，多呼出为快，声高气粗，短促急迫，甚者不能平卧，喉中无痰鸣音；哮与喘多同时出现。

临床上，听哮喘声，依寒热虚实分为四种：

1.实喘　发作急，一般为形体壮实，脉实有力，多属肺有实热，痰饮内停，八纲辨证多属实证。

2.虚喘　发病缓慢，一般为形体虚弱，脉虚无力，属肺肾虚损。声低息微，呼多吸少，气不接续，或痰鸣不利的，八纲辨证属虚证。

3.冷喘　痰淡白色，八纲辨证多属寒证。

4.热喘　痰黄色黏稠，八纲辨证多属热证。

学理上，从《内经·咳论》听咳嗽声，主要通过手二阴肺心（胸腔）咳影响声音，肺咳，咳而喘息有音，甚则唾血；与心咳，咳则心痛，喉中介介如梗状，甚则咽肿喉痹。足三阴肝脾肾（腹腔）咳不影响声音，“五脏六腑，皆令人咳，非独肺也。五脏之久咳，乃移于六腑。脾咳不已，则胃受之；肝咳不已，则胆受之；肺咳不已，则大肠受之；心咳不已，则小肠受之；肾咳不已，则膀胱受之；久咳不已，则三焦受之。治脏者，治其俞；治腑者，治其合；浮肿者，治其经。”

白天不咳晚上咳，多为细支气管出了问题或支气管气喘，严重者需用类固醇激素，镇咳药是无效的。急性支气管气喘以西药为主，慢性支气管气喘以中药为佳。长期夜咳，多先天体质不良；若后天生活习惯不良，多能诱发大病。

小博士解说

肺痿是支气管或肺泡乏力，“重亡津液，故得之。”肺静脉血液无法充分供氧给心脏。《金匮要略》：“甘草干姜汤以温之”。肺痈是支气管或肺泡出现发炎症状，“血为之凝滞，蓄结痈脓”，肺静脉血液必须超负荷供氧给心脏，《金匮要略》：“葶苈大枣泻肺汤主之。”

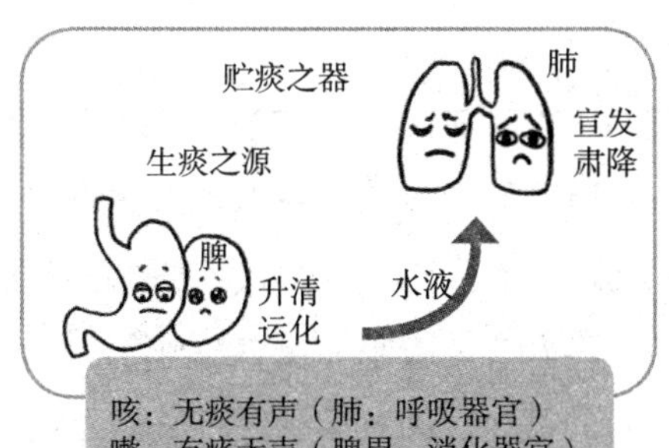

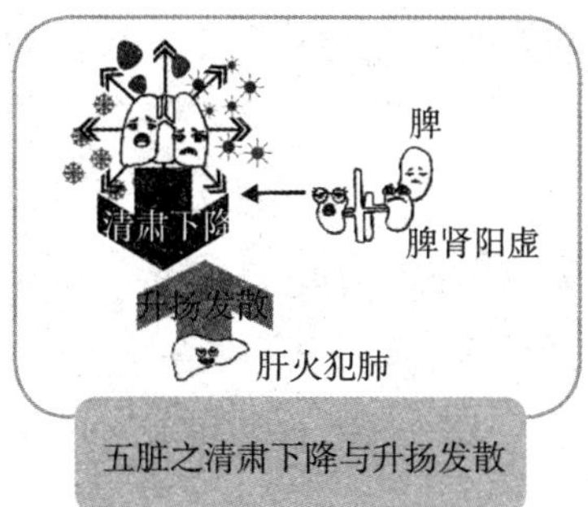

清肃下降病证

病因	病证
痰湿阻肺证	湿咳、腻苔、重低音咳、咳出痰
风寒束肺证	寒咳、咳音重浊、痰水样白、鼻闭、鼻水透明
肺气虚	咳嗽无力、白沫咳出
肺气不宣	咳嗽与痰
肺实	发作强、咳声重浊
风热犯肺证	咳热、鼻息、咳出黄色黏稠痰、咽喉干痛
燥邪犯肺证、肺阴虚证	燥咳、干咳无痰、少量黏稠痰
痰热壅肺	咳嗽、气喘、黄色黏稠痰、黄腻苔

五脏咳之症状及治疗（五脏六腑皆令人咳）

五脏	咳之症状	代表药方	诊治要穴
肺	咳而喘息有音，甚则唾血	小青龙加石膏汤	尺泽
心	咳则心痛，喉中介介如梗状，甚则咽肿喉痹	半夏泻心汤	内关
肝	咳则两胁下痛，甚则不可以转，转则两胠下满	柴胡桂枝汤	绝骨
脾	咳则右胁下痛，阴阴引肩背，甚则不可以动，动则咳剧	越婢加半夏汤	三阴交
肾	咳则腰背相引而痛，甚则咳涎	八味肾气丸	照海

+ 知识补充站

咳嗽中枢在大脑皮质的指示下，随意的咳嗽是可控制的，精神情绪方面引起的咳嗽与大脑边缘系统有关。正常人咳嗽多是无害、一时性的，但如果持续不断咳嗽，则需要鉴别急性或慢性。咳嗽一次消耗2kcal热量，1分钟咳嗽一次，1小时就要消耗120kcal，持续咳嗽10小时就要消耗1200kcal，加上睡不着的话，体力消耗甚巨，体弱多病者，咳嗽也是会致命的。

2-4 听呕呃嚏鼾欠

一、临床上，听呕吐声，依虚实分为二种：

1.呕吐徐缓，声低无力，八纲辨证多属寒证、虚证。

2.呕吐势猛，声高有力，八纲辨证多属热证、实证。

二、临床上，日常呃逆，俗称打嗝，声音不高不低，无其他不适，多因一时咽食急促而致，不属病态。听呃逆声，依寒热虚实分为三种：

1.呃声高亢，短促，响亮有力，八纲辨证多属热证、实证。

2.呃声低沉，气弱无力，八纲辨证多属寒证、虚证。

3.久病呃逆不止，短促低微，断断续续，是胃气衰败的危重之象。

三、临床上，嗳气声，俗称打饱嗝，古称噫气。为宿食不化，肝胃不和。病人口气臭秽属胃热，消化不良，或口腔不洁，口气酸臭。听嗳气声，依寒热虚实分为三种：

1.若是饱食之后，因食滞肠胃不化而致嗳气声，可有酸腐味，声音较响，八纲辨证多属热证、实证。

2.若是胃气不和或胃气虚弱引起嗳气声，则无酸腐味，声音低沉，八纲辨证多属寒证、虚证。

3.若是情志变化而致嗳气声，则声音响亮，频频发作，嗳气后脘腹舒适，属肝气犯胃，常随情志变化而嗳气减轻或加重。

人在吃喝时吞入空气，一部分从胃中反流到食道为嗳气；吃太饱也会打嗝，一部分气体会被吸收，大部分气体会到结肠，结肠中的氧气被吸收，氢气、硫化氢、二氧化碳及甲烷等，加上结肠中细菌产生的气体，成了胃肠气，以放屁的形式排出体外。胃肠道内气体约200ml，肠内的气体会造成腹部痉挛、腹部不适及腹鸣等，通常吃多了豆类食物不好消化，较容易胀气。

四、喷嚏声：

1.喷嚏是由肺气上冲所致，外感风寒多见此证，八纲辨证多属寒证、表证。

2.外邪入表日久不愈，忽有喷嚏者，为病愈之兆，八纲辨证多属里证、虚证。

五、鼾声：如昏睡不醒，鼾声不断多因神志昏迷，气道不利。多见热入心包，或中风入脏之危证，八纲辨证多属热证。打鼾的原因，以“岁数增大”，“体重超重”，“过敏反应”或“鼻中隔偏移的鼻阻塞”等，令空气通过气道不畅，气道内软组织或肌肉会发生振动，出现打鼾。或进入深度睡眠时，舌头、咽喉和口腔根部（软腭）的肌肉群会松弛，使咽喉部组织下垂，使气道变得狭窄，并发生振动或颤动，发出鼾声。气道愈窄，振动愈大，鼾声愈响。

六、哈欠声，八纲辨证多属肾虚证。打哈欠，是因为大脑缺血、缺氧，大脑缺氧时会传递给下丘脑信号，而出现打哈欠的动作，来增加脑部的供氧。如果不停的打哈欠，就是不正常的现象，可能有"高血脂"、"颈椎病"、"心血管疾病"、"过度用脑"或"室内缺氧"等。

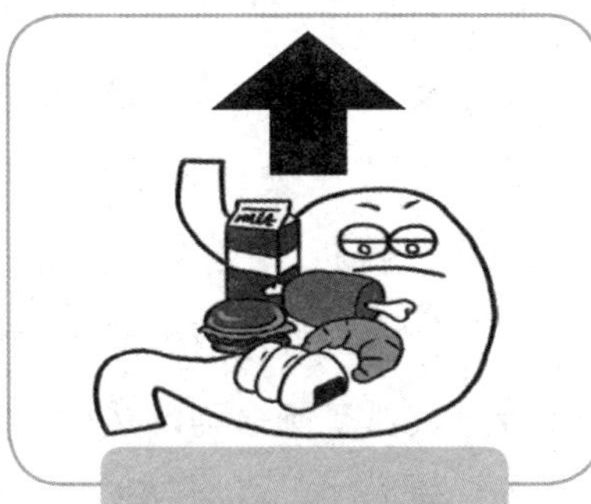

酸腐臭：食滞胃脘证

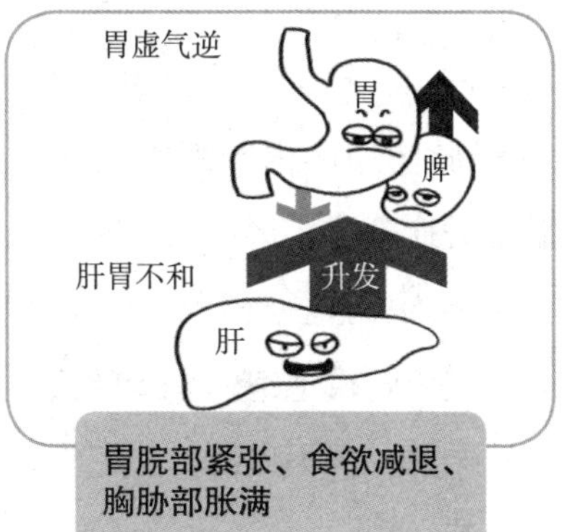

胃脘部紧张、食欲减退、胸胁部胀满

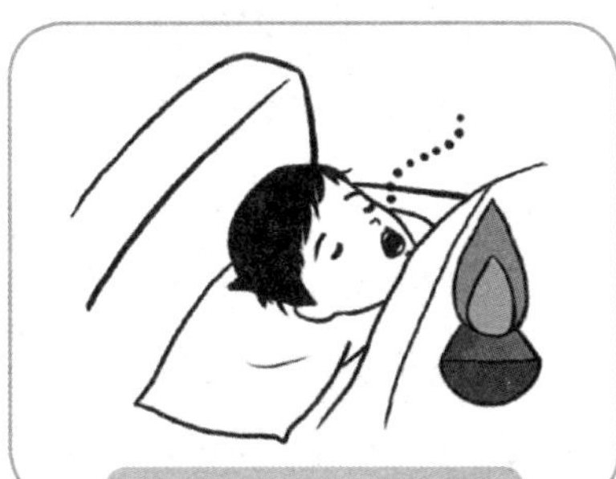

鼾声：湿痰、湿热喷嚏

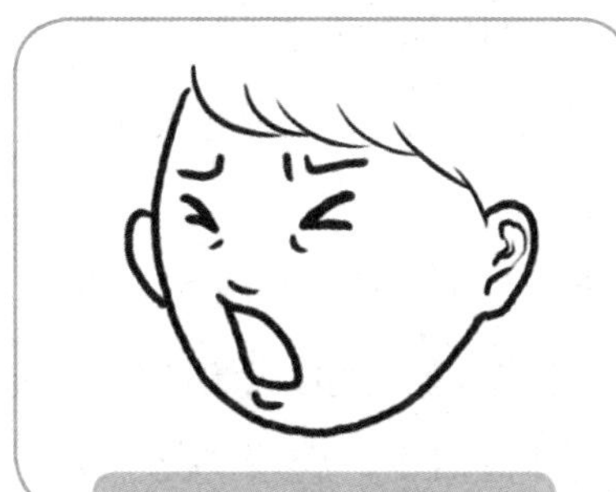

嚏：肺气上冲、肾病

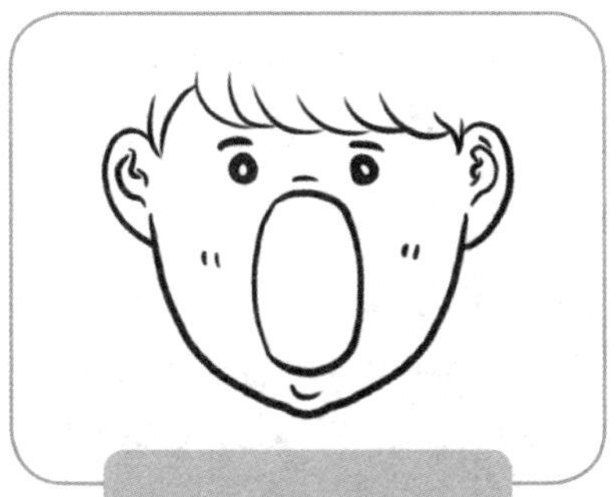

打哈欠：肾病

✚ 知识补充站

日常生活当中常常会听到的声音呃逆（打嗝）：

（1）实呃：胃实，音高短良、响力连续；（2）虚呃：胃虚，音小弱无力、连续性；（3）嗳气（噫气）：胃气上逆：心病；（4）吞酸：胃气上逆：脾病。

2-5 嗅体气

老人味不是因为人老了，而是因为活动量太少。“满头大汗”是导静脉排的汗为主；所以导静脉沟通颅内与颅外的静脉血（头皮跟脑部的血管），运动量大时，就会满头大汗。如果跟乌龟一样缩着，懒着不动，还要吹冷气、吃得饱饱的，水就会往下沉，水液无法升腾。久不出汗，代谢慢，所以身体就会有味。

临床上，嗅体气，包括汗、排泄物、痰、涕、大小便、月经、白带等气味。

一、汗

1.正常人体汗液无强烈刺激性气味，它本是人体生理活动的代谢产物，由阳气蒸腾津液而成，病理情况下，汗液又是邪气外出的途径，只因感受的外邪不同，汗液的气味也不尽相同。

2.病体汗出有腥味或腥膻味，甚或为黏汗，常为湿热蕴蒸肌肤所致。汗出稠黏，有腥膻气或色黄者，见于风湿热久蕴于皮肤，津液为之蒸变。

3.病体汗出量多，闻之有酸腐气或腐臭气，可能有疮疡。酸性汗味常见于风湿热或长期服用水杨酸、阿司匹林等解热镇痛药物的患者，或为气分实热壅盛及久病阴虚火旺之人。病体汗出臭秽，或仅为两腋下汗出臭秽，令人不可接近，又称“狐臭”或“腋臭”。多由瘟疫或暑热火毒侵入人体所致。狐臭则多为湿热内郁或遗传所致。病人汗出有尿臊气味，多见于阴水证患者，往往是病情转危的险候，是肾阳久衰，不能化气行水，浊气不泄，毒液由汗液排出所致。

二、排泄物

1.气味微有腥臭，多属虚寒或寒湿。

2.气味酸腐秽臭，大多为实热或湿热。

三、痰涕

1.秽臭而黄稠，为肺中有热。

2.色黄而黏，多属实热、湿热。

3.无味，脾胃虚寒；或腥味，肺中有邪。

4.色白而质清稀，多属虚寒、寒湿。

四、大便

1.酸臭为肠胃湿热。

2.腥气而溏稀，为大肠虚寒。

3.屁出酸臭，是宿食停滞。

4.孕妇怀孕时，因胎儿压迫大肠，造成

小博士解说

顶浆汗腺是油脂性汗腺，位于脸部十字区、乳头、腋下、腹股沟、耻骨、阴部、肛门等区域，在青春期有了性荷尔蒙后才会出现，之后一直到死都存在。一个人在紧张状态下，一开始冒汗，24小时后顶浆汗腺孔才会恢复，皮质腺会跟着顶浆汗腺走，同一个毛孔出来。除少数部位没有汗腺外，如脊椎，全身都有。运动后流汗，这些腺体就会把身体内的矿物质排得更干净。汗腺由间脑控制，因此不太流汗的人都是间脑的问题；不流汗肝易伤、汗太多肾易损。

严重便秘，产后排便就可通畅。

五、小便

1.臊臭混浊，多属湿热。

2.色白而清稀，多属虚寒、寒湿。

六、白带

1.色黄而臭，为湿热下注。

2.味腥而清稀，为寒湿下注。

体臭的闻诊

酸臭气　胃热宿食

腐臭气　齿槽脓漏

血腥臭

小便的臭气　胃热宿食

放屁的臭气

中焦、下焦的热

体臭的闻诊

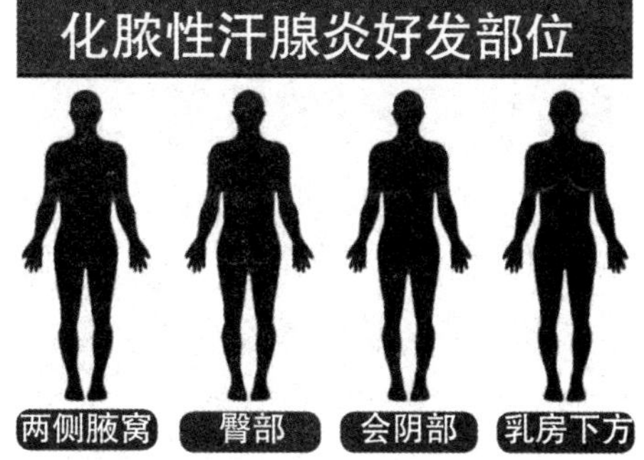

排泄物、分泌物臭的闻诊：味道轻薄淡多寒，味道重厚浓多热

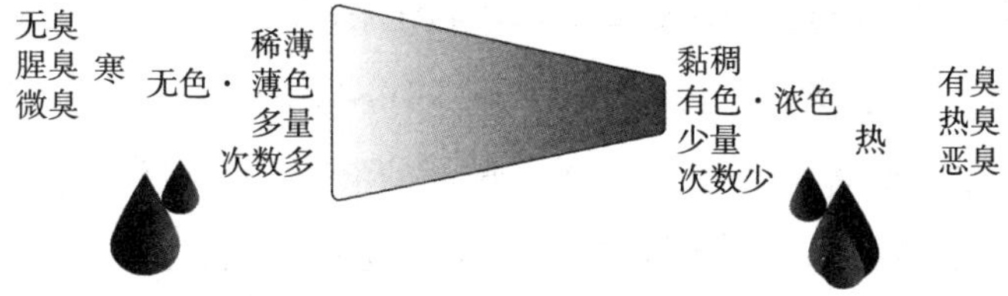

+ 知识补充站

正常人体汗液无强烈刺激性气味，它本是人体生理活动的代谢产物，由阳气蒸腾津液而成。病理情况下，汗液又是邪气外出的途径。只因感受的外邪不同，汗液的气味也不尽相同。

正常代谢最好的方式就是排汗，中国医学上说“汗吐下和温清消补”八字，就是在让你身体变干净。

2-6 嗅口气

临床上，嗅口气，包括《论语》注重的言语口气，与病体之气的口气等；病体之气的口气，就是口腔有异味。

1.口气臭为消化不良、龋齿、口腔不洁，有胃热，或有咽喉、口腔溃疡等。

2.口气酸臭为内有食积，多因宿食不化。

3.口气腐臭，多为溃腐疮疡。

4.口气腥臭、咳吐脓血是肺痈。

中国传统的《论语》注重口气，“言未及之而言，谓之躁。言及之而不言，谓之隐。”《内经》中的〈忧恚无言〉及〈五音五味〉讲到，当忧愁生气时，声门及会厌会没有声音，那是肾经脉的影响。正常人说话时不会发出臭气，有食积或口腔炎症时，才会有口腔异味。口气在中文中还有另外一层意思，就是说话的气势。人与人沟通最重要的是口气，口气比字句还重要。虽然有些人语言粗陋，却让人觉得温馨；有些人，赞美别人，但没有真诚的口气反而让人觉得不舒服。

口水呈泡沫状多是舌咽神经有异常，当口中淡而无味，是舌根有状况，人老了或很累的时候多有此现象，就会没有食欲。舌尖负责咸与甜的感觉，舌中间两侧负责酸的感觉。舌根负责苦的感觉，酸苦甘辛咸在舌上都会有感觉，由脑室的脉络丛分泌与代谢，以咸甜酸苦的感觉最明显，辣是到喉咙后才有感觉。大自然中都有其相生相克的道理，例如五嗅中焦克腐=火克水，会腐烂（肾）之物要烧干（心）才不会坏。五味反映五脏，从痰或口水中的味道，可以检查自己身体状况。嗅觉灵敏者，可以闻出城市油烟、市场腥臭味（肺）、干燥味（肝），或郊区青草（脾）的清香味。

五脏各一腑，三焦是一腑。腐熟水谷之气的气血循环，即自身免疫系统的运行。喉痒或不顺畅，不久多会开始喉咙疼痛，进而感冒发烧，甚至颈痛、四肢关节疼痛，这都是三焦自身免疫系统的反应。人体有600个淋巴结，多散布在腋下、胸部与腹股沟，很重要的淋巴小结，则位于耳鼻咽喉部与盲肠，是全身脏器最重要的防卫组织；肠胃道黏膜有黏膜下相关淋巴组织（Mucosa associated lymphoid tissue，MALT）。耳鼻咽喉部的淋巴小结与相关淋巴组织（Broncha associated lymphoid tissue，BALT）会最先感应体外病毒，也能反映体内脏器功能不良情形。MALT在人体消化器官、呼吸器官、排泄器官里都有分布。

口腔咽喉的痒与痛，常与外生殖器官上下相关，外生殖器官痒的时候，常是长疮疹痘的征兆，出现时多疼痛，快好时多会痒。

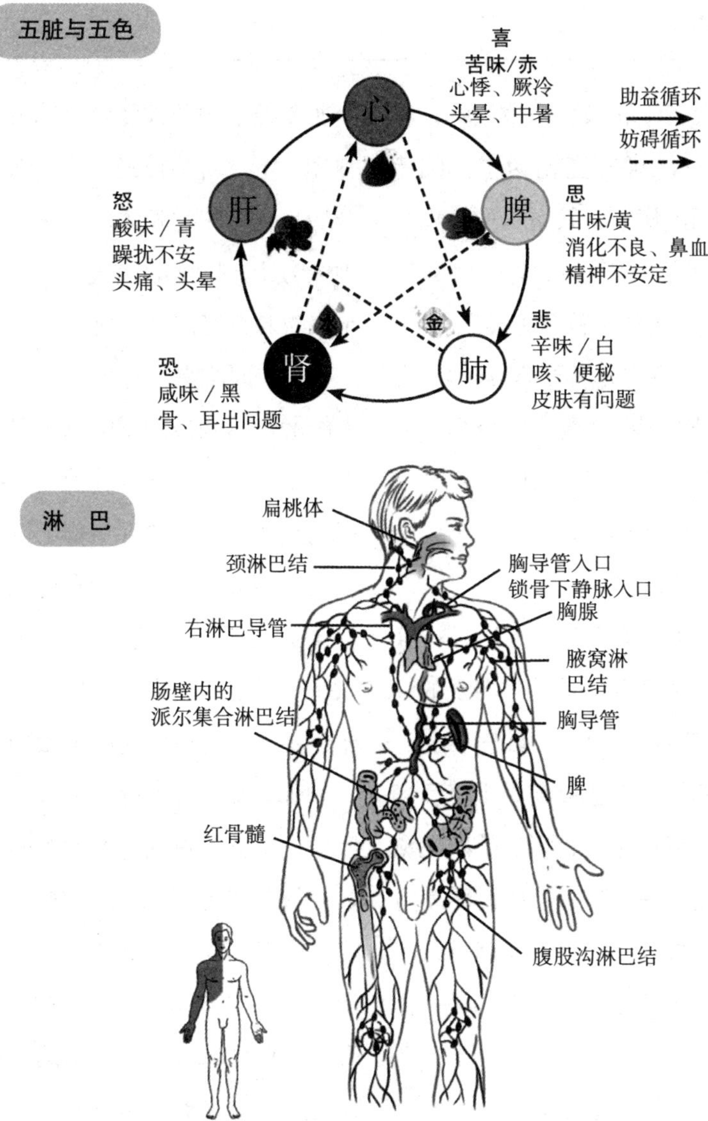

✚知识补充站

痰的颜色及味道差别很大，有腥臭味的，也有甘甜的；绿色脓痰多为绿脓杆菌等感染，分类相当清楚。白色痰属寒，感冒风寒为多；黄色痰属热，兼有肠胃问题。黄色痰严重时，痰既黏又稠，咳得很深，是肝肾不足或长期烦恼内伤。工作时，经常轻咳，多为肺部有老化或纤维化的现象。

2-7 嗅病气

嗅病气味分为病体气味和病室气味，嗅病室气味以辨邪气之虚实变化为主。临床上，嗅病气，是闻由病体及其室内所散发的气味。以下是不同病体的气味：

1.瘟疫病人的病室多充满霉腐臭气。

2.疮疡溃烂者，室内有腐烂恶臭味。

3.若室内有血腥气味，多为失血证。

4.尿臊味，多见于水肿晚期患者。

5.烂苹果样气味为糖尿病。

以上均为危重病证候。

第一对脑神经负责嗅觉，第八对脑神经负责听觉，人出生时，嗅觉是最早出现的；死亡时，听觉是最后消失的。第三、七、九、十对脑神经都是副交感神经为主，负责口腔咽喉的感觉，嗅觉与口腔咽喉的感觉愈好的人，生命质量愈好，嗅病气的能力就愈好。所谓“入芝兰之室，久而不闻其香；入鲍鱼之肆，久而不闻其臭”，人人都是一样的。

举例来看，勾践与班超等类型的人，自我要求很高，因此其嗅觉与味觉常会处于较佳的状态。诊察“视觉”、“嗅觉”和“味觉”，都是层层交迭，闻诊以嗅觉和听觉为主，像勾践卧薪尝胆正是经常张嘴，开口肌肉群比较强，成了长颈鸟喙，似老鹰，较狠。班超则因在沙漠中，得经常咬紧牙关，他的闭口肌肉群（咬肌、颞肌、内翼状肌）必定有超人的耐力。咀嚼肌群与胸锁乳突肌受控于颈臂神经丛及第五至第十二对脑神经。十二对脑神经从第一对脑神经嗅神经开始，到与味觉相关的第十二对脑神经舌下神经为止，医生的嗅气诊与病人的病气都在十二对脑神经展现无疑。

如歌词所唱“春风它吻上了我的脸”，人的触觉感觉最敏感的部位是脸部与唇部。嗅觉、味觉、触觉都在前面，听觉在颞叶，视觉在枕叶。五觉在头部，脑神经、脑内泌是完全吻合作业。我们愈愿意去动脑，脑部就会愈健康、敏捷。子曰：“隐居以求其志，行义以达其道”，每个人都有无限的潜能，要把认为不可能的事做到可能。

蝴蝶以味道寻找食物，它的第一对脑神经也是嗅觉，嗅觉愈好的蝴蝶，生命品质愈好。蝴蝶有趋旋光性；交配时看对方的色彩，以视觉为主；蝴蝶靠嗅觉活着并传承生命。人类各依其性，或喜欢色彩、或喜欢听、或喜欢味道，各有不同。到了老年，个人喜好的个性更加明显。古贤所言“近朱者赤，近墨者黑”直指人性的常习，就是人际关系的熏染；于医师而言，就该常常提醒自己“入芝兰之室，久闻其香，入鲍鱼之肆，久闻其臭，但求不与之化矣。”每一个病人，都应该视之为医师生涯中第一次看到的病人，何其珍贵，即便是最后的一个病人，还是很珍贵，这个想法就是“但求不与之化矣，而渡化之矣。”以济人为职志。

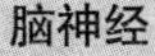

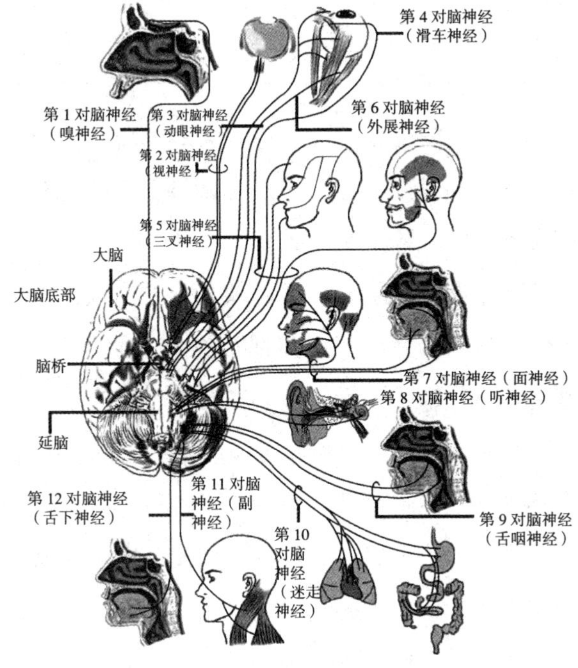

闭口肌群：咬肌、颞肌、翼内肌

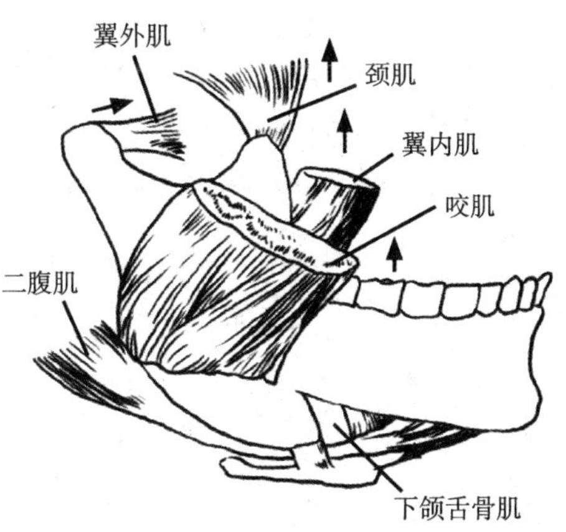

✚ 知识补充站

《孔子家语》："孔子曰：'吾死之后，则商也日益，赐也日损。'曾子曰：'何谓也？'子曰：'商好与贤己者处，赐好说不若己者。不知其子，视其父；不知其人，视其友；不知其君，视其所使；不知其地，视其草木。故曰：与善人居，如入芝兰之室，久而不闻其香，即与之化矣。与不善人居，如入鲍鱼之肆，久而不闻其臭，亦与之化矣。丹之所藏者赤，漆之所藏者黑，是以君子必慎其所与处者焉。'"

2-8 嗅气诊理论

气很奇妙，嗅气诊是完全用脑闻诊，这是医师面对病人的第一道感觉，稍纵即逝，需以诚挚的心与感恩的情来进行嗅气诊。譬如面对一个态度不友善（甚至是有敌意）的病人，气场无法顺畅对上，我的声音是卡卡而脆弱的，大脑皮质、基底核及边缘系统无法正常运行。相对而言，面对一个不排斥（善意）的病人，我可以感觉得到声音是完整的，大脑皮质与基底核及边缘系统可以正常运行。排斥与不排斥对大脑皮质大有影响，下丘脑也大不同。这两者之间，可以用奇妙的气场去感应、去分析。

嗅气诊从动容貌（鼻唇）开始，出辞气（口腔与颈部）结束，三五下呼吸就作初部结论。鼻尖的素髎穴与鼻翼旁的迎香穴，是嗅气诊的开关三穴。嗅神经经由大脑过来，它的位置在视神经前面。第一对嗅神经闻到、第二对视神经看到，嗅气诊道理很简单，愿意去做就能做到。动容貌就要用到大脑皮质，正颜色用到下丘脑，出辞气用到脑干，脑干与呼吸关系密切。步骤为：缓慢匀和地呼吸，动容貌（鼻唇）启动了第一对与第二对脑神经→好好地呼吸，正颜色（整个脸部）启动了第二至第十对脑神经→出辞气（口腔与颈部）启动第九至第十二对脑神经→好好地吞咽。

人的脑部构造粗分为大脑、间脑、脑干（中脑与桥脑和延髓）与小脑。脑干上接间脑下接脊髓，位于大脑下方，小脑前方。脑干负责调节复杂的反射活动，包括调节呼吸作用、心跳、血压等，对维持机体生命有重要意义。十二对脑神经之中，除了嗅神经和视神经外，脑干还有动眼神经、滑车神经、三叉神经、外展神经、面神经、听（前庭蜗）神经、舌咽神经、迷走神经、副神经及舌下神经，共十对处理脑神经信息的神经核。因此，医学常以“脑干死亡”作为一个人失去生命的标准。动容貌，由嗅神经和视神经控制，以之端详是否呼吸顺畅。出辞气，由第三至第十二对脑神经控制，以之端详是否吞咽自然自在。

嗅觉、视觉、听觉、光觉、痛觉或肢体摇动的感觉等，都会刺激脑干的网状激活系统，网状激活系统接到信息后，会通知大脑皮质。大脑皮质有直觉（感觉）野、运动野、联合野（记忆、人格特质、知性等统合机能）、基底核（大脑与肌肉动作的协调）及边缘系统（生存行动与情感相关的机能）等系统。基底核反映大的动作，小脑反映小的动作。激活系统告诉大脑信息，通过间脑、丘脑，再告诉大脑开始要“做事了”；小动作的嗅气诊，是大脑通知小脑开始作业。这样的操作系统，如果血液循环愈顺，各脑干网状激活系统的动作就愈顺畅。嗅气诊主要是从“动容貌”端详是否呼吸顺畅，到“出辞气”端详是否吞咽自然自在，从医师自身的“呼吸顺畅”与“吞咽自然自在”的状况，都一定可以感应（感觉）到病人的问题，进而提高整体诊治疗效。

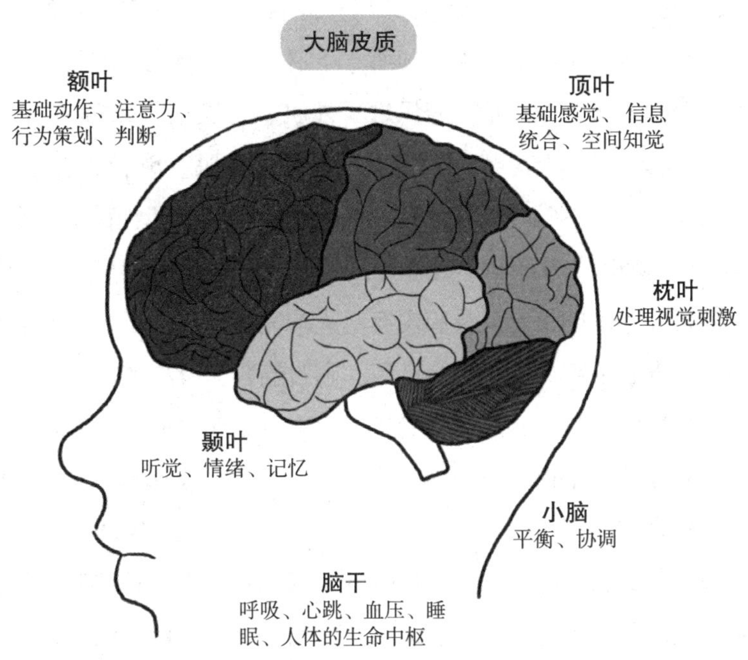

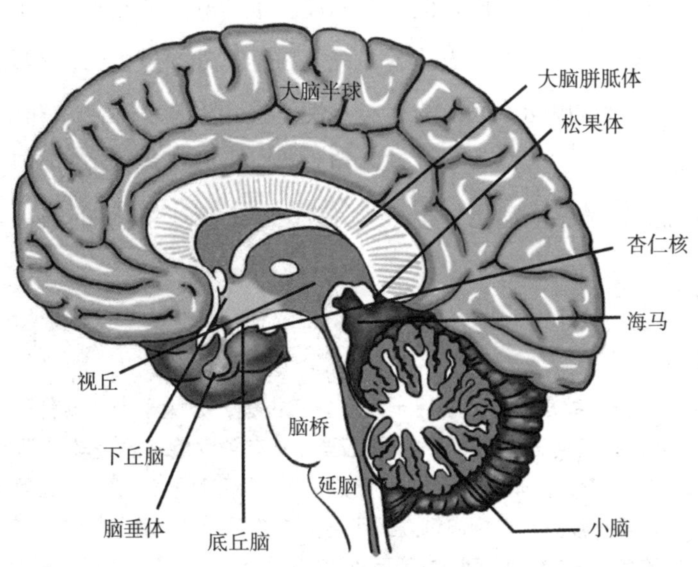

2-9 嗅气诊入门

《内经·九针十二原》："刺之而气不至，无问其数；刺之而气至，乃去之，勿复针。针各有所宜，各不同形，各任其所为。刺之要，气至而有效，效之信，若风之吹云，明乎若见苍天，刺之道毕矣。"动容貌是从呼吸的动作，去感觉呼吸状况是否顺畅，就是感应大脑皮质与延髓等控制中枢，以及与胸腔机能互动的情况。鼻腔内有黏膜，是呼吸系统气管的起始部，也负责嗅觉与构音，构音也影响出辞气，这一样受控于大脑皮质与延髓等控制中枢。鼻腔黏膜下分布有丰富的血管来起空调作用，鼻腔上部的天庭区域以筛板与大脑额叶作分界，通过其血管（特别是上矢状窦、海绵窦）、淋巴管、神经的交流，使得鼻与脑密切关联。上矢状窦位于头颅表面硬膜的部位，从鸡冠开始，终止于枕内隆突，此区域的上矢状窦、直窦、枕静脉窦、左右横窦等，合成窦汇。嗅气诊从动容貌（鼻唇）开始，如呼吸顺畅与否、鼻子舒服与否，就可以初诊病人的头脑与胸腔机能的情况。

出辞气吞咽的感觉，是感应消化与腹腔机能状况，与下颌骨的肌肉群及脑密切相关。下颌骨的肌肉群包含舌骨上肌群、舌骨下肌群、咀嚼肌、咬肌、翼内肌、颞肌、翼外肌、二腹肌、下颌舌骨肌、颏舌骨肌、茎突舌骨肌、胸骨舌骨肌、肩胛舌骨肌、甲状舌骨肌、环状舌骨肌等。医师仔细体会自己这部位的瞬间感觉，常常会是对一个病人的完整反应。十二经脉中，有十三条路线通过横膈，健康的人，呼吸顺畅且吞咽自然自在。不健康的人，如胸闷则呼吸不顺畅；如腹胀则是吞咽不自然、不自在。十二经脉中，胸闷者是"循喉咙（气管）"的路线出了问题，腹胀者是"咽（食道）"的路线出了问题，两者以横膈为楚河汉界，最常见的问题是胃酸反流入食道。用心感觉诊断之，就可以了解病人的消化与呼吸功能状况。

有五个感觉：第一对嗅神经、第二对视神经属于"静"的脑神经，闻到、看到，神经传导是从外面进去的，不会放出来，属求心性一往内心求一入力、in put；就是动容貌，感应胸腔循环系统与呼吸系统的感觉。另外三条属于"动"的脑神经，第十一对

小博士解说

《内经·气交变论》："善言天者，必应于人，善言古者，必验于今，善言气者，必彰于物，善言应者，同天地之化，善言化言变者，通神明之理，非夫子孰能言至道欤！乃择良兆而藏之灵室，每旦读之，命曰《气交变》，非斋戒不敢发，慎传也。"我试验过，台东纵谷精制梅肉精与一般的青梅精，各取一匙加等量热开水，梅肉精立即可溶又匀整而乌黑，青梅精完全不可溶而清澈。嗅闻比较两种的差异，轮流各闻三次，闻了梅肉精后我的音量又大又清澈，右后脑与左额微微冒热汗，青梅精则没有感应。梅肉精之于嗅闻诊，正是"善言气者，必彰于物，善言应者，同天地之化"。

副神经支配胸锁乳突肌与斜方肌的运动，神经传导是从里面放出来的，负责颈项部分重要肌肉的动作；第九对舌咽神经与第十二对舌下神经负责舌头的动作，属于远放—出力、out put；关系着吞咽自然不自然，这样就是要来出辞气，感应腹腔消化系统与排泄系统的状况。

小脑负责肌肉，延髓负责呼吸，是生命中枢。十二对脑神经，从嗅神经开始，嗅神经的结构不同于其他十一对脑神经，几乎与头脑和肢体生息与共，身体运动机能好是小脑与延髓优势的展现。体能好，大脑控制的嗅觉就会更敏锐。容易中风及感染病毒的人，大多脑干区域比较弱；四肢功能不好的人，小脑比较弱；呼吸功能不好的人延髓比较弱。健忘或比较笨的人大脑比较弱，每个人都有其弱点。身体机能佳，则脑干优质，因为十二对脑神经有十对在脑干上。

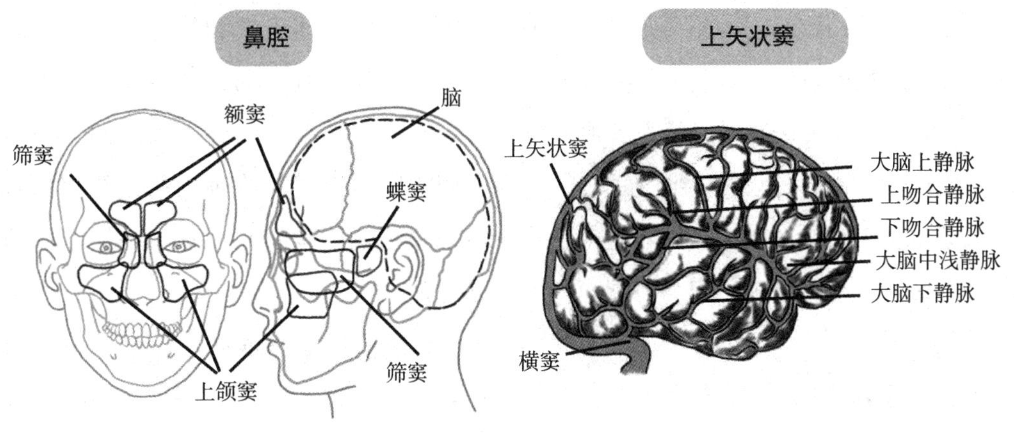

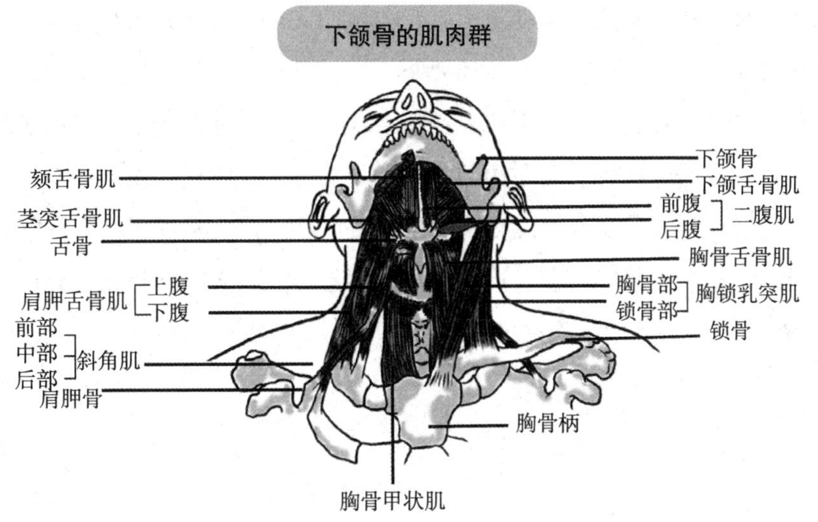

2-10 嗅气诊一道

动容貌呼吸的感觉，嗅气诊一道一来是“感触”到“表里”善恶多少，感触眉心印堂穴直上入发际五分的神庭穴区；再对比左右两侧的头维穴区，头维穴位于神庭穴旁四寸五分，为饮食脉气所出之处，两侧额角应入发际处。头指头部，维指边际，有维护头部和思考的意义。

颅顶正中央有两条静脉，上矢状窦在上面，下矢状窦在下面，通常，上矢状窦走右侧的头部，下矢状窦走左侧的头部，上矢状窦是把脑脊髓液收回来（脑脊髓液大约30～140ml），下矢状窦将海绵窦等血液收回来。嗅气诊一道先是感触到神庭穴区，再对比左右两侧的头维穴区，即对比上矢状窦与脑脊髓液，以及下矢状窦与海绵窦等的优劣。

通常“满头大汗”是导静脉排出体外的，所以导静脉沟通颅内与颅外（头皮和脑部的血管）。因为导静脉没有瓣膜，所以流出去也可能流进来，如果运动量大者，满头大汗就流出去；如果缩着不动，还要吹冷气、吃得饱饱的，那它就会往下沉，造成大脑的排泄物无法排出脑部。若左边的头维穴区微微冒汗，是下矢状窦与海绵窦等有问题，多是饮食方面有小状况；若右边的头维穴区微微冒汗，是上矢状窦与脑脊髓液等有小状况，多是脏器方面的问题。

动容貌呼吸的感觉，嗅气诊一道二来是“感觉”到“寒热”多少，以通天穴为主导，百会穴为辅，辅助诊治旁开各一寸五分的通天穴，通天穴处膀胱经至高之位（通，指通达；天，指位高）。通天穴后一寸五分为络却穴（却，退还。经气从巅入络脑），此五穴区通天络脑。嗅气诊一道再来是再缓缓呼吸用心感觉，对比左右两侧百会穴、通天穴和络却穴等，左侧穴区微微冒汗或刺刺的，是下矢状窦与海绵窦等有问题，多是饮食方面的问题稍大；右侧穴区微微冒汗或刺刺的，是上矢状窦与脑脊髓液等有问题，多是脏器方面的问题稍大。

动容貌呼吸的感觉，嗅气诊一道三来是“感受”到“虚实”多少，以玉枕穴为主导，玉枕穴位于枕骨处（入寝时头枕之处）。络却穴、玉枕穴、天柱穴、脑户穴、哑门穴等八穴区，络却穴下一寸五分为玉枕穴，玉枕穴下为天柱穴（天，上部；柱，指支柱。喻人体之颈项。穴位于颈椎骨上，支撑头颅）；玉枕穴在脑户穴旁一寸三分；天柱穴在哑门穴（项正中入发际五分）旁开一寸三分，五穴环环相扣，病证之轻重，从此五穴即能综览无遗。

头维、百会、天柱、哑门、络却、玉枕穴位图

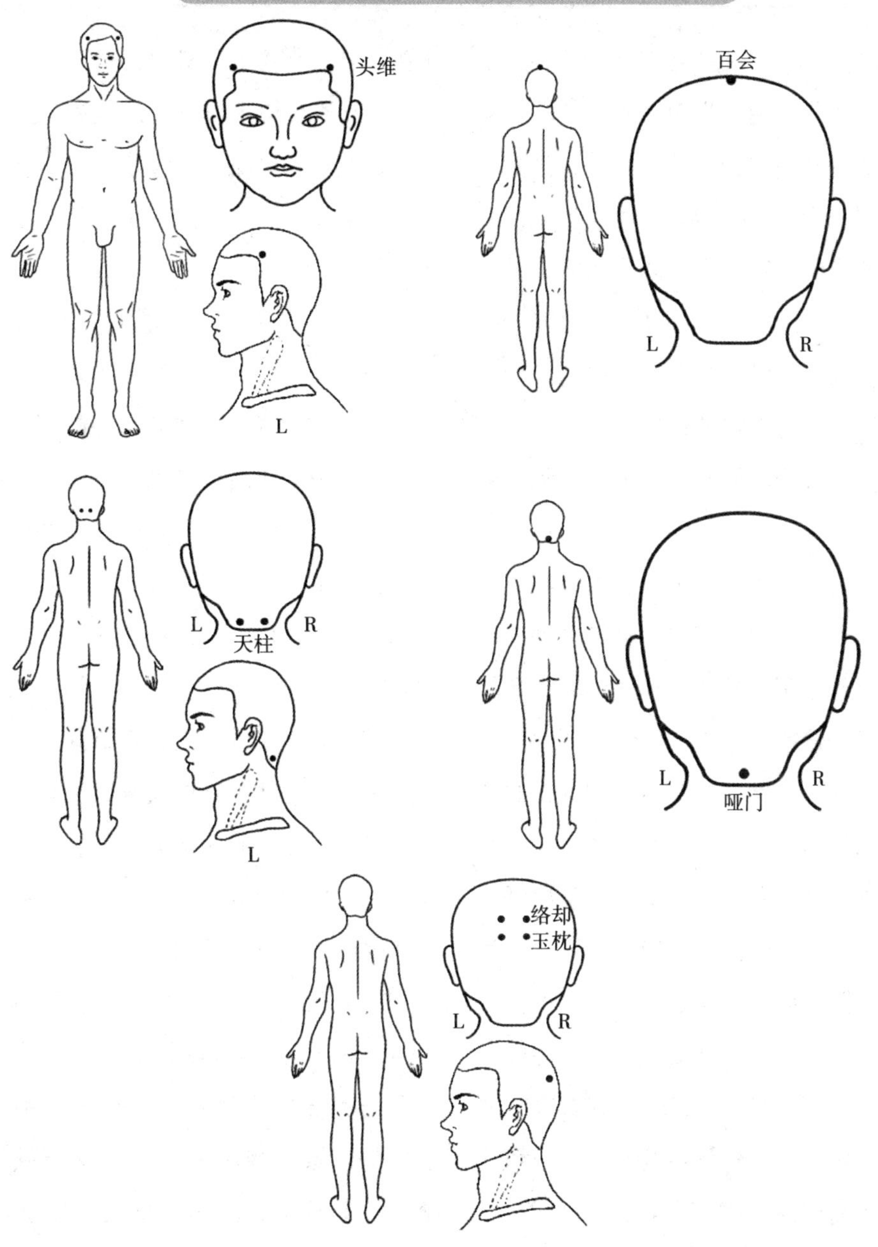

✚ 知识补充站

曹刿论战："夫战，勇气也。一鼓作气，再而衰，三而竭。彼竭我盈，故克之。夫大国，难测也，惧有伏焉。吾视其辙乱，望其旗靡，故逐之。"一盛，二衰，三竭。伏惧，辙乱，旗靡。一滞留，二障碍，三堵塞。

2-11　嗅气诊二道

嗅气诊二道一来是感觉比较阳白穴区（阳，指头额部；白，光明之意），轻盈或凝滞，所属的额窦与相关的海绵窦，必然与之生息相映。阳白穴在眉毛中央上方约一寸，直对瞳子髎；四白穴（四，四方、宽阔之意；白，光亮）在目下一寸，直对瞳子，位于颧骨孔内，是颧骨最高点下侧的凹洞，与通过海绵窦的第五对脑神经（三叉神经）生息与共。嗅气诊时需面对病人，从动容貌鼻尖的素髎穴与鼻翼旁的迎香穴开始，进行三到五下的缓和呼吸，可对比两侧的阳白穴区与四白穴区，包括四穴的轻灵与僵滞程度，若脉象趋于阴阳平和，嗅气诊四穴愈轻灵，必然身心愉悦；反之，嗅气诊四穴愈僵滞，腹腔与脑心血管问题愈多，如此，必有助诊治越加精确。

鼻窦的内里衬有呼吸上皮（假复层纤毛柱状上皮），使鼻窦的自然通气率极慢，可以避免其黏膜表面过于干燥。其中，上颌窦里气体的组成类似于静脉血，和一般呼吸的空气相比，上颌窦里的二氧化碳含量高，氧含量低。上颌窦配合免疫系统，可防止致病原入侵。每个人都有四对鼻窦，分别是：（1）上颌窦：位于眼睛之下的上颌骨（开口在鼻子后方的筛窦半月裂孔），是四对鼻窦中体积最大的一对；（2）额窦：位于眼睛之上的额骨（额骨是形成前额坚硬部位的骨头）；（3）筛窦：是在鼻和眼睛之间、筛骨附近的数个独立气室；（4）蝶窦：位于头颅骨底部中心的蝶骨。

嗅气诊理论上分：一道是入门，二道是登堂，三道是入室。实际运用上，分类一来是基础运用，二来是进阶运用，三来是精准运用。

嗅气诊二道二来是感觉“阳白穴额骨区”与“四白穴颧骨区”；若四白穴颧骨区轻灵，阳白穴额骨区僵滞，头脑部的生理运行较不良；相对而言，若阳白穴颧骨区轻灵，四白穴额骨区僵滞，躯体部的生理运行较不良。医师在缓缓呼吸时需好好进行嗅气诊，尤其是对比阳白穴额骨区与四白穴颧骨区的时候，要缓缓吞咽口水，用心感受；通常，喉部的廉泉穴、天突穴与胸部的璇玑穴三穴区僵滞的话，阳白穴额骨区与四白穴颧骨区也会僵滞，躯体部的生理运行问题也随之较大；相对而言，若毫不僵滞，躯体部的生理运行多半没有问题。

嗅气诊二道三来是感觉比较左侧的阳白穴额骨区与右侧的阳白穴额骨区，它们反映额窦与额部的静脉循环。头颅正中央有两条静脉，颈内静脉分成颅内支与颅外支，颅内支上端于颈静脉孔处与乙状窦相续，汇集脑部的静脉血。上矢状窦在上面走右侧的头部，把脑脊髓液送回颈内静脉，脑脊髓液常与右颈静脉朝夕与共；下矢状窦将海绵窦等血液送回颈内静脉，海绵窦等常与右颈静脉朝夕与共。医师在缓缓呼吸与用心嗅气诊时，要感受自己左侧的阳白穴额骨区与右侧的阳白穴额骨区两者之间的轻灵与僵滞差异，同时看病人的颈部“人迎”动脉区，从其亮度了解心脏情况。右颈亮、左颈较多静脉突显而枯暗，表示颈静脉回流比较不顺畅，心脏主动脉流出状况也会比较不良。

鼻腔有四个鼻窦

四白、迎香、瞳子髎穴位图

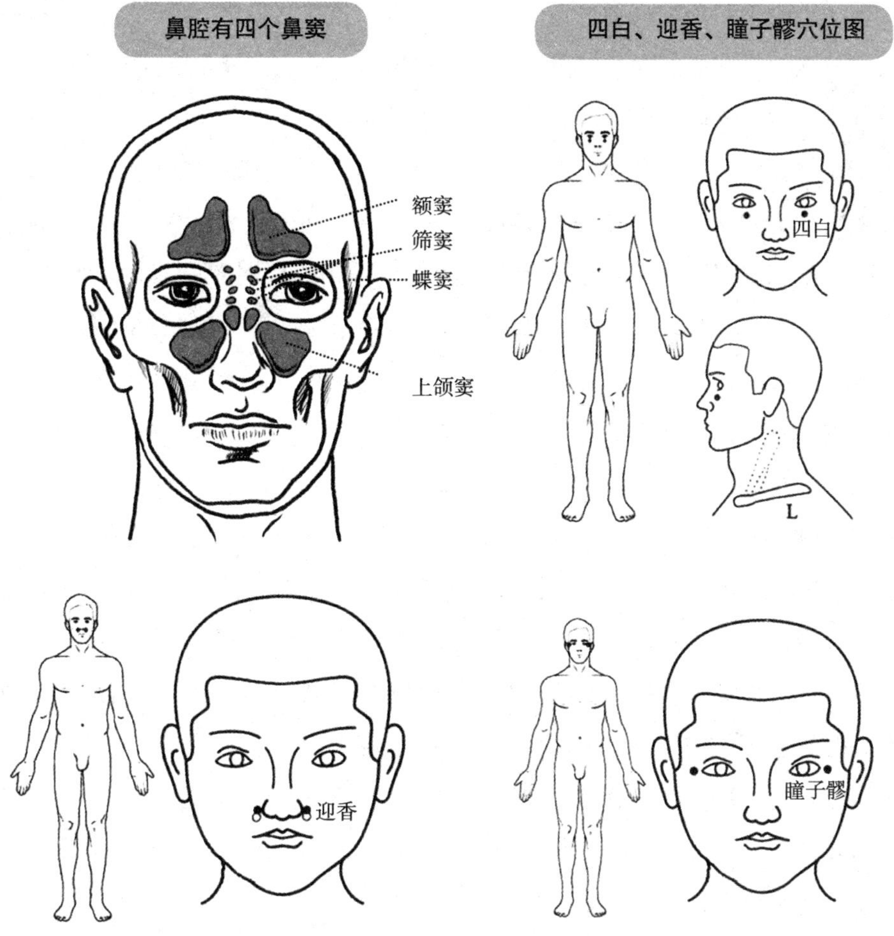

+ 知识补充站

通常，人呼吸平均一分钟约12~18次，吞咽口水平均一分钟约16下，而一天正常是吞400下，吃东西150下、睡觉时50下、其他及讲话等200下。医师缓缓呼吸时与用心嗅气诊时，能感受到自己左侧和右侧的阳白穴额骨区，一定要把握“缓缓呼吸”状态。吞咽的感觉自然自在，可感应旁人的情况，确认是否付诸行动，计划是否能够落实。医师根据自身的感觉，去感应与感觉病人的问题，就能感同身受地嗅诊病人存在的问题。

2-12 嗅气诊三道

嗅气诊三道一来是对比感觉头上五行的轻灵与僵滞，当医师缓缓呼吸与用心嗅气诊时，第一次缓缓呼吸感触特别真确。头上五行二十五穴中从强间穴到风府穴共约三寸的区域，是嗅气诊遇到问题时最先有感觉的，若是轻灵可能是躯体脏器的问题；若是僵滞可能是脑部或精神上的问题；第二次缓缓呼吸感觉更真确，第三次缓缓呼吸的感受则是最真确。

嗅气诊三道二来是对比感觉尻上五行的轻灵与僵滞，尻上五行二十五穴中，命门、腰俞和长强三穴的腰骶干，若是轻灵则多半有消化方面的问题；若是僵滞则可能是排泄方面的问题；通常，三次之后再继续进行嗅气诊，准确率会降低。

嗅气诊三道三来是对比感觉头上五行的轻灵与僵滞，与尻上五行的轻灵僵滞孰轻孰重，当医师缓缓呼吸与用心嗅气诊时，如果感觉头上五行较僵滞，可能是脑部或精神上的问题；尻上五行较僵滞，可能是躯体脏器的问题；两者都僵滞，可能是大病或久病，少部分是身心俱疲。

人体的手脚动作受控于脊髓的颈膨大与腰膨大，头臂神经丛控制上肢，腰骶神经丛控制下肢。生活质量取决于脑及脊髓；而日常生活活动功能取决于四肢及周围神经的共同作用，头上五行与尻上五行就是这一切的基础。有良好的生活习惯，才可以让长相、体态优良。

头部有头上五行，五五二十五，共有二十五个穴位，后脑下的枕骨与第一颈骨间有风府穴，其上三寸有强间穴，强间穴下一点五寸是脑户穴，再下一点五寸是风府穴，再下零点五寸是哑门穴（在第一、二颈椎间）。从强间穴到风府穴共约三寸的区域，是我们遇到问题时最常摸的后脑勺，头上五行二十五个穴位，以此穴群为主干。《内经·骨空论》：“腰痛不可以转摇，急引阴卵，刺八髎与痛上，八髎在腰尻分间。”会阳穴属于膀胱经，在督脉的长强穴旁，上面有重要的八髎穴，男女的盆膈，多反映在这些穴区，女人的子宫骶骨韧带的活力与老化状态，也会更加明显地反映在这些穴区：会阳穴区与八髎穴区光泽亮丽的人活得轻松愉快，枯黯干涩的人，活得一定很辛苦。

《内经·水热穴论》：“五十九穴”中之上星、囟会、前顶、百会、后顶等五穴，加上五处、承光、通天、络却、玉枕、头临泣、目窗、正营、承灵、脑空等二十穴，共二十五穴，称为头上五行。

《内经·水热穴论》：“水（肾）俞五十七穴”中之脊中、悬枢、命门、腰俞、长强、大肠俞、小肠俞、膀胱俞、中膂俞、白环俞、胃仓、肓门、志室、胞肓、秩边等，共二十五穴，称为尻上五行。

头部重要气穴

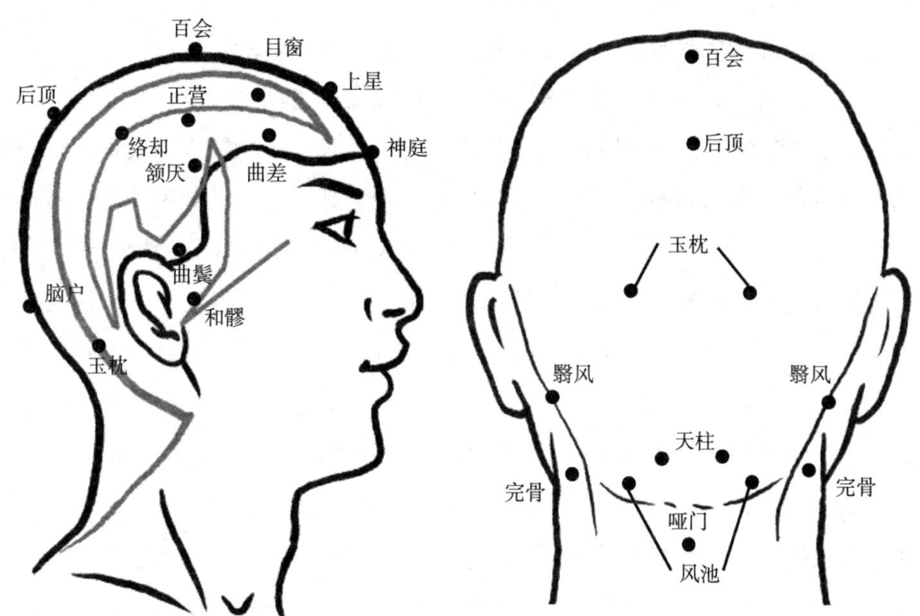

+ 知识补充站

《玉房秘诀》中提及五征观其变："一曰面赤，则徐徐合之；二曰乳坚鼻汗，则徐徐内之；三曰嗌干咽唾，则徐徐摇之；四曰阴滑，则徐徐深之；五曰尻传液，徐徐引之。"又五欲知其应："一曰意欲得之，则屏息屏气；二曰阴欲得之，则鼻口两张；三曰精欲烦者，则振掉而抱男；四曰心欲满者，则汗流湿衣裳；五曰其快欲之甚者，身直目眠。"

2-13 嗅气诊针砭道

嗅气诊针砭道，从动容貌（鼻唇）开始，出辞气（口腔与颈部）结束，医师根据自身的感觉，感应并感知病人的问题，以达到感同身受。医师缓缓呼吸，用心感受璇玑穴、华盖穴、紫宫穴、玉堂穴与膻中穴的轻灵与僵滞，这些穴位几乎都与心脏密切相关。病人心脏的问题与腹腔的问题，多会与之呼应。

主动脉与左心室相通，肺动脉干与右心室相通。主动脉是身体最大的动脉，直径有2.5~3.5cm，形如拐杖，弓形开端，向下直到骨盆区。主动脉分成升主动脉、主动脉弓和降主动脉三部分。

升主动脉整个位于胸腔，数厘米长。冠状动脉起于主动脉瓣上方的动脉底端，营养心肌。

主动脉弓是升主动脉的延伸部分，也位于胸腔，下接降主动脉。主动脉弓营养头部和手臂。主动脉弓处有压力感受器，它能感受血压的变化，通过传入冲动到中枢，实现神经调节。

主动脉峡部即主动脉弓的末端，是降主动脉的开始。主动脉弓下降到横膈为止，位于心脏之后。它的上端在食道之前，下端在食道之后。

降主动脉又分为胸主动脉（位于胸腔，营养食道、心包、肺部和气管的动脉）和腹主动脉（位于腹腔）。

缓缓吞咽口水，好好地感受廉泉穴、天突穴与璇玑穴的轻灵与僵滞；颈动脉体、颈动脉窦、主动脉窦及颈总动脉等，多少会感应在廉泉穴、天突穴与璇玑穴区，此区关系着颈动脉窦与主动脉窦功能的物理性血压机制及颈动脉体与延髓功能的化学性血压机制，愈不舒顺或僵滞者，身体问题愈多。位于颈总动脉分叉内颈动脉血管壁周边的颈动脉窦压力感受器，经由舌咽神经输入神经纤维，将信号传入延髓的孤束核，再改变自主神经系统活性，调节全身血压。交感神经兴奋引发心跳加快、血管收缩、周边阻力及血压上升；副交感神经（第十对脑神经迷走神经）兴奋则使心跳变慢、血压下降。

医师缓缓呼吸，面对病人，感受璇玑穴、华盖穴、紫宫穴、玉堂穴与膻中穴。医师缓缓吞咽口水，感受廉泉穴、天突穴与璇玑穴；这两个区域都以璇玑穴为枢纽，璇玑穴在天突穴下一寸六分，膻中穴上六寸四分，胸骨正中线（璇玑，星宿名，或测天文之仪器、仪上枢轴亦名璇玑，司全仪之运行），当肺之位而应天象，下临紫宫穴以应心君，如仪上璇玑居枢纽之位。如果病人在针灸诊治前有不舒顺或僵滞，针灸诊治过程

小博士解说

《素问·方盛衰论》：“诊有大方，坐起有常，出入有行，以转神明，必清必净，上观下观，司八正邪，别五中部，按脉动静，循尺滑涩寒温之意，视其大小，合之病能，逆从以得，复知病名，诊可十全，不失人情。”临床上，嗅气诊针砭道，医师缓缓呼吸与好好感受时，先决条件是“坐起有常，出入有行”，多可以通过这些学习，练好嗅气诊针砭道。

当中，医师应缓缓呼吸并调整吞咽口水舒顺度，这一切几乎都与病人气脉舒顺或僵滞的情况相呼应。

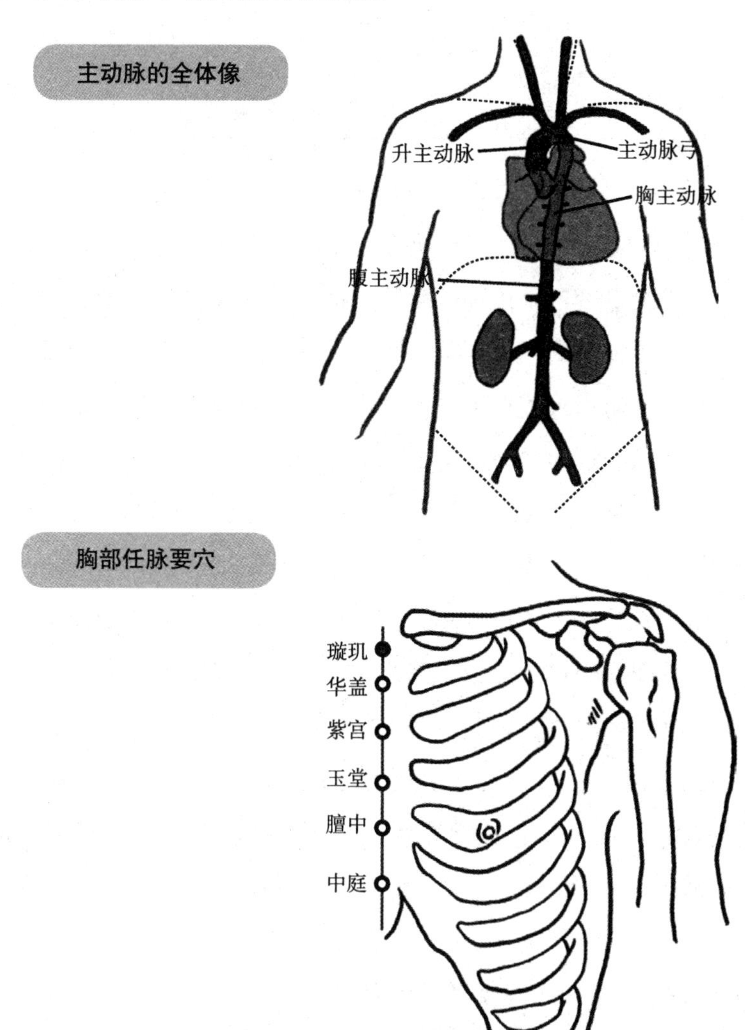

✚ 知识补充站

人体的呼吸中枢在脑桥与延髓，其中的节律调节中枢只有在吸气时有作用，很自然地刺激横膈及肋间外肌，呼气时不动（一般人吸气2秒，呼气3秒）。颈动脉体是重要的化学感受器，位于颈内、颈外动脉分叉处的后方，颈动脉体接受动脉小分支的血液供给，是全身血液供应最丰富的器官，每百克组织，每分钟约2400ml，颈动脉体感知血中CO_2的分压，通过副交感神经（第九对脑神经舌咽神经）传送血中的信息给延髓（呼吸中枢）增加呼吸数。嗅气诊针砭道，医师缓缓呼吸，针砭之前与之后，仔细感受对比自己诊治病人的情况。

第3章

问诊

医生在关注患者生理疾病的同时，更要关注患者的生活状况对疾病的影响，稍不用心，多会如同瞎子摸象。患者不是单纯的生物机体，是有着复杂社会关系和丰富心理活动的人。医生如果能付诸关爱的问诊语言，可以消除患者因病引发的消极心理状态，增加对医生的信任程度，从而积极配合治疗，并提高大脑及整个神经系统的张力，激发机体的潜力，增强对疾病的抵抗力和对环境的适应能力。医生若能在患者疾病早期明确问诊的话，在治疗疾病时能少走弯路，减少漏诊或误诊，这是医生的职责，也是功德。

《内经·阴阳应象大论》：“善诊者，察色按脉，先别阴阳；审清浊，而知部分；视喘息，听音声，而知所苦；观权衡规矩，而知病所主。按尺寸，观浮沉滑涩，而知病所生；以治无过，以诊则不失矣。故曰：病之始起也，可刺而已；其盛，可待衰而已。故因其轻而扬之，因其重而减之，因其衰而彰之。形不足者，温之以气；精不足者，补之以味。其高者，因而越之；其下者，引而竭之；中满者，泻之于内；其有邪者，渍形以为汗；其在皮者，汗而发之；其慓悍者，按而收之；其实者，散而泻之。审其阴阳，以别柔刚，阳病治阴，阴病治阳，定其血气，各守其乡，血实宜决之，气虚宜掣引之。”

问诊包括疾病的发生、发展、演变和诊治全程：

1.起病情况及时间，是急起或缓起。

2.主要症状部位、性质、持续时间和程度、缓解或加剧因素。

3.病因与诱因，有助诊治和预防。

4.病情发展与演变，症状加重、减轻或出现新的症状。

5.伴随症状常是鉴别诊断的依据。

6.诊治经过，就诊前接受其他医疗单位诊治的情况。

7.全面评估患者病情、预后及采取什么辅助治疗。

问诊是医生对患者或陪诊者询问，获取病人病情的诊察方法。问诊内容：病人一般情况、主诉、现病史（包括发病情况、病程经过、诊治经过、现在症状等）、既往史、个人生活史、家族史等。问诊是了解病人病情、诊察疾病的重要方法。人有所恶，与所不喜，投其所好，不失人情与病情。

“五脏病各有所得者愈，五脏病各有所恶，各随其所不喜者为病。”问清楚，想明白，自觉症状主要靠问诊，问诊还有助于他觉症状的发现。问诊的一般内容及主诉大致与西医问诊相同，首先抓住主诉，即病人就诊时自觉最痛苦的一个或几个主要症状及时间，然后围绕主诉的症状，深入询问现病史，这需要根据中医的基本理论，从整体出发，按辨证要求，搜集资料，与西医问诊的重点有所区别。

一、一般问诊

包括姓名、性别、年龄、婚姻、职业、籍贯、住址等，了解一般情况，可取得与疾病有关的资料。不同的年龄、性别、职业、籍贯等可有不同的生理状态和不同的病证，如麻疹、水痘、百日咳多见于小儿；青壮年患病以实证多见；老年人体弱久病以虚证多见；妇女除一般疾病外，还有经、带、胎、产等特有疾病；硅肺、铅中毒、汞中毒则与职业病有关。

二、现病史

1.起病到就诊时疾病的发生、发展、变化及治疗经过：起病的原因、过程及症状，发生症状的部位及性质，突然发病或起病缓慢，发病的诱因。了解疾病的经过和主要症状的特点及变化规律，例如是持续性还是间歇性，加重还是减轻，性质有无变化，病程中是否经过治疗，曾服何药，有何反应，等等。了解起病的过程，对于掌握疾病发生、发展和变化规律，指导辨证治疗，有重要意义。

2.现在症状：小儿病史依靠询问家属及陪同人员，除一般内容外，还应询问出生前后，生长和发育状况，父母、兄妹等健康情况，预防接种史，传染病史等。

三、过去史及个人史、家族史

了解病人既往健康情况，曾患过何病，做过何种治疗。素有肝阳上亢者，可引起中风。素有胃病、癫痫、哮喘、痢疾等，均易复发。

个人和生活起居习惯、饮食嗜好、妇女的孕产情况对病情会有一定影响，对患传染性和遗传性疾病者，询问病人的家族史，有助于诊断。

在问诊过程中，询问患者的生活习惯也很重要。睡眠的习惯一定会影响睡眠的质量，进而影响饮食习惯。睡眠质量不好容易造成内分泌失调，导致饥饿与口渴。问诊食饮之渴饿，之有所安与有所不安，习惯性晚睡的人，多会带来宵夜的问题；早午餐多见于晚起来的人，这两个人群的重叠性很高。日夜轮班工作的人，会出现生理节律混乱，得癌症的机率高，还会造成内分泌代谢与行动等方面的日夜节律无法相互协调，凡此种种，对患者健康的影响均很大。

3–1　寒热

3–2　汗

3–3　疼痛与头痛

3–4　疼痛——胸痛、心痛和慢性疼痛

3–5　疼痛——腹痛、腰痛和胁痛

3–6　问食饮（渴饿）

3–7　问小便

3–8　问大便

3–9　问睡眠有所安，所不安

3–10　问诊梦有所安，所不安

3–11　问经带

3–12　问孕产

3-1 寒热

《伤寒论》都是阳与阴的论析，人是阳，天地就是阴。如果评估生命的生理功能，只评估心脏的脉动是很局部的（Local）的观点。因为人生活在宇宙中，体温寒热变化必受外界影响，因此要从整体（Global，太阳、宇宙）的观点来评估生理功能。现代内科学有时间内科学，就是从Local与Global的协调观点Glocalization，甚至自主神经方面的疾病，可根据心率变异性（Heart Ratio Variablity，HRV）看出端倪。近来发现，生理变异性，如EEG脑波（2~32Hz）、HRV心率（1~300次/分）、EMG肌电（3~32μV）变异等都与生物钟息息相关。如脑下垂体前叶24小时律动分泌褪黑素对人体体温、神经系统、免疫系统等均有调节作用。太阳病发烧很快都超过38℃，脉浮以寸口脉太渊穴区为主；少阴病发烧较慢，多不超过38℃，脉微细以少阴脉（太溪穴区）为主。

问寒热：恶寒、发热常是某些疾病的主要表现，应注意有无恶寒、发热，其时间、发作特点及轻重，以及恶寒发热的关系。

1.恶寒发热　恶风轻度发热感、恶寒发热、寒邪、湿热邪、发热轻度恶寒。

2.但寒不热　畏寒不发热，怕冷，手足发凉，体温低，为阳虚里寒证。颜面苍白、四肢冷、畏寒、寒气病变部位冷痛、脘腹部冷痛。

3.但热不寒　发热不恶寒，多为里热证。高热、口渴，尿赤，便秘，为里实热证。

4.阴虚潮热（骨蒸潮热）　久病潮热，五心烦热，骨蒸劳热，多为阴虚内热证。

5.湿温潮热。

6.阳明潮热（日晡潮热）。

7.长期微热　夏季发热、阴虚发热、气虚发热。

8.五心烦热。

9.寒热往来　定期或不定期的寒热往来。

10.寒热挟杂　恶寒发热同时并见，多为表证或半表里证。恶寒重，发热轻，多为表寒证；发热重，恶寒轻，多为表热证；恶寒与发热交替出现，称寒热往来，多为半表半里证。表寒里热、表热里寒、上热下寒、上寒下热、真热反寒、真寒反热。

感冒发烧不会有倦怠感，而有咳嗽、流鼻涕、咽喉痛，稍微发烧，明显的倦怠感可能是心肌炎。急性病毒性肝炎发烧多恶心、食欲低下。感染性心内膜炎发烧多盗汗。急性肾炎发烧多恶寒、背痛、恶心、呕吐。化脓性胆管炎发烧、恶寒、战栗、右季肋部痛。微发烧而有倦怠感只要不是感冒，就有可能是急性肝炎或急性心肌炎；发烧又恶心、呕吐可能是肠胃炎，老弱者可能是心肌梗塞或脑血管障碍；发烧又关节痛是关节炎。临床上，除了局部内脏细菌感染发烧之外，蜂窝织炎、牙髓炎、髓膜炎等都有可能发烧。

风热病证

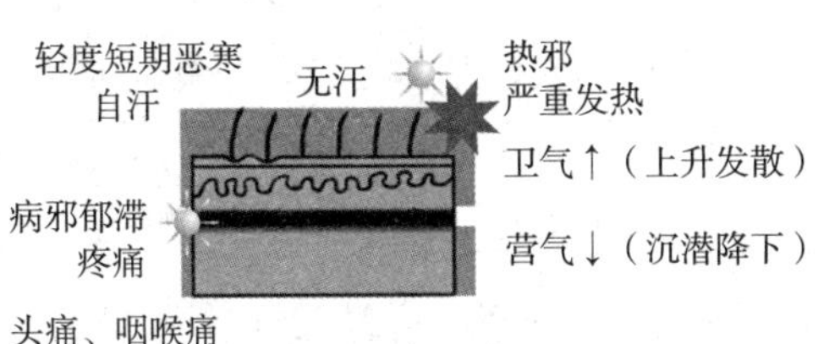

阳明（日晡）潮热

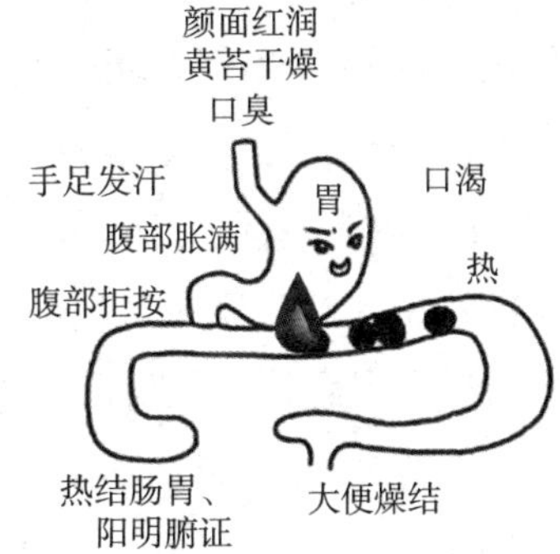

起潮

a.阴虚（骨蒸）潮热

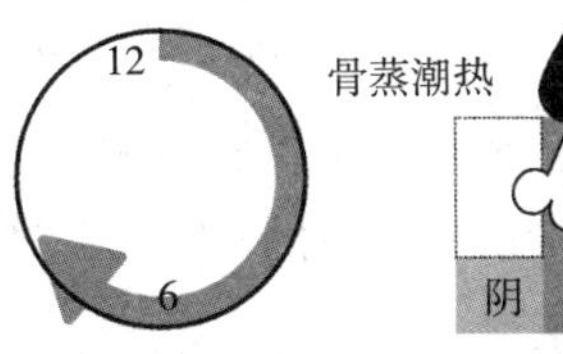

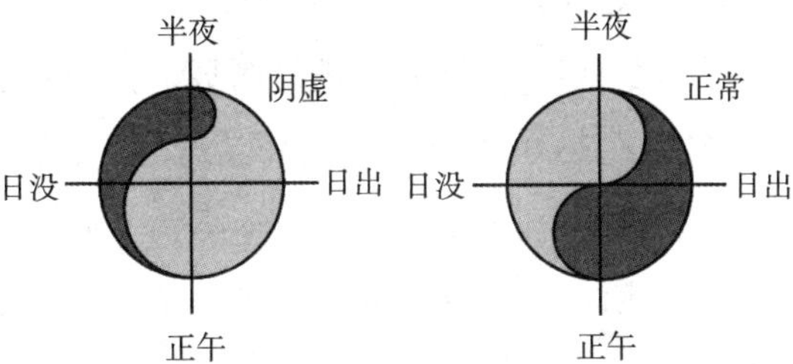

b.湿温潮热

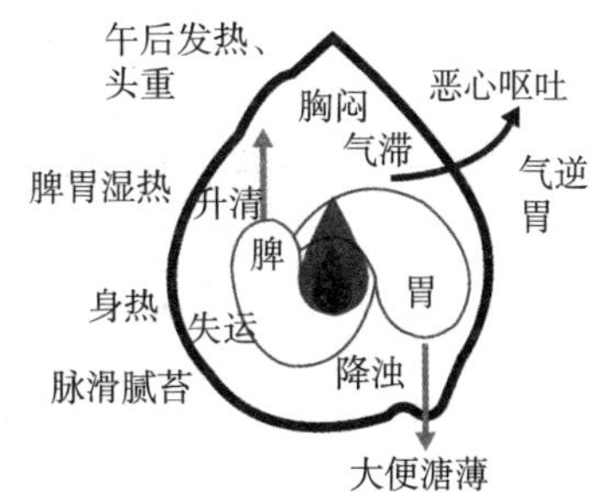

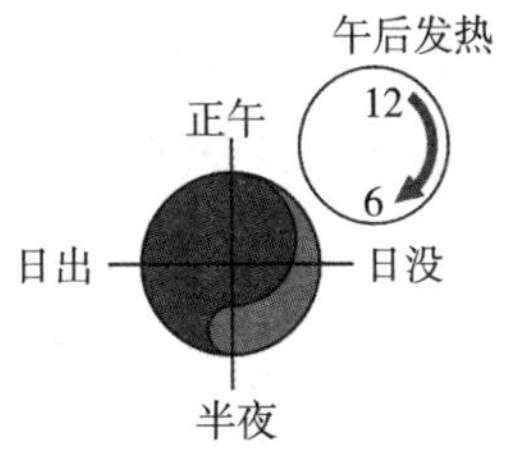

✚ 知识补充站

发烧病理机制，发热物质的产生源是吞噬细胞、淋巴细胞等，它的介质分内因性发热物质与外因性发热物质（病毒、细菌），通过下丘脑等刺激体温中枢，但是恶性症候群则会使得体温调节机制失常，发烧同时伴有的症状是最重要的诊断资料。疾病的第一警觉线，不外乎发烧（体温升高或低温、怕冷），血压（过高或过低）、血糖（餐前、餐后）、血脂三高等。

3-2 汗

吃辣流汗：属肝胃的汗；跑步流汗：属心脏的汗；泡桑拿流汗：以肝脏为主，皮肤等周围神经先感觉；天气热流汗：以肺脏为主，因热刺激脑下垂体流汗来控制体温，热过度容易引起休克；紧张流汗：以肾脏为主；半夜流汗：属肝，为虚汗；清晨胸口出汗：属肺，虚汗，多为运动不足。

一、汗的种类：（1）自汗；（2）盗汗；（3）战汗；（4）大汗；

二、汗出多少及特点：外感病发热恶寒而有汗者，为表虚证；发热恶寒而无汗者为表实证。高热大汗出而不恶寒者为里热盛。

三、出汗时间

1.日间经常出汗，活动后更甚，汗后自觉发凉，气短乏力，称为自汗，多为气虚阳虚。

2.入睡后出汗，醒来汗止，称盗汗，多属阴虚。

四、发汗部位

1.头汗：出汗局限于头部，可见于热不得外泄，郁蒸于上的湿热证。

（1）汗头部：烦热、身体不扬、耳鸣、颜面潮红。

（2）重病末期突然头额部汗出。

2.半身出汗：多属气血运行不周。

3.全身汗出：大汗淋漓不止并见身凉肢冷，属阳气欲绝的亡阳证。

4.手足出汗。

五、发汗的温度：冷汗、热汗。

体温调节最重要的是下丘脑与脑底部的视前区。视前区被称为体温调节中枢：温度上升，肢体活动增加靠“温敏神经元”；温度低下，肢体活动减少靠“冷敏神经元”。体温调节的反馈信号很重要。视前区的温度感受性神经元负责加温应答，身体其他温度感受部位（延髓、脊髓）随之反映出皮肤的温度变化。

《内经·上古天真论》中春夏秋冬的生活起居活动要领：少阴欲解时辰与厥阴欲解时辰，随着太阴欲解时辰作调整。睡觉方面，春夏之季要晚睡，将“太阴”欲解时辰移往少阴欲解时辰；秋冬之季早睡就固守太阴欲解时辰。醒来方面，春夏秋都要早起，固守“太阴”欲解时辰；冬季晚起，则弹性调整将“太阴”欲解时辰移往“少阴”、“厥阴”欲解时辰。体温的变化一般在36.0~37.5℃，最高是清晨4~6点（寅卯时辰），最低是在下午4~6点（申酉时辰），通常，年轻力壮可以晚睡早起，年老体弱则一定要早睡晚起。

人体的呼吸中枢在脑桥与延髓，有三个呼吸中枢：

1.节律调节中枢：只在吸气时起作用，很自然地刺激横膈及肋间外肌，呼气时不动（一般人吸气2秒，呼气3秒），就像植物人仍能有节律的呼吸。

2.呼吸调节中枢：令呼气加快、加深。像中风半身不遂者需要呼吸调节中枢来加强呼气。

3.持续性吸气中枢：像跑马拉松者需要持续性

吸气中枢以加强吸气，练功者亦同。

问诊患者的呼吸安与不安，具有很重要的诊断价值，有利于医患良性沟通，是医师正确施治的前提。良好有效的医患沟通始于问诊。多数患者对医学知识知之甚少，问诊语言可助患者增强治病信心。

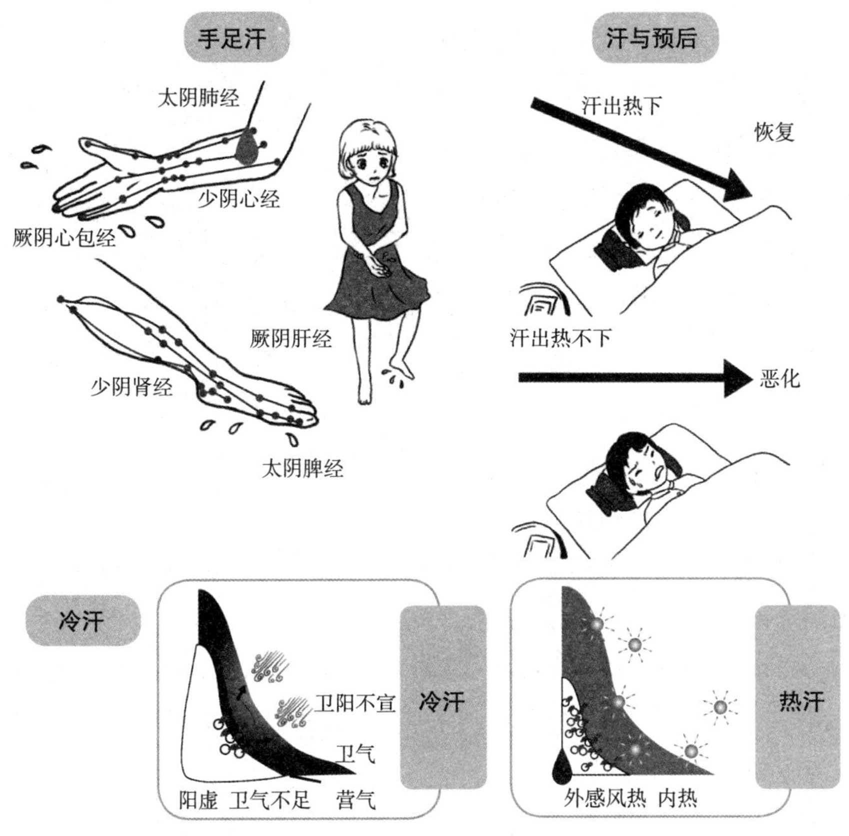

✚知识补充站

人主要靠流汗排毒，体温升高有助于流汗排毒，增强自身免疫力。人体温每升高1℃，基础代谢跟着增加14%，这是在消耗不需要的能量。饮食碳水化合物或脂肪被分解变成乳酸或丙酮酸。乳酸在血液循环中，需要在存在于心肌细胞中的乳酸脱氢酶的作用下转化成丙酮酸。活动时，肌肉会产生乳酸与丙酮酸，丙酮酸被氧化成CO_2与H_2O，以维系生命的运行。适当的饮食与运动，有助于流汗排毒；活动与运动的汗流得愈多，身体愈干净。但也要相应补充适量的水分。

特殊汗的种类：

1.战汗：发热恶寒、恶寒战栗，病变转换期，体温过度降低，皮肤血管收缩。

2.大汗：实热证，亡阴、体热、烦渴、好冷饮。

3.绝汗：虚寒证，亡阳、冷汗、四肢冷、畏寒、口渴、好温饮。

3–3 疼痛与头痛

疼痛（Pain）是一种主观的体验，疼痛往往无法客观测量，而每个人对疼痛的感受与描述亦有其个体差异。疼痛是一种感觉上与情绪上的不愉快体验，它可能与现存的或潜在的组织受到伤害有关。疼痛属于一种保护机制，主要在表达损伤的信息，可提醒寻求协助与避免更多伤害。四诊头、身、胸、胁、腹、少腹、腰、关节等不同部位的疼痛反映不同脏器的病变。

一、疼痛的性质

1.实痛拒按：（1）胀痛；（2）刺痛；（3）重痛；（4）绞痛。

2.虚痛喜按：（1）隐痛；（2）掣痛。

3.寒热痛：（1）灼痛；（2）冷痛。

二、疼痛的时间分类：（1）卒痛；（2）持续痛；（3）时痛；（4）缓痛。

三、疼痛的部位

1.头痛：（1）外感头痛；（2）内伤头痛；（3）虚头痛与虚中挟实的头痛；（4）六经头痛。

2.胸痛与心痛。

3.腰胁痛与腹痛。

四、疼痛性质与程度

1.身痛、全身酸痛，发热恶寒，多属外感。

2.久病身痛，多属气血不足、内伤。

3.冷痛、怕凉，痛剧，多寒证；喜温为寒证；热痛，怕热，红肿，多热证；喜凉为热证。

4.隐痛、绵绵痛，时痛时止，多虚证；久痛多虚，喜按为虚证。

5.疼痛胀满，持续不解，多实证；暴痛多实，疼痛拒按为实证。

6.窜痛、胀痛、时重时轻，多气滞。

7.刺痛、剧痛、痛有定处，持续痛，多血瘀。

8.沉重、困顿、肿胀，多湿证。

9.游走疼痛，多风证。

头痛与病证是可大可小，可能是一时的小问题，也可能是重大疾病的前兆，经由《内经·厥病》的诊治，有机会化险为夷。

1.头痛而脸肿又烦心，脾胃病。

2.头痛而头血管抽痛，心悲善泣，肝经脉

小博士解说

额窦炎是常见疾病，表现为前额部闷胀，患侧较明显；额窦引流受阻，出现头痛，三叉神经分布区反射性头痛，鼻塞明显，多上午较重，有持续性患侧鼻塞；鼻分泌物为黏脓性或脓性；嗅觉减退。额窦炎开始为全头痛，逐渐局限在患侧眼眶内上角和前额部。疼痛有明显的时间规律，每天晨起后发作，渐加重，中午最重，午后逐渐缓解，至晚上头痛消失，次日重复发作。触压眼眶内上角有明显压痛。鼻窦炎本身可以向外扩散，引起中耳炎、咽喉炎、扁桃体炎等，持恒大量的有氧运动可以改善，甚至痊愈。

病。

3.头痛如针刺而重，心肾经脉病。

4.头痛而常健忘，痛处按不到，脾胃病。

5.头痛而后项先痛，腰脊也痛，膀胱经脉病。

6.头痛且很痛，耳前后会发热，胆经脉病。

六经头痛

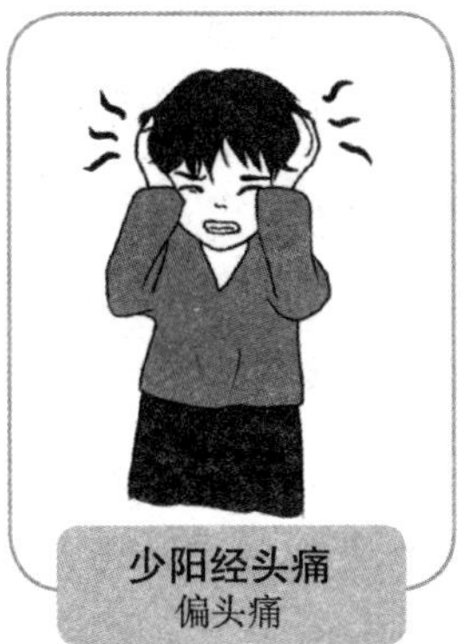

少阳经头痛
偏头痛

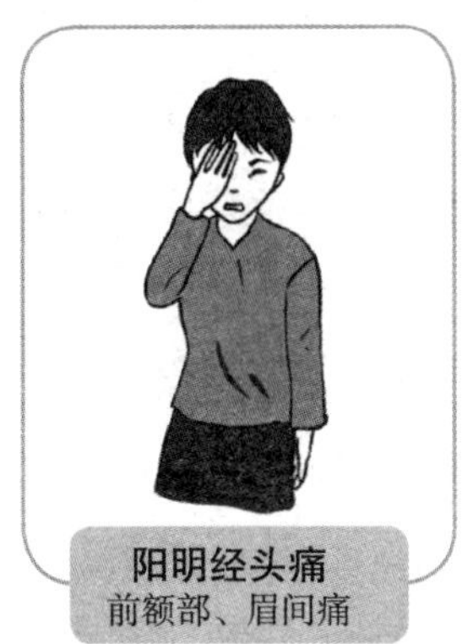

阳明经头痛
前额部、眉间痛

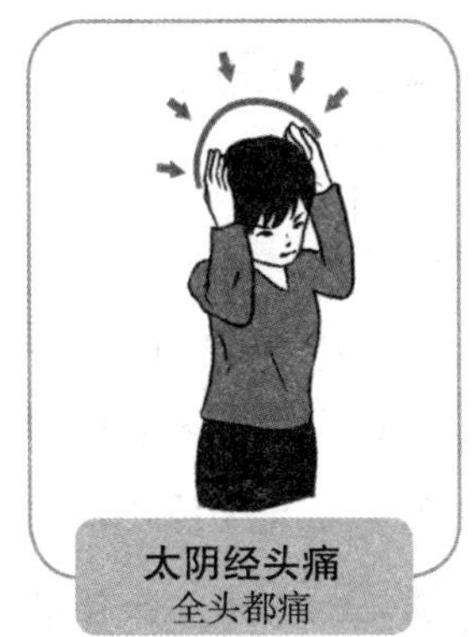

太阴经头痛
全头都痛

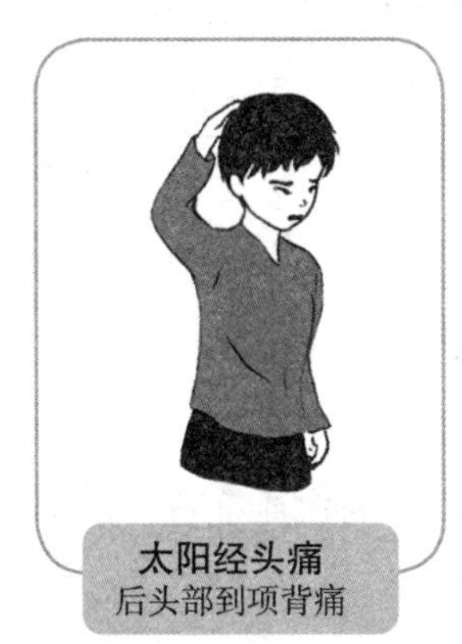

太阳经头痛
后头部到项背痛

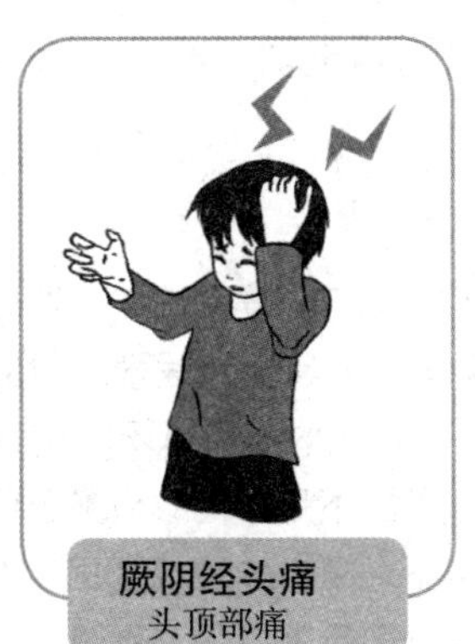

厥阴经头痛
头顶部痛

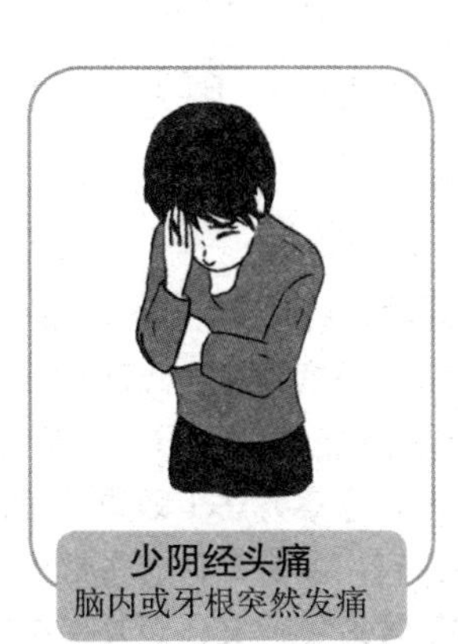

少阴经头痛
脑内或牙根突然发痛

3-4 疼痛——胸痛、心痛和慢性疼痛

胸痛若伴随发热咳喘、咳痰多为肺热；久病胸痛反复发作，多为胸阳不振，夹有气血痰饮瘀阻。胁痛，属少阳证，或为肝气郁结。上腹（胃脘）疼痛，多为脾胃病或食滞。腹痛多为肠病、虫积或大便秘结。少腹疼痛，多为肝脉郁滞，或为疝气、肠痈、妇科疾病。腰痛多属肾虚。关节疼痛多为病邪客于经脉。

食后胀痛加重为实证，如胃溃疡；食后疼痛缓解为虚证（空腹疼痛），如十二指肠溃疡。

头痛，以后头部、枕部为重，连及项背，为太阳经病，多感冒风寒。前额疼痛连及眉棱骨为阳明经病，多消化器官问题。颞侧头痛、偏头痛，为少阳经病，多有消化附属器官问题。巅顶痛牵引头角，为厥阴经病，多为新陈代谢功能的问题。

胸痛分为五大类：

1.肺动脉的肺栓塞症与肺高血压症等“肺血管的知觉疼痛”。

2.带状疱疹、炎症、肿疡的胸壁浸润，肋骨骨折，外伤，Tietze综合征，干性及湿性胸膜炎，气胸，壁侧胸膜引起肺炎、肺梗塞、癌性胸膜炎等，都可能出现“胸膜痛与横膈疼痛”。

3.狭心症为在胸骨内侧有紧缩感的胸骨后痛，心肌梗塞是心肌的血流中断造成心肌坏死状态，常出现“左肩及左上肢的放射性疼痛”。

4.主动脉夹层等状况，会引起剧烈的“撕裂样胸痛或背痛”。

5.反流性食道炎、放射性食道炎、食道癌等出现“胸部深部疼痛”，胃十二指肠溃疡、胆结石、慢性胆囊炎、胰脏炎等腹部消化器官疼痛多是胸部下部的疼痛，但也会牵连导致胸部上部的胸痹、胸痛。

心痛的病症，或是小问题，或是重大疾病的前兆，藉由《内经·厥病》的诊治问诊，有机会化险为夷。问诊是双向沟通协调，问诊总要跟随着望诊。问诊心痛，也一定要确实配合望诊。

1.心痛得躺不住，一有动作，心更痛，脸色不变，肺心痛。

2.心痛如锥针刺其心，心痛甚者，脾心痛。

小博士解说

闻诊是科学性与生理学性的诊断，问诊则是较具人文性与心理学性的诊断，医师不可能视而不见，充耳不闻。临床问诊中贯彻生物-心理-社会医学模式，是现代医学发展的需要，其要点在于从生理-心理-社会和自然环境的综合方面分析患者及其存在的疾病状况。问诊作为诊察疾病的重要方法，可以弥补其他三种诊察方法（即望、闻、切诊）的不足。问诊应充分收集其他三种诊察方法无法取得的与病证关系密切的数据，这些常是病证中不可缺少的重要证据。富有关爱与同理心的问诊，对于疾病的诊察更具重要意义，尤其是在疾病的早期或某些情志因素所致疾病，患者只有自觉常见症状，临床上有的病理信息目前还不能用仪器测定，只有通过问诊才能获得真实的病情。

3.心痛而腹胀胸满，心非常疼痛，胃心痛。

4.心痛与后背相扯触心痛，伛偻或发狂不已，心肾经脉病。

5.心痛而脸色苍苍如死状，终日不得太息，肝心痛。

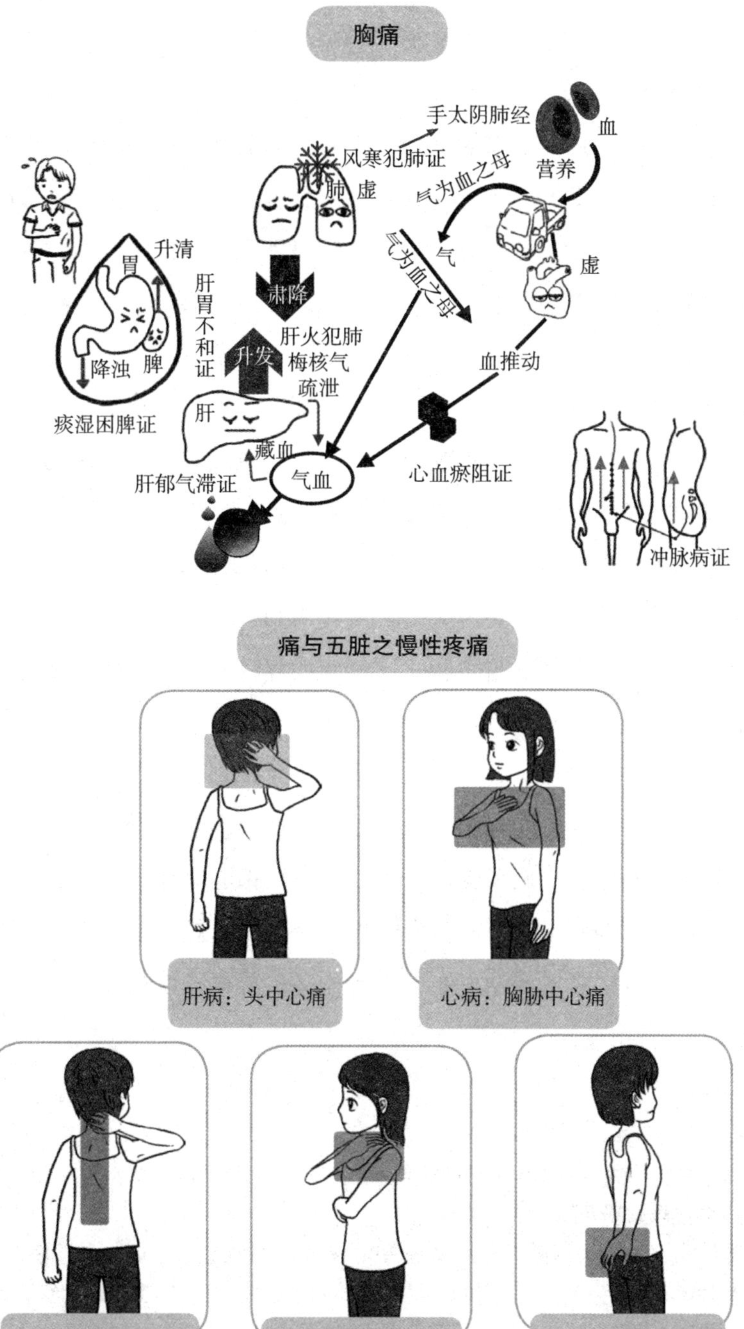

3–5 疼痛——腹痛、腰痛和胁痛

柴胡桂枝汤是小柴胡汤加桂枝汤，用来调营气，理卫气，帮助肝门静脉循环。《伤寒论》柴胡桂枝汤治肢节烦疼，《外台秘要》柴胡桂枝汤治心腹卒中痛。腹部胀满感、腹部膨胀、肚子胀得不舒服，都是消化道的气体积聚过多造成的；“上腹部不舒服”（心下、心中）、“胃呆”、“胃很难受”等不舒服的感觉，常见于慢性胃炎、萎缩性胃炎、胃食道反流及胃癌等患者，严重者多会出现明显的内脏疼痛。“小腹满，按之痛”有可能是泌尿器官问题，膀胱、输尿管或肾脏之病症都可能产生腹胀，因腹腔内或腹壁后腹膜容积增加造成的腹胀，分持续性与间歇性腹胀。间歇性腹胀多为腹腔外容积增加，如肥胖伴腹壁脂肪沉积，年纪大、体弱、活动量很少，多会并见便秘与腹胀。另外，突然尿量减少的腹胀，是某些特殊疾病的腹水造成的体重及腹围增加。

腹满与腹痛的问诊，一定要配合切诊的腹诊，才能获得最佳诊断资料。病者腹满，按之腹不痛为虚，按之腹痛者为实，病者自觉腹满时减时满。解剖学以九区域划分右下肋部、右侧腹部（腰部）、右腹股沟部（髋部）、左下肋部、左侧腹部（腰部）、左腹股沟部（髋部）、胃上部、脐部、下腹部（耻骨部）等，以两侧乳头（胃经脉）画出两条垂直线，上水平线是肋骨下缘线，下水平线是髂嵴连线，四条线画出九个区域。当以上九区域的任何一区域出现异常的时候，以肚脐垂直线与水平线画分成四区域，左上腹部、左下腹部、右上腹部、右下腹部，无论是诊断记录或治疗上，更方便实用。问诊配合腹诊的切诊，有助于诊治疗效。

《金匮要略》：腹痛，邪正相搏，即为寒疝。寒疝乃下腹部气血循环障碍。（1）寒疝绕脐痛，若发则白汗出，手足厥冷（气血郁滞），大乌头煎主之。（2）寒疝腹中痛，及胁痛里急者（气血虚寒），当归生姜羊肉汤主之。（3）寒疝腹中痛，逆冷，手足不仁，若身疼痛，灸刺、诸药不能治（气血纷杂），抵当乌头桂枝汤主之。腹中疠痛与揪心之痛互为关联，女人情绪郁结的严重后果，就是揪心之痛，不开心的孕母腹中疠痛的概率就高。

小博士解说

疼痛是很主观的感觉，因人而异。根据医学量表，断指是天下第一痛，癌症第二痛，接下来才是生小孩。疼痛指数量表，把疼痛分成十级：

0～3分：轻微疼痛，是绝大多数人都可以忍受的疼痛，如抽血、打针、小擦伤、咬到舌头等。止痛用药：用非鸦片类药物治疗即可，例如阿司匹林、NSAIDS、COX–2抑制剂等，即可止痛。

4～6分：中度疼痛。

7～10分：剧烈疼痛。

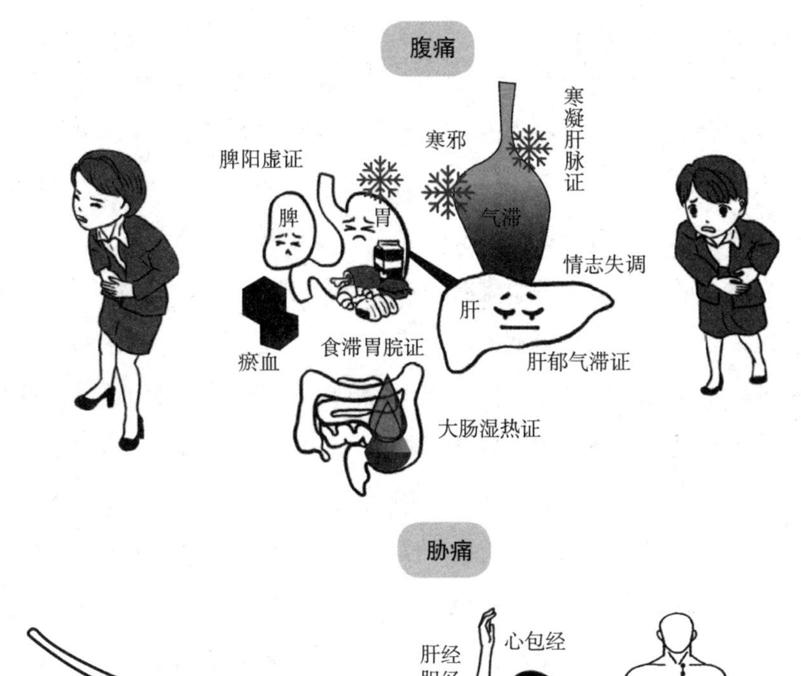
腹痛
寒凝肝脉证
寒邪
脾阳虚证
脾
胃
气滞
情志失调
肝
瘀血
食滞胃脘证
肝郁气滞证
大肠湿热证

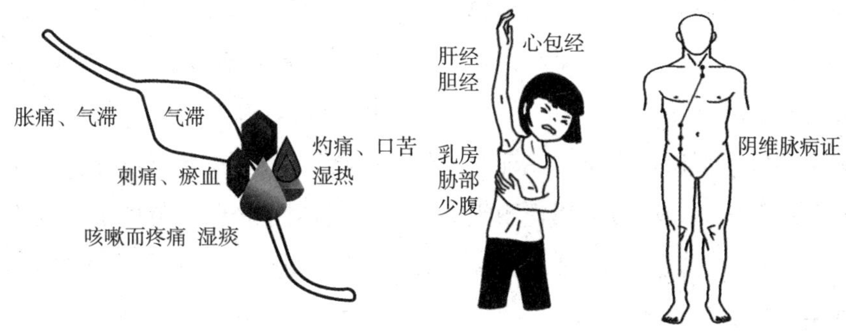
胁痛
胀痛、气滞
气滞
灼痛、口苦
湿热
刺痛、瘀血
咳嗽而疼痛 湿痰
心包经
肝经
胆经
乳房
胁部
少腹
阴维脉病证

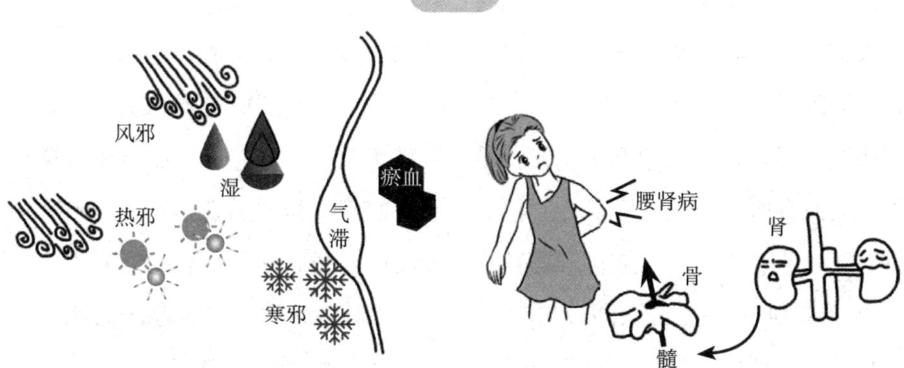
腰痛
风邪
湿
瘀血
热邪
气滞
寒邪
腰肾病
肾
骨
髓

3-6 问食饮（渴饿）

口渴饮水多少，食欲食量，喜冷喜热，口中异常味觉及气味等。

1.口渴与饮水：口渴多饮，且喜冷饮，属实热；口不渴不喜饮，或喜热饮，多属虚寒证；口渴不喜饮，多为湿热；口干咽燥但饮水不多，多属阴虚内热。

2.食欲与进食：食欲减退，久病多为脾胃虚弱，新病多为伤食、食滞或外感夹湿而致脾胃气滞；食欲亢进，多食善饥，属胃火亢盛；饥而不食，多属胃阴不足。病中能食是胃气未伤预后较好；病中食量渐增，为胃气渐复，病虽重也有转机。

3.口中异常味觉和气味：口苦多见于热证，特别常见于肝胆郁热；口酸腐多属胃肠积滞；口淡无味为脾虚湿盛；口咸多属肾虚；口有臭味多属胃火炽盛。

《内经·宣明五气》："五味所入：酸入肝，辛入肺，苦入心，咸入肾，甘入脾，是谓五入。五脏所恶：心恶热，肺恶寒，肝恶风，脾恶湿，肾恶燥，是谓五恶。"所得者：因为喜欢而有所得，五脏肝、心、脾、肺、肾喜欢酸、苦、甘、辛、咸；所恶者：因为不喜欢而有所忌。肝喜欢酸，肾喜欢咸，少者养之，多则害之。过度疲劳必造成肝、肾不足，真阴亏损，喜欢酸、咸之味。孕妇孕吐，喜欢咸、酸、甜的蜜饯，就是养益肝、肾、脾经脉。情绪变化很大与极度劳累者，多喜欢酸辣汤，就是肝魂不守，肝需要酸味；肺魄不宁，表示肺需要辛辣的味道。

肝病，多是饮食出问题，或是休息、睡眠不足，源于先天体质、基因不良或是感染的比例相对较低。肝脏具有五大生理功能（负责多达500多项精细的生理功能）：生产合成血液供给心脏，加工转化成优质的血液，储存调整血液的量，解毒改善血液的质量，排泄血液中的毒素与废物。肝脏是人体最大的器官，是设备完善的化学工厂（分泌胆汁、代谢、解毒、免疫），人在休息阶段，人体一半以上的血液都储存在肝脏里。五味以酸味入肝为主。肝脏要将血液送回心脏，肝脏的肝门静脉要靠消化道吸收营养。肝脏未病将要生病，如果是营养不良者，要从饮食着手，五脏肝、心、脾、肺、肾的生理作用，最重要的是要靠新陈代谢中心——肝脏来帷幄运筹，即是要调整饮食与均衡营养以实脾。消化道就是广义的脾脏。因此，"见肝之病，知肝传脾，当先实脾。"

五脏六腑感受着天地暖热凉寒的变化，都会有喜恶之情，脑部血液循环也难免随之变快变慢；脏腑之邪"随其所得而攻之"。

小博士解说

暴聋多为肝胆实火；久聋多为肾虚。耳鸣伴头晕、腰酸者为肾虚；耳鸣伴口苦、胁痛为肝胆火旺。视力模糊、夜盲，为肝虚；目赤肿痛为肝火。

身体的得失之间，如饮食之饪（烹饪、熟食），“饪之邪，从口入者，宿食”，属于消化性问题，但究竟是饮食不当，一时无法消化吸收，还是消化系统机能早有问题，则需要明为辨证。“病者素不应食，而反暴思之，必发热”，意思就是吃不下或毫无胃口时，突然想要吃东西，必是体内发生了问题，有发炎状况，体温会上升或因此发烧。

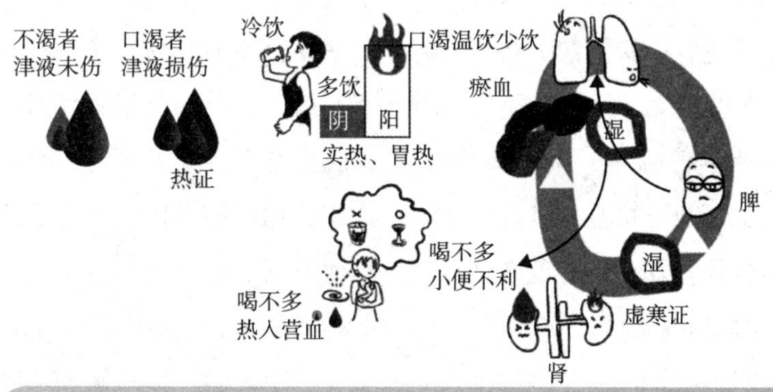

口渴：（1）不渴者津液未伤；（2）口渴多饮，且喜冷饮，属实热；（3）口不渴不喜饮，或喜热饮，多属虚寒或瘀血证；（4）口渴不喜饮，多为湿热；（5）口干咽燥但饮水不多，多属热入营血，阴虚内热。

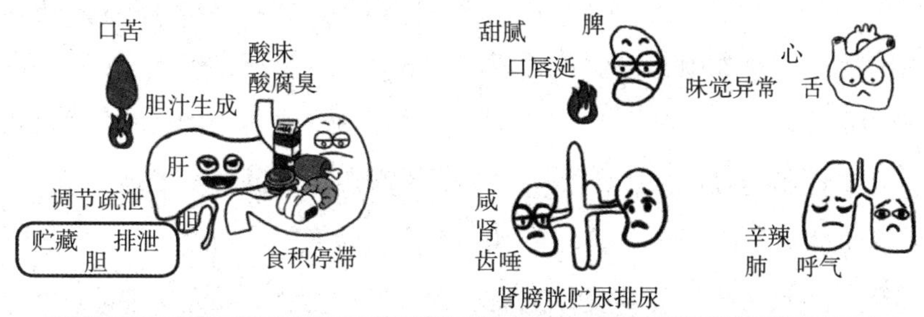

口味：酸入肝，辛入肺，苦入心，咸入肾，甘入脾，肝喜欢酸，肾喜欢咸，肺喜欢辛辣，心喜欢苦，脾喜欢甘。少者养之，多则害之。

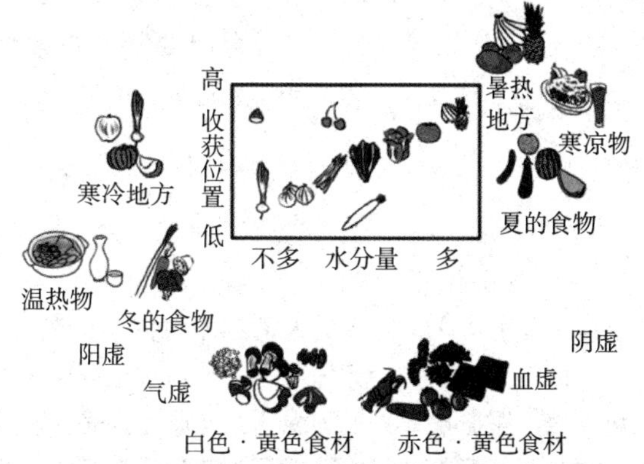

阴阳气血与嗜味：天气变化与地理环境不同，食物之色香味，五脏六腑也随之因应虚实。

3–7 问小便

临床上，问诊小便，首先，问小便色、量、次数和伴随症状；其次，最重要的是辨明寒证、热证、表证、里证、虚证、实证。

1.小便短赤：小便量少，色黄而热，多属热证。《内经·刺热》：“肝热病小便先黄”；《内经·评热病论》：“肾风小便黄”。小便短少，不热，可见于汗吐、下后或其他原因所致津液耗伤。小便色浊而短（短赤）多邪在里而病急。

2.小便清长：小便量多而色清，多属虚寒证，也可见于消渴证。邪多在表未传里。

3.小便频数不禁或遗尿：多属气虚或肾气不固。

4.尿痛或尿频尿急：多属膀胱湿热，或伴尿血、砂石则为淋症。

5.排尿困难：点滴而出为癃证。

6.小便闭塞：不通无尿为闭证。

7.突然发生癃闭，点滴外流，尿味臭，兼有小腹胀痛或发热，属实证。

8.尿量逐渐减少，甚至无尿，伴腰酸肢冷，面色皖白，属虚证。

9.尿色变：《内经·经脉》：肺经脉气盛小便数而欠，气虚则尿色变。

治疗上，宜参考《温病条辨》有关小便方面的“小便赤、小便刺痛，尿如皂角汁状色正赤”，与身体方面的“目赤、烦渴、小便已而洒然毛耸、腹胀、不大便、风湿相搏肢节酸痛”，诊治效果就可以更彰显。

1.膀胱不开者（淡渗之类，如五苓散等），“四苓加厚朴秦皮汤与五苓散，治腹胀，小便不利”。

2.上游结热者，“小便不顺畅，谵语先与牛黄丸；不大便，再与调胃承气汤。大承气汤治目赤、小便赤”、“导赤承气汤治小便赤痛，时烦渴甚”、“茵陈蒿汤后服小便当利，尿如皂角汁状，色正赤，一宿腹减，病从小便去也”，“冬地三黄汤治小便不利，是倍用麦冬甘寒以化热结润液干”。茵陈蒿汤、冬地三黄汤皆以“小便得利为度”。

3.肺气不化者，《金匮要略》：小便已，洒然毛耸，数下，则淋甚，宜东垣清暑益气汤治之。

4.《金匮要略》：风湿相搏，小便不利，甘草附子汤。

中医诊治小便不利的病人时，要深思孙

小博士解说

在临床机理方面，要注意西方医学认为健康成人每24小时排尿量在1000～2000ml之间，24小时内尿量少于400ml称少尿，少于l00ml或完全无尿者称为无尿（或尿闭）。如神经性尿闭、膀胱括约肌痉挛、尿路结石、尿路肿瘤、尿道狭窄、前列腺增生及尿毒症等，多种原因所引起的尿潴留、无尿症均属“癃闭”范畴。尿潴留的重要原因为膀胱颈、前列腺包膜和腺体、尿道均有肾上腺α受体，该受体突然兴奋，使前列腺包膜中平滑肌组织张力剧增，从而使尿道受阻。对前列腺肥大等引起的尿潴留，多采用导尿法，以缓其急。

思邈与朱丹溪的临床经验，“导尿术”与“探吐法”于今并不实用，可是病理机制确很珍贵：

1.《孙思邈备急千金要方・膀胱腑》：“胞囊者，肾膀胱候也，储津液并尿。若脏中热病者，胞涩，小便不通……为胞屈僻，津液不通。以葱叶除尖头，内阴茎孔中深三寸，微用口吹之，胞胀，津液大通，便愈。”这是最早用导尿术治疗小便不通。

2.《丹溪心法・小便不通》：“小便不通，有气虚、血虚、有痰、风闭、实热。气虚用参、芪、升麻等，先服后吐，或参、芪药中探吐之。血虚，四物汤先服后吐，或芎归汤中探吐亦可。痰多，二陈汤先服后吐。已上皆用探吐。若痰气闭塞，二陈汤加木通、香附探吐之，以提其气，气升则水自降下，盖气承载其水也。有实热者当利之，砂糖汤调牵牛末二三分，或山栀之类。有热、有湿、有气结于下，宜清宜燥宜升。”朱丹溪开创运用探吐法来治疗小便不通。

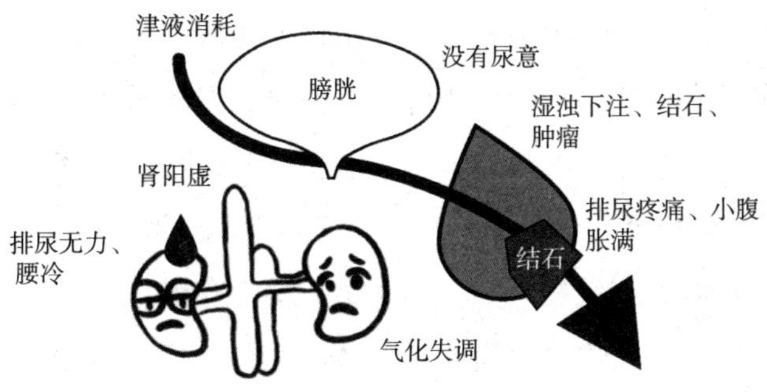

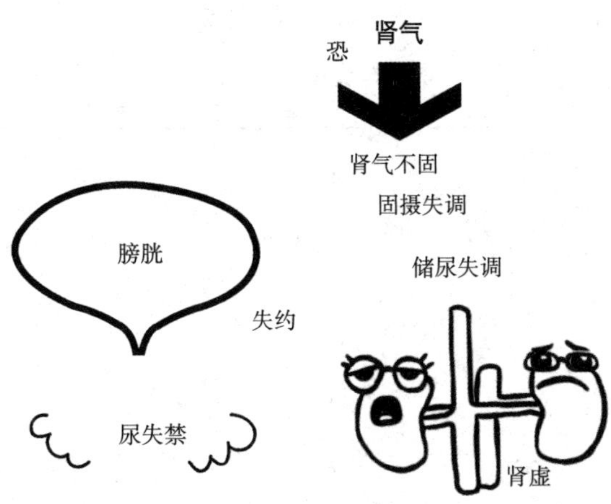

3–8 问大便

问诊最重要的是确认病人的症状，问诊排便必问“腹中有无响声”、“有无矢气（放屁）”欲便之兆。问排便次数、时间，粪便性状及伴随症状。必要时，需要问“肛坠”感（肛门周围的感觉），反复思考生理与病理的交集，从中析解精细的治疗。

1.便秘：便次减少，排便困难，粪便量少，干燥而坚硬。

（1）新病便秘，腹满胀痛，多属实证、热证。

（2）久病、老人或产妇便秘，大便难解，多属津亏血少或气阴两虚。

2.腹泻：便次多，粪便稀软不成形，多为脾胃虚寒。

（1）黎明即泻，多属脾肾阳虚。

（2）泄泻如水，为水湿下注。

（3）泄下如喷射状，肛门灼热，为湿热泻。

3.大便脓血，里急后重，为痢疾，多属大肠湿热。

4.大便色黑，为内有瘀血。

5.便血鲜红，肛门肿痛，为血热。

6.便色暗红，面黄乏力，为脾不统血。

临床上，问诊“肛坠”感（肛门周围的感觉），宜参考《温病条辨》：“大便不爽而不喜食。面浮腹膨而里急。肛中气坠而腹中不痛。尻脉酸。腰胯脊髀酸痛”，诊治就可以更好。

《温病条辨》治肛坠六个汤方：（1）附子理中汤去甘草加广皮厚朴汤，治肛坠痛，便不爽，不喜食；（2）加减小柴胡汤治面浮腹膨，里急肛坠；（3）术附汤治肛门坠痛，胃不喜食；（4）断下渗湿汤方治肛中气坠，腹中不痛；（5）地黄余粮汤治肛门坠而尻脉酸；（6）参茸汤治少腹肛坠，腰胯脊髀酸痛。“肛坠”下重是肛门重坠的感觉，多伴见肛门管的肛门窦静脉曲张，“便不爽”与“不喜食”是共同的症状，不问诊患者，是无法了解“痛不痛”与“哪里酸疼”的。医者父母心，问诊务求感同身受。

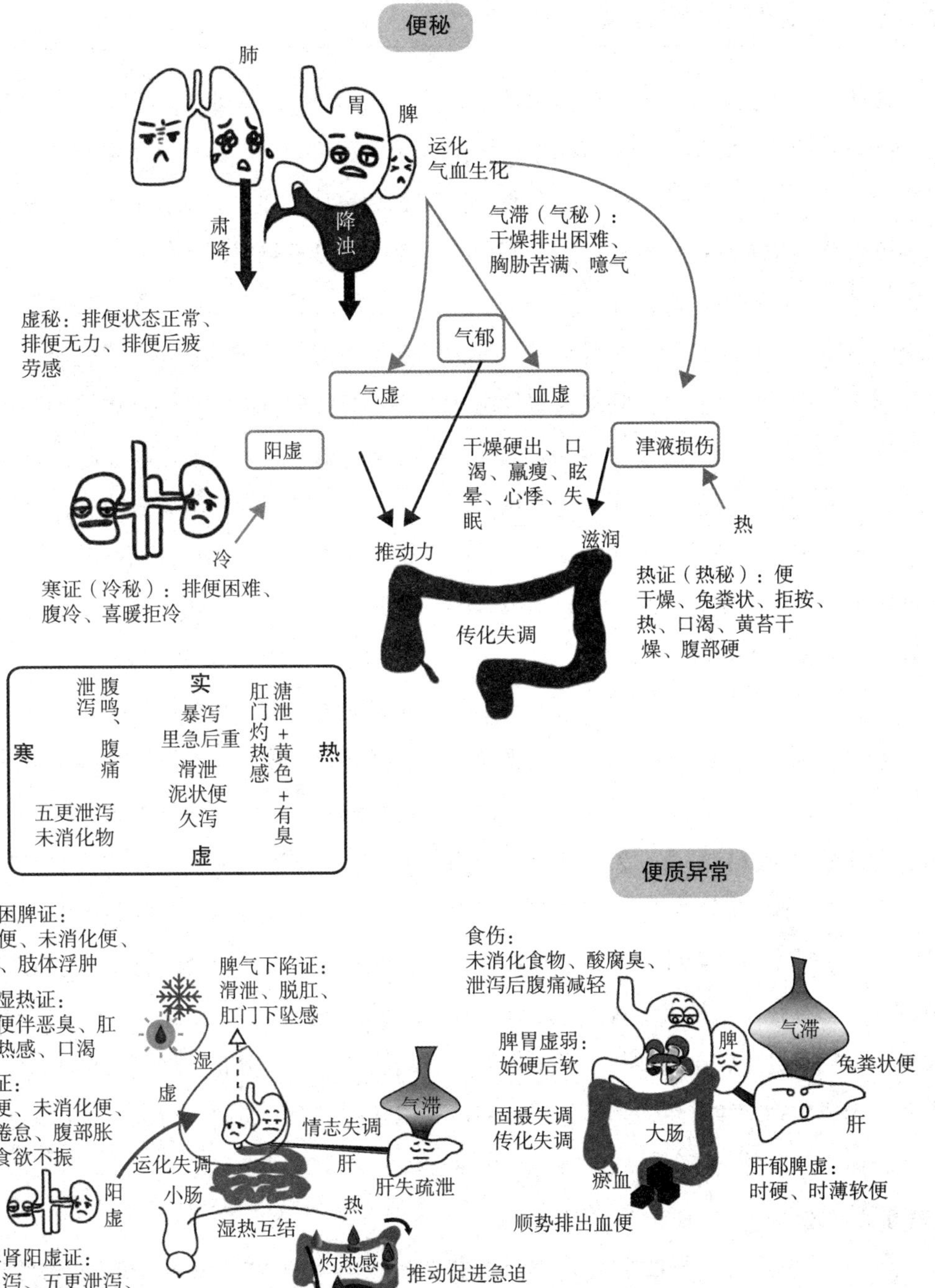
便秘
肺
胃
脾
运化
气血生化
肃降
降浊
气滞（气秘）：
干燥排出困难、
胸胁苦满、嗳气
虚秘：排便状态正常、
排便无力、排便后疲
劳感
气郁
气虚
血虚
阳虚
津液损伤
干燥硬出、口
渴、羸瘦、眩
晕、心悸、失
眠
热
冷
推动力
滋润
寒证（冷秘）：排便困难、
腹冷、喜暖拒冷
传化失调
热证（热秘）：便
干燥、兔粪状、拒按、
热、口渴、黄苔干
燥、腹部硬
实
寒
热
虚
腹鸣、泄泻
腹痛
五更泄泻
未消化物
暴泻
里急后重
滑泄
泥状便
久泻
溏泄+黄色+有臭
肛门灼热感
便质异常
寒湿困脾证：
水样便、未消化便、
恶臭、肢体浮肿
脾胃湿热证：
黏液便伴恶臭、肛
门灼热感、口渴
脾虚证：
水样便、未消化便、
疲劳倦怠、腹部胀
满、食欲不振
脾气下陷证：
滑泄、脱肛、
肛门下坠感
湿
虚
气滞
情志失调
运化失调
肝
肝失疏泄
小肠
阳
虚
热
湿热互结
灼热感
推动促进急迫
恶臭
脾肾阳虚证：
久泻、五更泄泻、
未消化物
下痢
大便湿热证：
暴泻、有脓血、
腹痛、里急后重、
肛门灼热感
食伤：
未消化食物、酸腐臭、
泄泻后腹痛减轻
脾胃虚弱：
始硬后软
脾
气滞
兔粪状便
肝
固摄失调
传化失调
大肠
瘀血
顺势排出血便
肝郁脾虚：
时硬、时薄软便

3-9 问睡眠有所安，所不安

传统问诊，主要是指问病人睡眠情况、生活作息习惯，睡眠多少、深浅及伴随症状。

1.难以入睡，睡而易醒以及多梦等，多属心阴不足，心阳不藏，或心肾不交。

2.夜睡不安，心烦而易醒，口舌生疮，舌尖红赤为心火亢盛，梦中惊呼多为胆气虚或胃热。

3.睡意很浓，常不自主地入睡称为嗜睡，多为气虚、阳虚，或湿困于脾，清阳不升，重病患者的嗜睡多为危象；热性病患者的昏睡，多为热入心包。

生物钟基因，不只是存在于脑部的视交叉上核（SCN），肝脏、肾脏、心脏血管等，身体的各个部位都有。人体数十兆的细胞，各个都时时刻刻在进行生理代谢，因此，SCN的时钟称之为母时钟（主时钟或中枢时钟），存在于末梢组织者为子时钟（辅时钟或末梢时钟），母时钟与子时钟一体运行着，构成生理节律。生命是多重器官结构的集合体，母时钟与子时钟联系着，交感神经与肾上腺皮质激素，睡眠-觉醒节律及寒暖等环境因子，这一切都影响着人的睡眠状态和昼夜节律；如果长期有生活作息不良，常常是慢性痼疾的主因。

癌症发生也与生活作息时间倒错关系密切，夜间工作长的护士罹患乳癌及大肠癌者多，日夜轮班的男性则罹患前列腺癌与肝癌为多，这都是生理节律紊乱造成的。

高龄者因为褪黑激素减少，生理的节律活动减弱，在时钟搅乱的情况下，罹癌概率增加。因此生活习惯的管理特别重要，一定要遵照《内经·四气调神大论》："冬季（即使是夏热的时候）早卧晚起，必待日光（天候不好，心情就会很不好，不要出门活动）"；治疗癌症一定要配合脑部节律调节，让所有与时间节律相关的神经传导物质——副肾上腺素、乙酰胆碱、褪黑激素、性激素等，与肝机能、肾机能、药物通过消化道时间、胃内pH值，以及药物与蛋白质结合、吸收、分布、代谢、排泄等等，都可以达到最好的协同运行关系。

小博士解说

人体的脑时钟（脑门脉循环系统）依循着下丘脑、松果体与脑下垂体的神经网络细微运行。其中最重要的影响睡眠的褪黑激素，随着年龄增加而分泌减少，因此，老年人睡眠也会变得较差。年轻人在早上3～5点时睡得最沉，通常体温随之下降，且入眠更深沉；年纪渐大，早上3～5点这时因为褪黑激素少了很多，因此会睡不着。

腹时钟（肝门静脉循环系统）配合着自主神经系统工作，晚上时副交感神经促进肠道蠕动增强，因此肛温会随之升高。较急性阳刚的人如春夏，即由"肛温"与"腹时钟"主导早起床而活动；反之，较慢性阴柔的人如秋冬，由"脑时钟"主导而不会刻意早起或活动、运动过度，以"缓"为主。

十二时辰的通俗名称与十二经脉关系

时辰	时间	通俗名称	十二经脉	欲解时辰
子时	23：00—1：00	夜半	肺经	太阴
丑时	1：00—3：00	鸡鸣	大肠经	
寅时	3：00—5：00	平旦	胃经	少阳
卯时	5：00—7：00	日出	脾经	
辰时	7：00—9：00	食时	心经	
巳时	9：00—11：00	隅中	小肠经	太阳
午时	11：00—13：00	日中	膀胱经	
未时	13：00—15：00	日昳	肾经	
申时	15：00—17：00	晡时	心包经	阳明
酉时	17：00—19：00	日入	三焦经	
戌时	19：00—21：00	黄昏	胆经	
亥时	21：00—23：00	人定	肝经	太阴

嗜睡

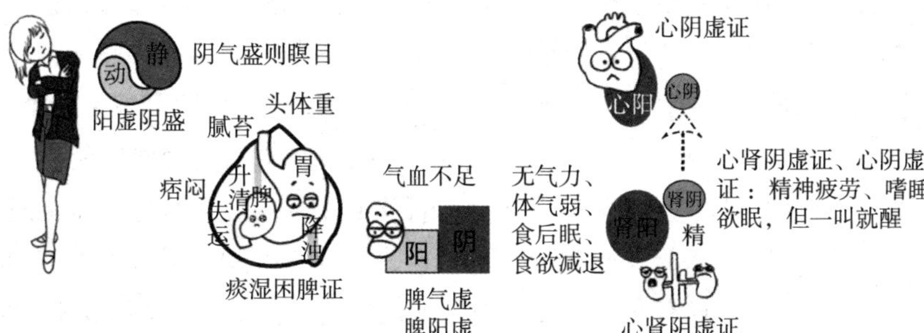

✚ 知识补充站

问诊时医生须审慎考虑十二经脉与脏腑功能，配合回顾询问十个器官系统的症状：①头颅五官；②呼吸系统；③心血管系统；④消化系统；⑤泌尿生殖系统；⑥内分泌与代谢系统；⑦造血系统；⑧肌肉与骨关节系统；⑨神经系统；⑩精神状态。

《伤寒论》：厥阴经欲解时分1:00—7:00（丑寅卯），是人们睡着与起床的交战时间，常常是勤劳的人起床活动和排泄的时间，也常是懒人睡得最甜美的时候。厥阴谓之两阴交尽，就是有着身心缠绵悱恻的状况。六经欲解时分规划不良，厥阴时分无法落实，则少阳时分就无法晨曦灿烂。

3-10　问诊梦有所安，所不安

问诊梦，是医生须审慎考量十二经脉与脏腑功能之道，《内经》的〈脉要精微论〉、〈方盛衰论〉、〈淫邪发梦〉三篇，就是要引导医师诊断十二经脉与脏腑功能，给予病人更好的治疗。由于《景岳全书》的〈十问歌〉没有问诊梦，所以现代中医应谨慎评估运用问诊梦。

二十世纪初，人类开始探究深层的心理活动，使用精神分析方法进行梦的解析，如弗洛伊德（《梦的解析》）及弗洛姆等人。《内经》关于梦的文字不如《梦的解析》多，然而《内经》的〈脉要精微论〉、〈方盛衰论〉、〈淫邪发梦〉三篇，有如达尔文密码，涵盖身体基因的解说。《论语・述而》："甚矣！吾衰也，久矣！吾不复梦见周公"，就是说，人在现实生活中盼望得到的结果无法全然实现时，内心世界就会累积欲望，并通过梦境来实现，变成日有所思，夜有所梦。

《内经》"上盛"是心肺方面有问题，就会梦到"飞"；肝脾肾功能失调属于"下盛"，就会梦到"坠"。日有所思，夜有所梦，孔子之"吾已久未梦见周公"，是自省日有所荒废，夜就有所失态。上盛还包括头、上肢；下盛还包括下肢、生殖器。盛与虚，反映循环不顺畅与无力。

人的意识（脾主意志）到了睡梦中，潜意识（肝主魂、肺主魄）会得到释放，所有七情（喜怒忧思悲恐惊）六欲全在脑海中得以实现，甚至是孩童时期的求知欲、青春期的性欲和中年期的战斗欲望。孔子的三戒，延伸出来就是，年少不戒色，多梦鸡飞狗跳；年壮不戒斗，多梦刀光剑影；年老不戒得，多梦流离失所。所有梦中的言语行为，都有可能是预知的信息。梦有正向之梦，也有逆向之梦。《内经》就以实与虚来解析，用之来看《红楼梦》十二金钗，这十二美女的十二经脉皆各有盛衰，例如：王熙凤毒设相思局，是阳经脉盛；林黛玉葬花是阴经脉盛，《红楼梦》的第一梦中，短剑杀贾宝玉，这就是〈淫邪发梦〉："少气之厥，令人妄梦，其极至迷。三阳绝，三阴微，是为少气。是以肺气虚，则使人梦见白物（刀剑），见人斩血藉藉，得其时，则梦见兵战。"

弗洛伊德的《梦的解析》脍炙人口，倘若我们用《内经》来作"梦的解析"，意义也是相似。《内经》的〈脉要精微论〉、〈方盛衰论〉、〈淫邪发梦〉三篇论说梦境，全部以阴阳五行经脉学说为基础……从经脉来看梦境，可以看出人生之真、文字之美，且都是从善如流。我们要如何使用《内经》的信息呢？就是以现代的医学理论，去

小博士解说

问诊的方法与技巧：

1.从礼貌性交谈开始，使问诊能顺利进行。

2.问诊从主诉开始，再深入有目的、有层次、有顺序地进行询问。

3.避免暗示性提问和逼问。

4.避免重复提问。

5.问诊时医生语言要通俗，避免使用特定意义的医学术语。

6.及时核定患者陈述中的不确切或有疑问的情况。

看自己的身体哪部位可能有问题，再依《内经》阴阳学说、五行学说、经络学说……，试着用“针、灸、砭、药、导引按蹻”来治疗疾病，改善慢性疾病；除非情况不得已，才服用“西药”，再不得已才进行“手术”。

十二盛梦境

十二盛	梦境	十二盛	梦境
阴气盛	梦涉大水而恐惧	甚饱（暴饮暴食）	予（给予）
阳气盛	大火而燔灼	肝气盛	怒
阴阳俱盛	相杀	肺气盛	恐惧，哭泣，飞扬
上盛	飞	心气盛	善笑，恐畏
下盛	堕	脾气盛	梦歌乐，身体重不举
甚饥（劳饥过度）	取（拿取）	肾气盛	腰脊两解不属

十五不足梦境

十五不足	梦境	代表药方	十五不足	梦境	代表药方
心	丘山烟火	天王补心汤	小肠	聚邑冲衢，高楼大厦	苓桂术甘汤
肺	飞扬， 见金铁之奇物	补肺汤	胆	斗讼自刭	温胆汤
肝	山林树木	补中益气汤	阴器	接内	清心莲子饮
脾	丘陵大泽，破屋风雨	半夏天麻白术汤	项	斩首	葛根汤
肾	临渊， 没居水中	真武汤	胫	行走而不能前，及居深地窌苑中	三痹汤
膀胱	游行	五苓散	股肱	礼节拜起	茯苓丸
胃	饮食	二陈汤加平胃汤	胞脯	溲便	肾气丸
大肠	田野	越鞠丸			

凡此十五不足者，至而补之立已也。与〈方盛衰论〉的五虚相似。

✚ 知识补充站

晋朝陶侃梦飞就是忧心忡忡；《红楼梦》中王熙凤、林黛玉有诸多梦境，一如凤姐的“柳叶吊梢眉，丹凤三角眼”，黛玉的“似蹙非蹙罥烟眉，一双似喜非喜含情目”，依《内经》〈五色〉与〈经脉〉，就是心肺功能长期不良，从经脉去找头绪，去解读身与心，对养生、延年益寿是很有帮助的。吃饱的人会梦到给予、施舍、大放厥词等梦境；饥饿的人会梦见拿取、乞取、嗷嗷待哺等情境；肝盛（循环不畅）的人会梦见愤怒、生气、不高兴，所以现实生活急需疏解、放松和解压；肝虚（循环虚弱）的人，则会梦到山林树木，表示现实中急需生长、学习、救助……；小腿循环不畅的人（爬山、跑步过累之后），常会梦到脚走不动，或脚被绊住。“客于阴虚则梦性交”，小则可能是性生理需求的反应，大则生殖器方面可能要出问题了。

3-11 问经带

一般说来，月经的周期是21~40天，有2~7天的出血时间，只要规律，月经量在20~80ml属于正常的范围。失血量过多，则会出现头晕目眩等贫血症状。据统计，大约有89%的育龄妇女，经期在7天以内。如果在初潮2年之后，月经不是上述的状况，就算是不正常的。

1.月经初潮年龄、停经年龄及周期。
2.月经的量、质、色泽及行经的天数。
3.月经时伴随症状。
4.已婚妇女询问胎产情况，末次月经日期。
5.月经迟，经血色暗，有血块，伴痛经，多属血瘀或寒证。
6.经量少，色淡，多为血虚；经量多而色淡，多为气虚。
7.月经先后无定期，多伴有痛经、或经前乳房发胀，属肝郁气滞。
8.月经不来潮，先辨别是有孕还是闭经。
9.闭经可能血枯、血瘀、血痨及肝气郁结。
10.如行经突然停止，多因受寒或郁怒太过。
11.白带的量、色和气味等。
12.白带量多、清稀、色白、少臭或有腥味多属虚寒。
13.白带量多、黏稠、色黄、臭秽，多属湿热。

《金匮要略》："经水前断，后病水，名曰血分，此病难治；先病水，后经水断，名曰水分，此病易治。"血分与水分，分别为功能性月经失调与器质性月经失调。功能性月经失调属于原发性的，是根本的问题；而器质性月经失调属于继发性的，非根本问题，是衍生性症状。功能性（原发性）月经失调多发生于青春期前后，特别是营养失调、发育不全者。器质性（继发性）月经失调多发生于更年期之前，尤其是劳累过度者罹患率更高。

痛经分成两类：一为在盆腔和子宫内找不到病理原因，称为"原发性痛经"，常发生在20岁以前。通常发生在月经一开始时，少数会持续好几天，大多数痛几个小时就会逐渐消退。疼痛的性质跟生产的阵痛类似，但痛到什么程度则因人而异。二为子宫内膜异位、盆腔细菌感染、子宫肌瘤等，是盆腔问题造成的疼痛，称为"继发性经痛"。

经前综合征是因月经周期体内激素水平的改变，导致月经来潮前出现的一组身体和心理的症状，包括腹胀、乳房胀痛、进食及排泄习惯改变、疲倦、头痛、忧虑等情形。为期数天到数周，时间长短及严重性因人而异。其他原因包括对内生性类固醇过敏、维生素B_6缺乏、泌乳素水平过高、体内水分潴留等。30岁左右的女性有经前综合征的比率最高，压力过大或肝经郁热，多会口干舌燥，更想吃寒凉的东西，造成脾胃寒，形成恶性循环。长期吃寒凉的东西使得体质变差，造成生殖系统寒气瘀结，严重者造成不孕症等。

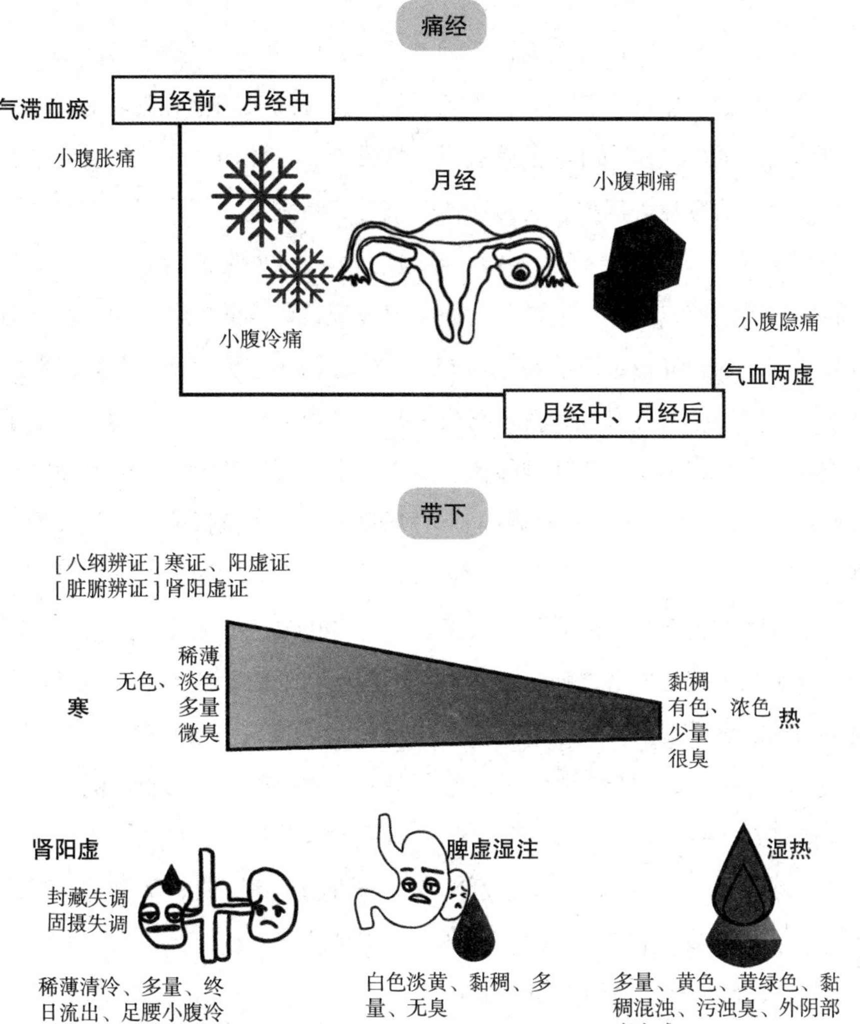

✚ 知识补充站

月经来潮前乳房疼痛、胀气、经前综合征，或有周期性的排卵痛等，十之八九都是有排卵的；没有上述情形，经血又很多，可能是无排卵性的出血。月经的不规则出血，可能与子宫本身病变有关，如子宫颈息肉肿瘤、子宫肌瘤、子宫发炎等。应与服用激素制剂的出血（服用避孕药的第一个周期，有30%的人会有不正常的出血），泌尿道、肠胃道的问题，如痔疮、肠胃炎症、膀胱结石等的出血加以区别。

3–12 问孕产

胎动与胎漏皆下血，胎动有腹痛，胎漏无腹痛；胎动多当脐，胎动在脐上者，为癥（拉扯腹直肌而胎动），多为怀孕前就有子宫内膜异位或子宫肌腺症等病史，有习惯性痛经；轻微子宫内膜异位的部位，多表浅地附着在腹腔与骨盆腔，尚不影响怀孕，通常怀孕是防治子宫内膜异位最自然有效的方法。怀孕生产会有一年暂停月经，使子宫内膜不增生或萎缩。孕妇的生活作息规律比任何药物治疗都重要，早睡（9:00—11:00pm）是最必要的。

腹中疞痛与揪心之痛互为关联，女人情绪郁结的严重后果，就是揪心之痛，不开心的孕母腹中疞痛的概率就高。六十日之前恶心呕吐、食欲不振、喜欢的饮食异于平常等，是常见的妊娠恶阻。

孕妇恶阻发展下去，可能造成尿量减少、尿中出现蛋白，甚至高度体重减少（5公斤以上），这就是重症孕妇恶阻。其中50%合并肝功能障碍，出现黄疸，也见于甲状腺功能亢进症、精神疾病、糖尿病、多胎妊娠等，这些情况一定要西医治疗。脱水者需要一天2000ml的电解质输液，同时加入维生素B_6等，可逐渐改善症状。有的孕妇需要住院几周来调整肝脏功能，以维持胎儿正常发育。大体而言，最重要的是要保持身心安静，特别是因家庭问题与经济问题导致心理压力过大而造成的恶阻，必要时，住院隔离环境是最有效的。若要疏解压力，西医的心理疗法、催眠疗法、孕妇瑜珈、孕妇水中疗法都很值得考虑。饮食方面也不可掉以轻心，空腹会诱发呕吐，应避免空腹，少量多餐多变化，均衡摄取高营养食物。只是要尊重孕妇的个人意愿，绝不可以强迫。

“妊娠，小便难”是胎气不顺，妨碍到了膀胱与下消化道的生理功能。子宫前面有膀胱，后面有直肠，各区域的静脉回流心脏，某种情况下，会出现侧支路径的静脉回流；“饮食如故”是消化道正常，妊娠的子宫与直肠关系正常，而膀胱与肾及相关的脏腑生理功能不良。

“妊娠小便不利，起即头眩”是胎气不顺，妨碍到了膀胱与脑部的生理功能；“有气，身重”为下半身的血液流动不畅，尤其是下腔静脉与肝门脉回流心脏不良，心脏的动脉血液无法正常送达头部，起身时头部血

小博士解说

妊娠毒血症，又称子痫前期，是指在怀孕期间发生血压上升，合并蛋白尿、水肿等，孕妇可能出现全身痉挛，这是一系列症候，不是单一致病因素造成，很多因素都可能诱发。不严重者（血压<160/118mmHg）应多卧床休息，注意饮食，减少盐分摄取，多补充蛋白质，如鱼类、蛋等；严重的孕妇一定要西医治疗，如给予降压药及硫酸镁避免抽筋。很严重者血压很高、尿量减少（每小时小于300ml）、视力模糊、严重头痛及呕吐，这时要考虑提早生产，即使胎儿周数不足，也要评估是否应该终止妊娠。

液不足而晕眩。

新产妇常有三病："病痉"与肢体活动有关，"血虚汗出"导致神经系统与呼吸系统出现问题，免疫力随之降低。"病郁冒"与脑部活动有关，"亡血复汗多寒"以血液循环问题为主。"病大便难"与饮食营养方面有关，"亡津液胃燥"以消化系统问题为主。

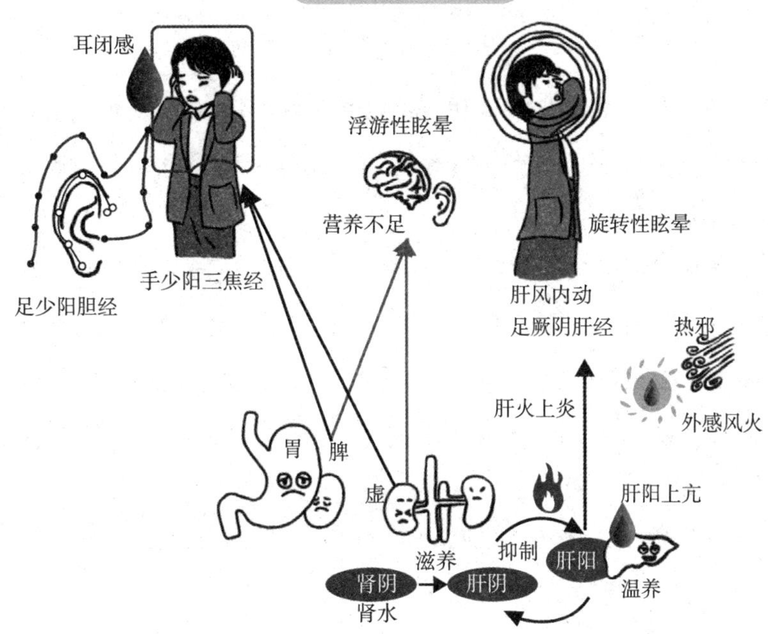

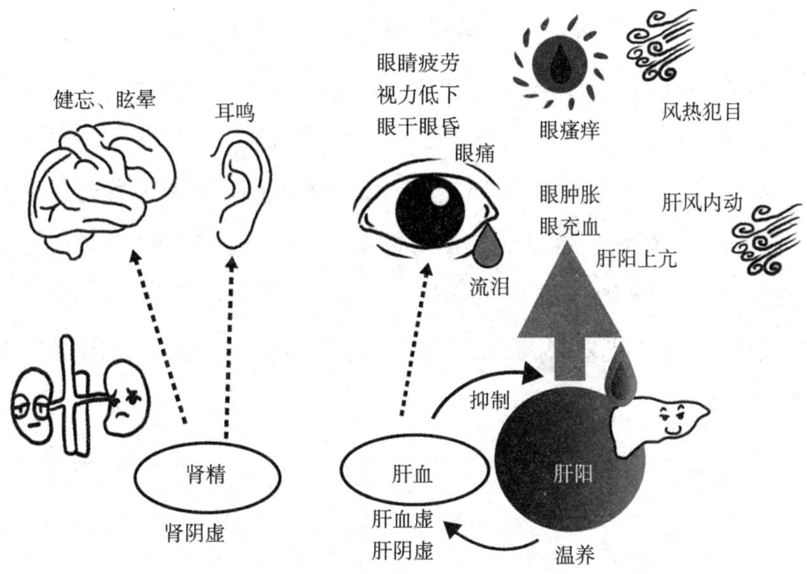

第 4 章

切诊

《伤寒论》诊脉最重要的是初持脉，也就是把脉的第一下脉动，需要用心且耐心，并根据长期累积的经验来进行判断。《伤寒论》之脉诊从从寸口“三部下手”，初持脉确实“掌握第一下脉动”。

脉诊歌诀：首分浮沉，二辨虚实，三去长短，四算疾迟，五察脉形，样样皆知。

一、脉浮沉轻重，写实“肺心肝脾肾”：“人以指按之，如三菽之重者肺气；如六菽之重者心气；如九菽之重者脾气；如十二菽之重者肝气；按之至骨者肾气。假令下利，寸口、关上、尺中，悉不见脉，然尺中时一小见脉，再举头者，肾气也。”各自体质，由脉知其所有，至少，肾气可觅。

二、卫气与营气盛衰，脉动“缓迟的状况”：“寸口脉浮为在表，沉为在里，数为在府，迟为在藏。假令脉迟，此为在藏也。”

三、病人肥瘦不同，脉动“浮沉的另类价值”：胖瘦不同，或体况偏胜，人的脉也会因此有别，肥人脂肪多而脉较沉，瘦人脂肪少而脉较浮。

四、“阳脉浮大而濡，阴脉浮大而濡，阴脉与阳脉同等者，名曰缓也”，健康状况良好。卫气和，名曰缓（身体好），缓则阳气长，其色鲜，其颜光，其声高，毛发长（长相美好），缓者胃气实，实则谷消而水化（消化好），缓者胃气有余（胃口好）。一言以蔽之，“缓”。事缓则圆，心缓则安，人一缓就有一“暖”，缓有缓和的本意，若加了“慢”成了迟，则有不足或虚弱之象。缓慢速度则为迟，心跳过慢多见于心脏肥大，心脏肥大可能是心脏病，也可能是孕妇怀孕时期的心脏肥大，更可能是经常进行大量有氧运动的运动员。缓慢迟与浮沉之脉诊，都要宁心静气来诊脉才精确。

五、按之来缓，时一止复来者，名曰结（心脏循环有问题），出现时而断续的脉动，说明心脏有问题。

4-1　呼吸者，脉之头
4-2　切脉部位——寸关尺
4-3　初持脉
4-4　紧脉转动如弦索无常
4-5　神门——孕脉
4-6　寸口脉——太过与不及
4-7　冲阳——趺阳脉
4-8　趺阳脉与少阴脉
4-9　太溪——少阴脉
4-10　三部九候（一）
4-11　三部九候（二）
4-12　三部九候（三）
4-13　积聚痼疾——阳脉与阴脉
4-14　男脉与女脉
4-15　三阳大络
4-16　天时脉与人体脉
4-17　未持脉时与脉微
4-18　三门穴与脾胃大络
4-19　背俞
4-20　前臂与胫前

4-1 呼吸者，脉之头

《难经》：（1）“十二经皆有动脉，独取寸口，以决五脏六腑死生吉凶之法”；（2）“寸口者，五脏六腑之所终始，故法取于寸口也”；（3）“呼出心与肺，吸入肾与肝，呼吸之间，脾受谷味也，其脉在中”。

《伤寒论》：（1）“呼吸者，脉之头也”；（2）脉阴阳和平是寸口脉的寸关尺，大小浮沉迟数一样；（3）“脉浮沉迟数知表里藏府之异”；（4）“初持脉，来疾去迟，此出疾入迟，名曰内虚外实也。初持脉，来迟去疾，此出迟入疾，名曰内实外虚也”。（5）“假令脉来微去大，故名反，病在里也；脉来头小本大，故名覆，病在表也。上微头小者，则汗出；下微本大者，则为关格不通，不得尿。头无汗者可治，有汗者死。”

《内经·五脏别论》：“气口何以独为五脏主？”“胃者水谷之海，六腑之大源也。五味入口，藏于胃以养五脏气，气口亦太阴也。是以五脏六腑之气味，皆出于胃，变见于气、口。故五气入鼻，藏于心肺，心肺有病，而鼻为之不利也。凡治病必察其下，适其脉，观其志意与其病也。拘于鬼神者，不可与言至德。恶于针石者，不可与言至巧。病不许治者，病必不治，治之无功矣。”

《内经·阴阳应象大论》：善诊者（1）察色按脉，先别阴阳；（2）审清浊，知部分；（3）视喘息，听音声，知所苦；（4）观权衡规矩，知病所主；（5）按尺寸，观浮沉滑涩，知病所生，以治无过，以诊则不失矣。

《内经·阴阳应象大论》：善治者（1）病之始起，可刺而已。（2）其盛，可待衰而已，因其轻而扬之，因其重而减之，因其衰而彰之。（3）形不足者，温之以气；精不足者，补之以味。（4）其高者，因而越之；其下者，引而竭之；中满者，泻之于内。（5）其有邪者，渍形以为汗；其在皮者，汗而发之；其慓悍者，按而收之；其实者，散而泻之。（6）审其阴阳，以别柔刚，阳病治阴，阴病治阳，定其血气，各守其乡，血实宜决之，气虚宜掣引之。

《内经·脉要精微论》：“夫脉者，血之府也……浑浑革至如涌泉，病进而色弊，绵绵其去如弦绝，死。”

小博士解说

气口独为五脏主，“有进斯有出”，静脉血回流右心房多少，左心室的动脉血才能送出多少。右心房有三条静脉回来，冠状静脉窦很小却很重要，一旦无法开启输送静脉血，生命就结束了；上腔静脉收集上半身的静脉血，及来自下半身乳糜池胸导管的淋巴；下腔静脉收集下半身的静脉血，特别重要的是来自肝门静脉的肝静脉；冠状窦则收集来自心脏壁的大部分静脉血。除了肺脏以外，所有身体部位的静脉血经由上、下腔静脉及冠状窦汇集至右心房（肺脏定律是“有出斯有进”，能吐气才能吸气）。

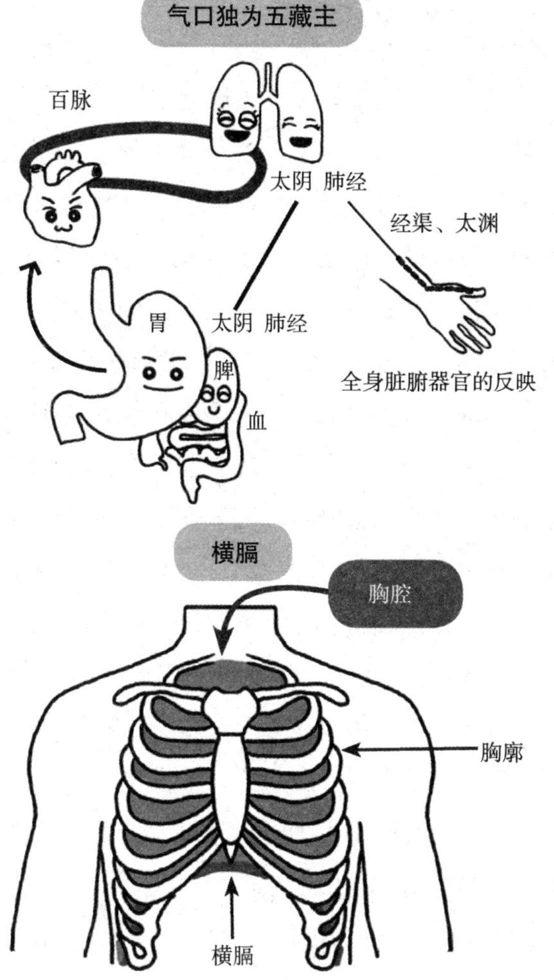

✚ 知识补充站

腹部的脏器肾与肝主导着吸气功能（吸入肾与肝），胸部的脏器心与肺主导着呼气功能（呼出心与肺）；横膈与肋间外肌负责吸气，横膈负责70%的吸气功能，腹部肌肉群和肋间内肌与肋间最内肌等辅助呼气，只要腹部的脏器有状况，就会牵扯到腹部肌肉群，进而导致呼气不够顺畅，“呼吸者，脉之头也”。贲门位于横膈的食道裂孔处，膈肌脚位于裂孔的两侧，构成食道下括约肌，横膈起始部位，是下位肋骨的韧带和腰大肌及腰方肌的肥厚筋膜，横膈终止的部位是腱中心，其上是心膜的纤维性心膜等（心包经脉与三焦经脉），因此，很多生理功能都会影响横膈的运行。

4-2 切脉部位——寸关尺

寸口脉（太渊穴区，也就是腕关节横纹外侧），从列缺穴（腕后一寸五分）、经渠穴（腕后一寸）下行，向鼻烟窝走去；其桡动脉及其掌浅支都有小的伴行静脉。医生初持脉时，患者手腕放于诊垫上，多会调整患者手腕，调整尺桡侧屈腕肌腱与桡侧拇长展肌腱，使其处于最佳诊脉位置，并望诊伴行静脉。

《内经·脉要精微论》：“尺内两傍，则季胁也，尺外以候肾，尺里以候中腹。附上（即关），左外以候肝，内以候膈；右外以候胃，内以候脾。上附上（即寸），右外以候肺，内以候胸中；左外以候心，内以候膻中。前以候前，后以候后。上竟上者，胸喉中事也；下竟下者，少腹腰股膝胫足中事也。”内与外，是诊脉时，指腹前方或偏外侧为外，指腹后方或偏内侧为内，在内的部位是功能的表现，在外的部位主要是脏腑的结构有乖离不和之象。

左寸诊察心脏结构、循环系统、左上半身的功能状况，左关诊察消化附属器官、肝脏、横膈、情绪状态，左尺诊察左肾脏、肾上腺、左侧下半身的功能状况。左肾静脉比右肾静脉长，而下腔静脉在腹主动脉的右侧，所以造成左肾静脉侧副支径路变化较多，因此，左侧下半身若有癌细胞，转移到骨髓与脑部的概率比较高。

右寸诊察呼吸系统、免疫系统及右上半身功能状况，右关诊察消化器官、脾脏、胃、思考及脑智力状态，右尺诊察右肾脏、脑下垂体及右侧下半身的功能状况。腹腔主动脉在下腔静脉左侧，右肾动脉就会比左肾动脉长，通常右侧肾脏的手术会比左侧肾脏手术的危险性高。

《金匮要略》中将寸口关上脉与尺脉对比，如：（1）“寸口脉沉而迟，关上小紧数”；（2）“寸口脉浮而紧，紧则为寒，浮则为虚”；（3）“血痹，阴阳俱微，寸口关上微，尺中小紧，外证身体不仁，如风痹状”。诊脉先诊整体脉的浮沉，再诊大小、迟速，最后是“上竟上者”（头颈胸臂上肢事），与“下竟下者”（腰腹膝脚足中事）。

小博士解说

《金匮要略》：（1）“脉紧如转索无常者，有宿食”；（2）“脉紧（寸口脉紧）头痛风寒，腹中有宿食不化”；（3）“寸口脉浮而大，按之反涩，尺中亦微而涩，故知有宿食，大承气汤主之”；（4）“脉数而滑者，实也，有宿食，下之愈，宜大承气汤”；（5）“下利不欲食者，有宿食也，当下之，宜大承气汤”；（6）“宿食在上脘，当吐之，宜瓜蒂散”；（7）“脉数而紧，乃弦，状如弓弦，按之不移。脉数弦者，当下其寒；脉紧大而迟，必心下坚；脉大而紧者，阳中有阴，可下之”。右关属消化器官，左关属消化附属器官，诊脉右关与左关，察看消化与吸收的情况。

寸关尺的位置

三部	穴位	位置
寸	太渊	腕关节横纹外侧桡动脉中，桡侧屈腕肌外侧
关	经渠	桡骨茎突内缘，旋前肌中，太渊上量一寸
尺	列缺	桡骨茎突上方，肱桡肌与外展拇长肌之间，太渊上量一寸五分

寸口各部名称与脉诊法

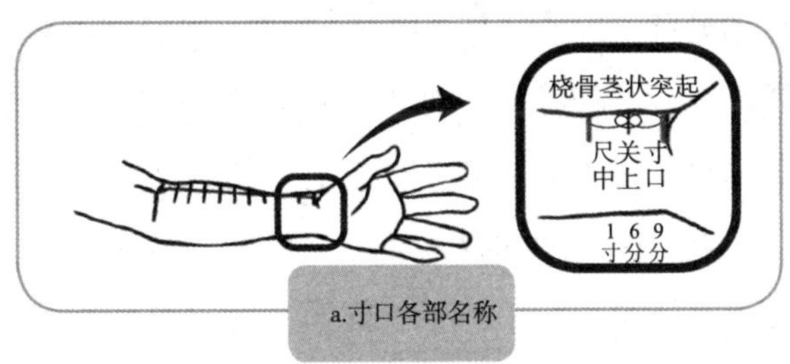

a.寸口各部名称

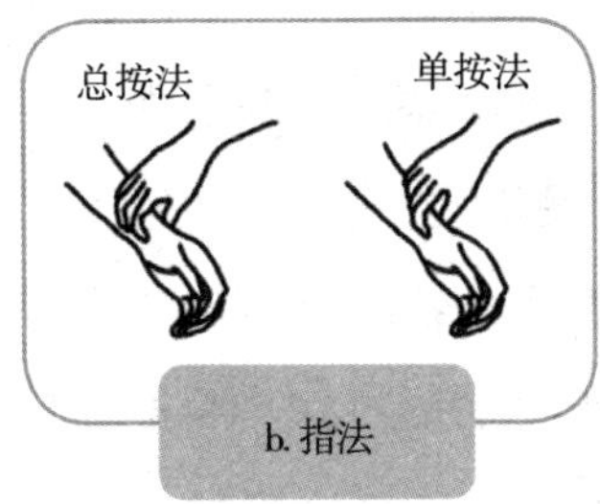

b.指法

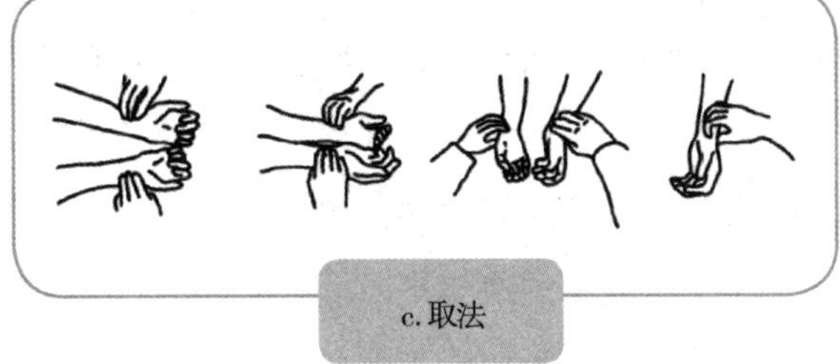

c.取法

✚ 知识补充站

寸口脉分寸、关、尺三部位，主要比较：

1.脉位脉动的位置：前后为寸脉与尺脉，关脉居其中。

2.脉象、脉动的形象：滑涩大小浮沉。

3.脉动的速度：疾徐快慢。

临床上，寸部诊察胸喉中事，即胸腔与上肢及头面，指太渊穴到鱼际穴，包括太渊到鱼际的血络（鱼际诊），细察有无“外”离之脉；尺部诊察少腹腰腹膝胫足中事，即腹腔及下肢，指经渠穴到列缺穴，包括经渠到尺泽的血络（尺肤诊）。比较寸部与尺部，严重者为病本，次者为标。

4-3 初持脉

《内经·脉要精微论》："来疾去徐，上实下虚，为厥巅疾；来徐去疾，上虚下实，为恶风。"脉动的速度（疾徐快慢），来疾去徐，上实下虚，为厥巅疾（头痛、思维不清楚）；一摸到脉，脉走得很快，再仔细摸脉，脉走得慢。来徐去疾，上虚下实，为恶风（怕冷、怕风），阳气受也；一摸到脉，脉走得很慢，再仔细摸脉，脉走得快。

《内经·脉要精微论》："夫脉者，血之府也……浑浑革至如涌泉，病进而色弊，绵绵其去如弦绝，死。"至（来）如涌泉，去如弦绝，诊脉动之来去之脉象。

《伤寒论》："初持脉，来疾去迟，此出疾入迟，名曰内虚外实也。初持脉，来迟去疾，此出迟入疾，名曰内实外虚也。"

初持脉是第一个感觉的脉动，血液从心脏出来与回去（进去）的快与慢，反映着心脏的收缩与舒张，亦即初持脉于寸口，就好似听诊器置于胸口聆听心脏的跳动，初持脉也就如手心贴上左胸口触及心脏跳动，可以立即感受到心室收缩将动脉血液从主动脉搏出，搏动一下，尔后搏动结束，就是心脏舒张，静脉血液送回心脏，动脉的动是心脏收缩，动脉的动之后的静是心脏舒张。

初持脉是最重要的诊脉入门，第一个初持脉，是三指指腹一起碰寸关尺脉的第一个感觉，初持脉来急去迟为内虚外实；来迟去急为内实外虚，诊表里虚实。

第二个初持脉，是寸口脉与尺脉的各自表述，脉动瞬间出来微弱，回去较大，为表虚有汗与里实不通畅；寸口微弱而头大（指腹一碰到脉动是大脉，按之脉象是微弱），说明胸腔有问题，表虚有汗。尺脉微弱而尾大（指腹按之脉象是微弱，指腹离开的瞬间是大脉），表示腹腔的脏器有问题，里实不通畅。

《伤寒论》：（1）"寸口脉微，名曰'阳不足'，洒淅恶寒；尺脉弱，名曰'阴不足'，则发热"；（2）"病按之痛，寸脉浮，关脉沉，名曰'结胸'"；（3）"下利，寸脉反浮数，尺中自涩者，必'圊脓血'"；（4）"脉阴阳和平"是寸口脉的寸关尺，大小浮沉迟数一样。

《金匮要略》："寸口脉沉而迟，关上小紧数"是初持脉寸口脉沉而迟，再进一步得脉有关上小紧数，此为"胸痹之病，喘息咳唾，胸背痛，短气"，"咳即胸中隐隐痛，脉反滑数，此为肺痈"，都有胸痛，除

小博士解说

初持脉一定要配合呼吸，初持脉与呼吸有很密切的关系，《内经·平人气象论》："人一呼脉再动，一吸脉亦再动，呼吸定息，脉五动，闰以太息，命曰'平人'。平人者，不病也。常以不病调病人，医不病，故为病人平息以调之为法。人一呼脉一动，一吸脉一动，曰'少气'。人一呼脉三动，一吸脉三动而躁，尺热曰'病温'，尺不热脉滑曰'病风'，脉涩曰'痹'。人一呼脉四动以上曰'死'，脉绝不至曰'死'，乍疏乍数曰'死'。平人之常气禀于胃，胃者，平人之常气也，人无胃气曰逆，逆者死。"

了脉不一样，后者多咳唾脓血。寸口位于桡动脉，来自锁骨下动脉，左桡动脉上的寸口，看心脏，左寸关则看人的心肝。左寸关尺看人的肝心与肝肾（肝肾与肝心都是很重要的信息，肝肾不足会真阴亏损）。

诊脉基本手法及脉象

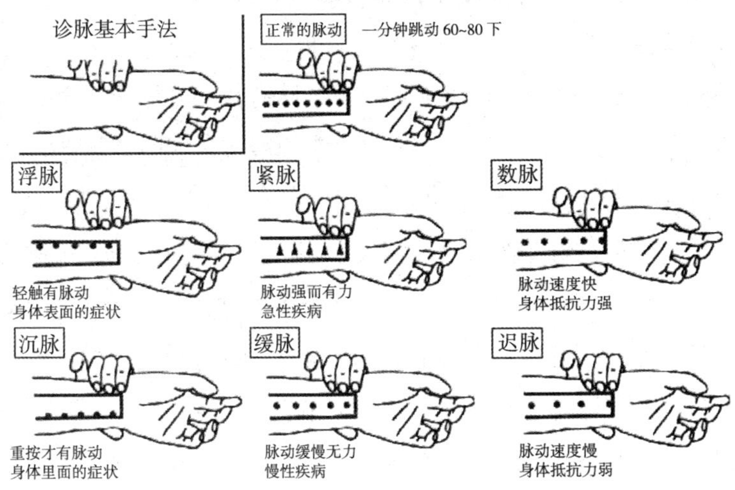

初持脉

初持脉	虚实	药方
出来快回去慢	内虚	小建中汤、理中丸、附子汤
	外实比内虚严重，但是仍有内虚状况	桂枝汤、麻黄汤、小青龙汤
出来慢回去快	内实严重	大陷胸汤、大承气汤、抵当汤
	外虚比内实稍严重，仍是有相当内虚的成分	半夏泻心汤、柴胡加芒硝汤、柴胡桂枝汤

脉象来去上下大小与病证

脉象	病状
来微去大	病在里
来头小本大	病在表
上微头小	汗出
下微本大	关格不通，不得尿

✚ 知识补充站

《内经·三部九候论》：“九候之相应也，上下若一，不得相失。一候后则病，二候后则病甚，三候后则病危。所谓后者，应不俱也。”人变老时，血管先老，尤其应注意动脉粥样硬化的部位；动脉粥样硬化并非全身血管一起出现，好发于不同的部位，且因人而异。其部位：一、腹部的大动脉及髂动脉；二、胸部；三、大腿骨、膝部；四、脑部；五、脊椎部。运动不够，不足以运转氧气而塞住循行路线，容易发生动脉粥样硬化，出现“所谓后者，应不俱也”。年纪大时血管内皮细胞功能变差，加上结缔组织增生，使动脉弹性变差，血管内皮增生肥厚，而内皮细胞功能失常，致使动脉硬化逐年加重。

4-4 紧脉转动如弦索无常

寸口脉阴阳俱紧，要问诊清楚，才知道如何决定治疗策略。

1. 寸口脉阴阳俱紧，上吐下泻，只要转索无常的紧脉消失，就会痊愈。
2. 寸口脉阴阳俱紧又兼见脉迟，而饮食正常，表示快要痊愈。
3. 寸口脉阴阳俱紧又兼见脉迟，且不欲食，是水停饮滞造成，服用小青龙汤或真武汤可利水饮。
4. 寸口脉阴阳俱紧，即浮与沉皆是，整体上来说，即是寸口脉浮沉皆出现转索无常的紧脉，可能出现“勿妄治也，其人微发热，手足温者，此为欲解”，即生活饮食作息正常就会渐渐痊愈，不需特别的治疗。发高烧的寸口脉阴阳俱紧，则难治；若恶寒则是上消化道方面的问题，会出现呕吐；若腹内痛则是下消化道问题，会出现下痢。

《伤寒论》论脉：

1. “阴阳相抟，名曰动。阳动则汗出，阴动则发热，形冷恶寒者，此三焦伤也。若数脉见于关上，上下无头尾，如豆大，厥厥动摇者，名曰动也。”
2. “脉浮而紧者，名曰弦也。弦者，状如弓弦，按之不移也。脉紧者，如转索无常也。”
3. “脉有弦、紧、浮、滑、沉、涩。此六脉名曰残贼，能为诸脉作病也。”

“动”字很传神，是重的力量，就是很有分量的脉动，才能称之为动。数脉见于关上，而不是寸口与尺中。医者学诊脉，一定要从关上下手，反复体会。寸口是太渊穴区，关上是经渠穴区，尺中是列缺穴区，列缺穴在腕后一寸五分，虎口交叉食指按压处。换句话说，尺中是在列缺穴之后，关中则在经渠穴上，经渠穴离太渊穴一寸，太渊穴在腕关节横纹外侧桡动脉中，即桡侧屈腕肌与外展拇长肌之间。

太渊穴有很大的脉动能量，数脉见于关上，上下无头尾，即寸口的“头”与尺中的“尾”，几乎没有脉动可言，如果出现寸口（上）与尺中（下）无头尾，只见脉数次如豆子大的跳动，如此厥厥动摇者，名曰动，是阴阳相搏，即桡动脉的跳动，只突显在关

小博士解说

《伤寒论》：“脉弦而大，弦则为减，大则为芤；减则为寒，芤则为虚。寒虚相搏，此名为革。妇人则半产漏下，男子则亡血失精。”芤脉浮大无力按之中空，浮取与沉取有脉，浮沉之间无脉呈中空状，或是浮大而软，按之两边实而中央空，似葱一样，上下或左右按之皆呈中空状。失血、脱血或血虚，因为心脏血液不够充分，主动脉输出也会不充足，桡动脉寸口区出现芤脉与大脉是虚脉，初持脉浮而搏指，再按脉中空，如按鼓皮的脉象，多亡血失精，女人半产崩漏，男人虚劳梦遗，下腔静脉回流心脏虚弱，导致心脏主动脉输出也虚弱，才会出现大脉的芤脉。

上。总之，经渠穴与列缺穴之间的关上脉动突显就是阴阳相抟，阳动（浮脉）汗出，阴动（沉脉）发热，寸口脉微尺脉弱（关上脉动隐而不明显）是洒淅恶寒后发热。

诊脉手法

一	二	三	四
诊脉基本手法 浮沉看表里，紧缓诊急慢，数迟察强弱	数脉 脉动速度快 身体抵抗力强	浮脉 轻触有脉动 身体表面的症状	紧脉 脉动强而有力 急性疾病
正常的脉动 一分钟跳动60～80下	迟脉 脉动速度慢 身体抵抗力弱	沉脉 重按才有脉动 身体里面的症状	缓脉 脉动缓慢无力 慢性疾病

桡动脉（太渊）
尺动脉（神门）

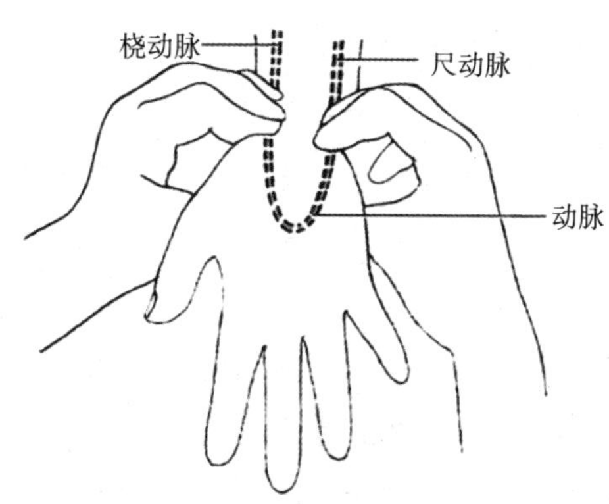

+ 知识补充站

《伤寒论》：（1）亡汗若吐，肺里寒，令脉紧；（2）欬者，坐饮冷水，令脉紧；（3）假令下利，胃中虚冷，令脉紧；（4）寸口脉微，尺脉紧，虚损多汗；（5）寸口诸微亡阳，脉软而不弱为濡亡血，弱而不软为发热（烧）；（6）紧脉转索无常为寒，战而栗。

紧脉的特点是脉势紧张有力，寸口脉微，尺脉紧以横膈与胃为左关与右关，人与血管一起老化。

4-5 神门——孕脉

《内经·腹中论》："身有病，而无邪脉"。《内经·阴阳别论》："阴搏阳别，谓之有子。"《内经·平人气象论》："妇人手少阴脉动甚者，妊子也。"

《伤寒论》："阴阳相抟，名曰动。上下无头尾，如豆大，厥厥动摇者，名曰动也。"《内经》："手少阴脉动甚者，妊子也"，多在怀孕第三周后；正确的情况是，第三周至第五周多可以诊孕脉，通常第三周之后多可见手少阴脉动甚，是要注意养胎气。

《金匮要略》："妇人得平脉，阴脉小弱，名妊娠，桂枝汤主之。于法六十日当有此证。"关之上的寸部脉是阳脉，如为常人之脉，心肺功能正常。"阴脉小弱"，阴脉是关之下的尺部脉，是脉形小而不大（非虚劳），软弱无力而不细（非寒）。怀孕八周内，多见寸口（太渊穴区）平脉，阴脉小弱（用力按之，脉动不弱），而手少阴脉（神门穴区）动甚。

心脏在胚胎发育过程当中，是最早成熟和具有生理功能的器官；胚胎心脏发育出现在第三周；第五周初，完成基本心脏外形，心脏内部分隔是在第五周末才宣告完成。在胚胎第三周时，生心区的中胚层内出现围心腔，在围心腔的腹侧中胚层，会逐渐形成纵向并排且中空的心管。心管的头端与动脉相连，尾端与静脉相连，且两端固定于心包上。心管有三个膨大，依次称为心球、心室、心房，心室发展为原始左心室，心球的头端与动脉干相连，动脉干上与主动脉弓的起始部相通。

《内经·气交变大论》："神门绝，死不治"是天候环境状况不佳，加上生活习惯不良造成。所谓"动气知其藏也"，注意养胎气，就是要让胚胎发育过程，更加尽善尽美、尽如人意，传统的胎忌，体弱孕妇不可不忌。

《内经·气交变大论》："岁水太过，寒气流行，邪害心火。民病身热烦心，'躁悸'……甚则腹大胫肿，喘咳，寝汗出憎风……腹满肠鸣溏泄，食不化，'渴而妄冒'，神门绝者，死不治。"

《内经·至真要大论》："太阳司天，寒淫所胜……血变于中，发为痈疡，厥心痛，呕血血泄鼽衄，'善悲，时眩仆'。胸腹满，手热肘挛，腋肿，心澹澹大动，胸胁胃脘不安，'面赤目黄'，善噫嗌干，甚则色炲，渴而欲饮，病本于心。神门绝，死不治。所谓动气知其藏也。"

《内经·至真要大论》："太阳之复，厥气上行……心胃生寒，胸膈不利，心痛否满，'头痛善悲，时眩仆'，食减，腰脽反痛，屈伸不便……少腹控睾，引腰脊，上冲

小博士解说

桡动脉比尺动脉更容易触诊到，桡动脉（太渊穴）和尺动脉（神门穴）都比较表浅。尺动脉比较细，肱动脉（天府穴）与股动脉（五里穴）在深层，因为是大血管，所以容易摸到；颈动脉（人迎穴）更容易触摸得到。正常评估血压，股动脉在70mmHg以上；颈动脉在60mmHg以上。

心，唾出清水，及为哕噫，甚则入心，善忘善悲。神门绝，死不治。”

医者诊脉持拿患者手部时，首先，感觉到患者手部的轻重——老化指数；其次，感觉到患者手腕的灵活度——生化指数的情况，医者应将已索取的初步资料置放于脑海中。桡动脉走在肱桡肌外侧，覆盖在皮肤与筋膜浅层，在肘窝正中的曲泉穴与桡骨茎突的经渠穴连结线。桡动脉的太渊、经渠、列缺、寸口部诊肺脏（中部天手太阴）；桡动脉入鼻烟窝进入手虎口的部分（合谷）诊胸中之气（中部地手阳明）；尺动脉的部分（神门）诊心脏（中部人手少阴）。

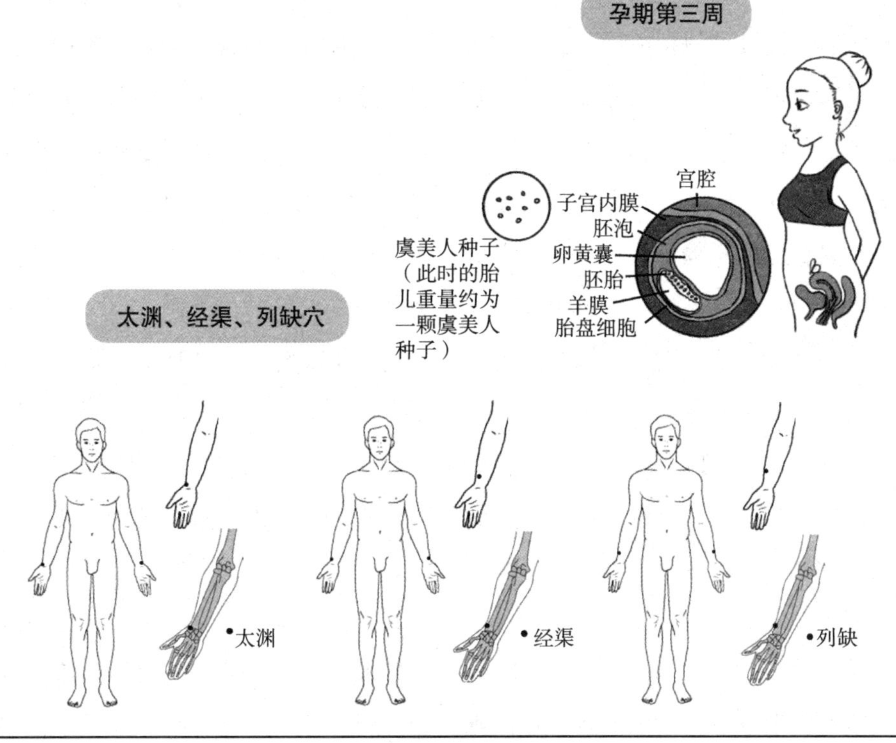

+知识补充站

诊已孕妇女之脉，以左关脉最重要。孕妇的肝脏功能及胎儿命脉所系的胎盘，会全面呈现于左关脉，左关脉有力与否，可显示出孕妇的肝脏与胎盘营养状况。

1.脉动缓和有力居本位，家庭和乐，生活习惯良好。

2.左关脉过本位，脉动有力而乖违，孕妇多不愉快，或心情违和。配合望诊太阳穴区，太阳穴区静脉曲张右侧多，是饮食偏颇造成，肝胃经脉不顺畅；左侧太阳穴区静脉曲张多，是情绪偏颇造成，极度缺乏安全感，多产后忧郁症。

3.左关脉无力或痿弱，脸色萎黄或苍白，孕母多心情沮丧，医者与家人务必要多关怀，及时疏导孕母的不良情绪问题。

4-6 寸口脉——太过与不及

脉诊寸口脉与尺脉的相互比较，察知上焦与下焦的病变本末，三部脉的大小是第一道信息，寸脉浮大，久按之还是浮大，是刚开始生病；久按之不浮大者，不是病将愈，就是病很久了。脉动以缓和有力为贵。诊脉要有耐心，并询问大致的生活状况，随即记录，诊脉之后再比较其他相关诊断数据。

脉有三部，阴阳相乘，荣卫血气……春弦秋浮，冬沉夏洪。察色观脉，大小不同。尺寸参差，或短或长，上下乖错，或存或亡，病辄改易。脉有三部，尺寸及关。肾沉心洪，肺浮肝弦。三部不同，太过可怪，不及亦然，审察表里，三焦别焉，知其所舍，消息诊看，料度脏腑，独见若神。

《内经・平人气象论》：“脉盛滑坚者，曰病在外。脉小实而坚者，病在内。脉小弱以涩，谓之久病。脉滑浮而疾者，谓之新病。”

《伤寒论》：“脉病人不病，名曰行尸。以无王气，卒眩仆，不识人者，短命则死。人病脉不病，名曰内虚。以无谷神，虽困无害。”

《伤寒论》：“寸口脉浮而大，浮为虚，大为实，在尺为关，在寸为格，关则不得小便，格则吐逆。”寸口脉浮而大，是寸口关上尺中三部合起来的脉象，独见于尺中（列缺穴区）是关（即关闭下面而不得小便）。倘若独见于寸口（太渊穴区）则为格关，而会吐逆。医生以三指腹置于患者寸口脉上，先是中指置于关上（关中），再将食指置于寸口（寸上），然后无名指置于尺中（尺下），除非大病或重病，一般小病初持脉准确率最高，可以快而清晰地分辨关上（关中）、寸口（寸上）与尺中（尺下）等上下三部位的脉动不同。

《伤寒论》：寸脉下不至关，为阳绝，若阳气前绝，阴气后竭者，其人死身色必青；尺脉上不至关，为阴绝，阴气前绝，阳气后竭者，其人死身色必赤。比较寸口、关上、尺中三部脉，寸口脉浮大而尺中部分明显，是尺中脉浮大，下半身循环不好，多小便方面出问题；寸口浮大而寸口部分明显，是寸口脉浮大，上半身循环不好，多食道与胃出问题。阳绝为寸脉不过关，关尺皆无脉，或寸脉独强，关尺脉皆弱；阴绝为尺脉独强无法上过关与寸，或独有尺脉而寸关脉

小博士解说

《内经・平人气象论》：

1.欲知寸口太过与不及，寸口之脉中手短者，曰头痛。寸口脉中手长者，曰足胫痛。寸口脉中手促上击者，曰肩背痛。

2.寸口脉沉而坚者，曰病在中。寸口脉浮而盛者，曰病在外。

3.寸口脉沉而弱，曰寒热及疝瘕少腹痛。寸口脉沉而横，曰胁下有积，腹中有横积痛。寸口脉沉而喘，曰寒热。

无，都是不治之脉。

《内经·病能论》："胃脘痈者，诊此者当候胃脉，其脉当沉细，沉细者气逆，逆者，人迎甚盛，甚盛则热，人迎者胃脉也，逆而盛，则热聚于胃口而不行，故胃脘为痈也。"

阳绝阴绝

脉象	病名	阴阳前绝后竭	其人死	注意事项
寸脉下不至关	阳绝	阳气前绝，阴气后竭者	身色必青	消化系统
尺脉上不至关	阴绝	阴气前绝，阳气后竭者	身色必赤，腋下温，心下热	循环系统

行尸内虚

脉象	病名	预后	注意事项
脉病人不病	行尸	以无王气，卒眩仆，不识人者，短命则死	放下一切，好好治病
人病脉不病	内虚	以无谷神，虽困无害	休息调养

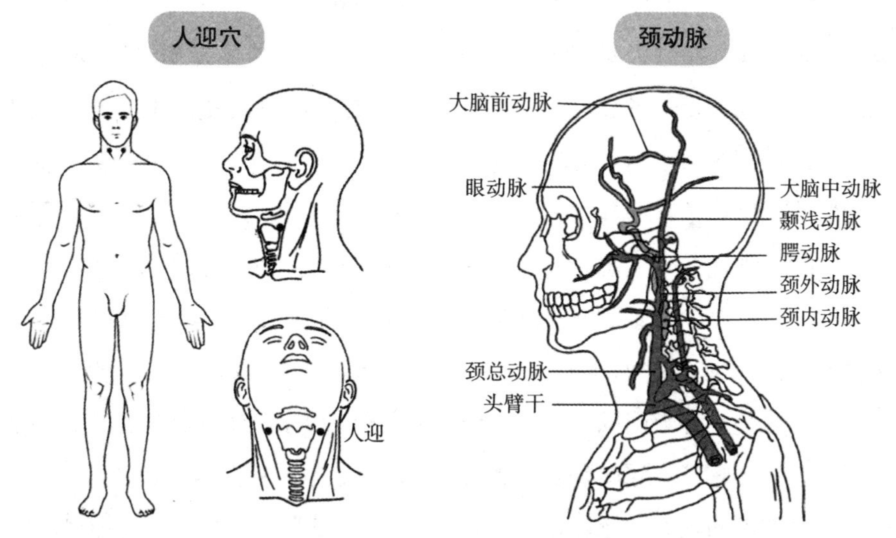

✚ 知识补充站

动脉结构上，人迎穴区是颈总动脉，是传导动脉，属于大型弹性动脉；人迎穴区（颈总动脉）有力与否，可反映横膈以下的腹腔脏器与呼气功能。寸口的太渊穴区（桡动脉）是肌肉性动脉，靠血管的收缩与扩张来调节血流量；寸口的太渊穴区桡动脉有力与否，可反映横膈以上的胸腔脏器与吸气功能。诊断心脏病方面，颈动脉的人迎比桡动脉的诊断较精确；一般疾病诊断以桡动脉的寸口为主，急性疾病与重症诊断则以颈动脉的人迎为主。

4-7 冲阳——趺阳脉

医生切诊，通常诊寸口就绰绰有余，大病、久病，则须增加趺阳脉（冲阳穴）与少阴脉（太溪穴）。趺阳脉是脚背上的脚背动脉，来自胫前动脉，由胫前静脉与大隐静脉回心脏；少阴脉是胫后动脉，由胫后静脉与小隐静脉回心脏。严重的慢性病患者，必要切诊趺阳脉（冲阳穴）与少阴脉（太溪穴）。临床上，望诊趺阳脉（冲阳穴）与少阴脉（太溪穴）的静脉突显情形，大益八纲辨证及施治。

《伤寒论》："趺阳脉迟而缓，胃气如经。趺阳脉浮而数，浮则伤胃，数则动脾"。趺阳脉迟而缓，是常人醒来未进食的脚背脉动。胃在开始进食至进食后一二小时蠕动较快，此时趺阳脉动由迟缓转为快速，饭后与饭前空腹的脉象常常差异很大。"趺阳脉迟而缓，胃气如经"，迟脉是一呼吸间脉动四五下，表示心脏功能正常；缓脉是脉动感觉为安和状态，血液流通顺畅。"趺阳脉浮而数"，数脉是一呼吸间脉动五六下以上，显示心脏功能较吃紧；浮脉是脉动感觉急躁不安，则血液流动吃力，此脉象若是在餐饮饭后出现，有可能是趺阳脉一时冲动。

《伤寒论》："趺阳脉浮而涩，浮则胃气强，涩则小便数，浮涩相抟，大便则硬，其脾为约（脾气不足，胃气虚），麻仁丸主之"，与"趺阳脉浮而涩，少阴脉弦而浮，其病在脾，法当下利"。仔细看"少阴脉如经者，病在脾，法当下利"，趺阳脉浮而数是伤胃动脾；趺阳脉浮而涩是病脉，是胃气强小便数，脾为约大便硬。"少阴脉如经，少阴脉弦而浮，才见此为调脉，故称如经（或云脉迟而缓，阴阳平和）也。"通常，趺阳脉的脚背动脉，比少阴脉胫后动脉来的脉弦而浮，显得跳动较有力；若少阴脉弦而浮，而趺阳脉没有脉迟而缓，就是胃脾经脉失常或大便硬、下利。

周围动脉阻塞性疾病（PAOD）：

1.初期：患者长距离行走，或运动一段时间后，出现腿或足部疼痛而跛行。平时下肢血液供应勉强够，运动后组织需氧量增加，血流供应不足而疼痛跛行；多见趺阳脉浮而数，多是运动量不足而伤胃动脾。

2.中期：短距离行走也会脚痛，休息可缓解痛，最常发生在小腿；多见趺阳脉浮而涩，多是心脏冠状动脉、大脑血管及肾动脉病变的病人，其中不少已长期服用降血压药、降血糖药或降血脂药等。

3.末期：（1）休息状态都无法获得足够供血量，平时就酸麻及疼痛，休息时疼痛，甚至夜间也痛；（2）患肢水肿，下肢冰冷，脉搏减弱；（3）毛发脱落，皮肤颜色发生变化，没有血色，甚至变紫黑，皮肤伤口不易愈合等。因此，组织逐步坏死、发炎，最后只有截肢一途。无法切诊趺阳脉，临床上有高比例的心肌梗塞、脑中风或肾病变。

《伤寒论》："趺阳脉不出，脾不上　荣气伤，身体瘦，肌肉甲错，宗气衰微，四
下，身冷肤硬"或"趺阳脉浮而芤，卫气衰　属断绝。"

周围动脉阻塞性疾病

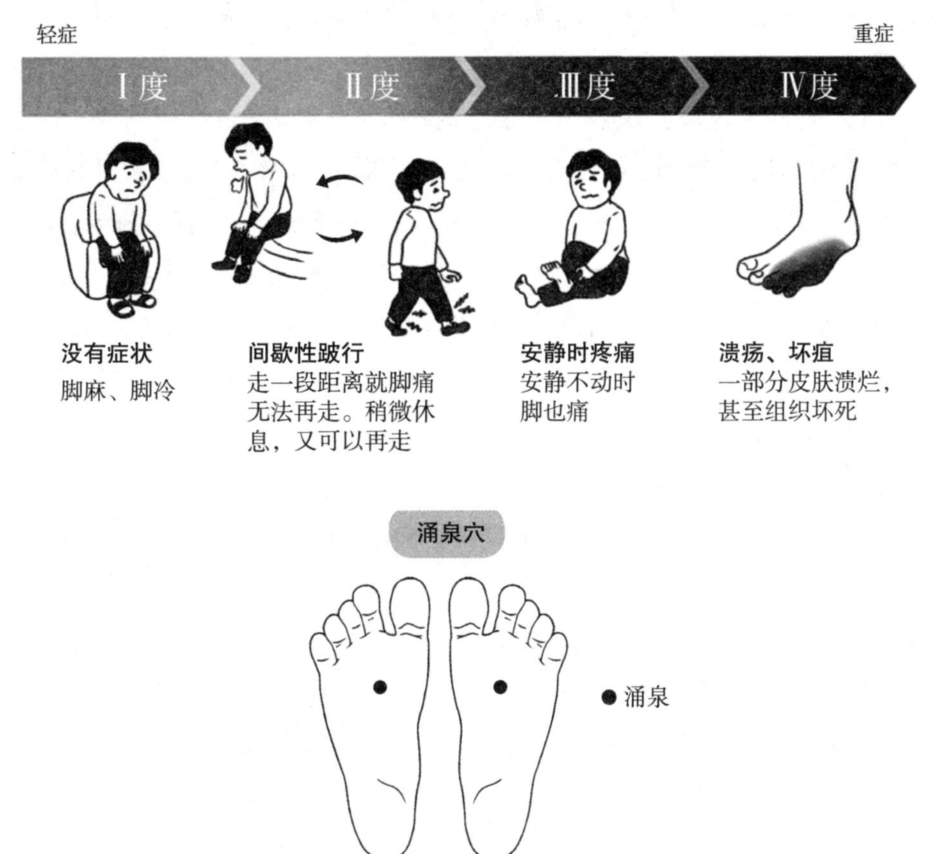

✚ 知识补充站

许多老人或弱者，行动不方便，有时手脚酸痛，也不以为然，以为是正常的老化或一时受伤，也有的是血液透析患者，因不知要改善生活习惯，渐渐地合并有周围动脉阻塞性疾病（Peripheral arterial occlusive disease，PAOD），此阶段趺阳脉就没有办法保有脉迟而缓的安和状态。《内经・热病》："男子如蛊（气胀之病），女子如怚（血郁之病，月经之阻），身体腰脊如解，不欲饮食，先取涌泉见血，视跗上盛者，尽见血也。"

PAOD多见身体腰脊懈怠无力，即生活上肢体有些障碍者，应观察脚面上血盛的络脉，略微刺其出血。对于慢性疾病如心脏冠状动脉、大脑血管及肾动脉病变的病人，这种方法的治疗效果也很好。严重的病人，偶尔还是要取涌泉见血。

4-8 趺阳脉与少阴脉

趺阳脉正常是“迟缓”而不是“涩、芤或紧”，趺阳脉在冲阳穴区，是脚背的最高点；脚背的动脉输送血液至脚趾，在趾末端有动静脉末梢管道（A-V shunt），一如《伤寒论》：“呼吸者，脉之头也”，四肢动作都与呼吸及脉动相互牵引，维持着一定的生理节律。

九候之诊中察七诊，是最关键的要领。胫前动脉中，脚背动脉的趺阳脉，含括了绝骨穴、丘墟穴、光明穴、足三里穴、阳陵泉穴等。右手弹外踝，左手放在光明穴区，诊察脉动是否有“大小迟疾寒热陷下”七诊之病，是“浑浑然、徐徐然”者病，而“蠕蠕然”则胫前动脉不病。九候之诊中察七诊，于胫后动脉的少阴脉，含括了太溪穴、照海穴、筑宾穴等。右手弹内踝，左手放在筑宾穴区看脉动情形，若“蠕蠕然”则胫后动脉不病。

通常下肢动脉阻塞的病人，会合并其他部位如心脏冠状动脉、大脑血管、肾动脉的病变，因此可能会有高比例的心肌梗塞、脑中风或肾病变。因此，临床上这些PAOD的病人，都应该接受其他系统的检查；同样的，有心脏冠状动脉、大脑血管或肾动脉病变的病人，亦应接受下肢动脉阻塞程度的检查。大腿股动脉及腘动脉是最常发生动脉硬化的部位，因此，小腿后侧（俗称小腿肚）的疼痛是最常见的症状。

诊断PAOD，最重要的是血管血流评估，从脉搏触诊，包括胫前动脉的脚背动脉、胫后动脉的少阴脉，腘动脉到股动脉的脉搏，可以大略知道血管阻塞的部位。周边脉搏的检查结果，需同时比较两侧肢体的搏动，表示如下：

0：表示摸不到脉搏。

+：表示脉搏比正常要弱。“趺阳脉微而紧，虚寒相抟，为短气”，“阳脉浮而涩，脾气不足，胃气虚也”。

++：表示正常脉搏。

+++：表示脉搏超强。“趺阳脉沉而数，沉为实，数消谷。紧者，病难治”，“若反滑而数者，故知当屎脓也”，“趺阳脉大而紧者，当即下利，为难治”。

小博士解说

张仲景的趺阳脉有“浮、沉、迟、数、大、微、芤、涩、滑、紧”十种脉象，其中，最重要的就是“紧”脉，紧脉与弦脉相似，紧脉按之会转动如弦索无常，多沉，弦脉按之不会转动，是浮而紧（紧脉多沉而紧）。

《伤寒论》：趺阳脉滑而紧，胃气实脾气强，痔疮。趺阳脉紧而浮，少阴脉不出，阴肿大而虚；趺阳脉浮大，气实血虚；趺阳脉紧而浮，气寒，腹满绞痛，肠鸣而转，转即气动，膈气乃下。

《伤寒论》趺阳脉诊治范例

趺阳脉	病因、病证	药方	穴位
浮而数	迟而缓，胃气如经也。浮而数，浮则伤胃，数则动脾。此非本病，医特下之所为。数脉动脾，其数先微，故知脾气不治，大便硬，气噫而除。今脉反浮，其数改微，邪气独留，心中则饥，邪热不杀谷，潮热发渴。数脉当迟缓，脉因前后度数如法，病者则饥；数脉不时，则生恶疮	大黄黄连泻心汤 竹叶石膏汤	泻地机 泻三阴交
浮而涩	脾气不足，胃气虚	麻子仁丸 小建中汤	补公孙 补足三里
伏而涩	伏而涩，伏则吐逆，水谷不化，涩则食不得入	半夏散及汤	补曲池 补足三里

《伤寒论》触按诊趺阳脉（冲阳穴）

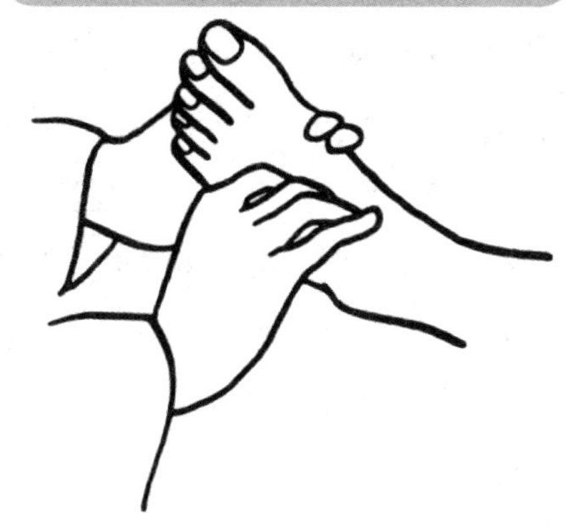

✚ 知识补充站

“以手掩肿上”触切诊（压按痛处），“热者为有脓，不热者为无脓”，有脓表示发炎或感染；“以手掩肿上”，少阴脉很虚弱或冰冷（不热者为无脓），是肾经与补养先天元气的问题，多虚寒，宜“静”休养与以温热药方补养，让胃经脉与趺阳脉，以及胫前动脉循环顺畅，则胫前肌和踇长伸肌必灵活有力。趺阳脉很不稳或燥热者（热者为有脓），是胃经脉与后天中气问题，多湿热，宜清理之，若极虚弱需食饮温热补养，让肾经脉与少阴脉、胫后动脉循环顺畅，则胫后肌和趾长屈肌必灵活有力。

4-9 太溪——少阴脉

心脏出来的主动脉依序为升主动脉、主动脉弓、降主动脉（胸主动脉、腹主动脉），腹主动脉的分支髂总动脉到了小腿部位，形成胫后动脉的少阴脉和胫前动脉的趺阳脉。趺阳脉供血足（迟而缓），少阴脉如经（浮而弦为调脉），肝经脉的五里穴区的股动脉脉动，是肝脏的诊察穴区，股动脉是四肢最大的动脉，跳动比其他穴区更强劲有力。

仲景遵循“实则泻之，虚则补之，必先去其血脉，而后调之，无问其病，以平为期”，《伤寒论》药方与针灸的配合，点到很多重点，细细端详，诊脉与灸刺，合之效果更大，刺含括了针与砭。《内经·刺疟》：“骱痠痛甚，按之不可，名曰胕髓病，以镵针针绝骨出血，立已”。治病“触”、“压”诊小腿，（1）足少阴脉（太溪与大钟），及足阳明趺阳脉（冲阳与中封）之脉动为主，冷热僵肿为辅，诊治原发性消化功能问题。（2）胃经脉（足三里与上巨虚）与胆经脉（绝骨与光明），以冷热僵肿为主，肌肤滑涩疮疹为辅，诊治继发性消化器官问题。

《金匮要略》：“病趺蹶，其人但能前，不能却，刺腨入二寸，此太阳经伤也。”承山穴区是《金匮要略》针砭“趺蹶”的主要穴区，临床上，针刺小腿外侧上半部，或走路20～30分钟，都可以活络腓肠肌与胫骨后肌，促进六足经脉的循环，治疗趺蹶。胫胀是小腿后面深部静脉栓塞，腓肠肌群肿胀，《内经·刺腰痛》中提及，承山穴治持重腰部扭伤疼痛，胫胀有可能演变成肺栓塞，胫骨内的血液随着年龄增大而减少，绝骨穴区、足三里穴区和承山穴等都可以用来治疗趺蹶。针砭治疗跌打损伤，以小腿穴群委阳穴、委中穴为最佳。

“趺蹶”中，趺是指脚背与脚趾，趺蹶的关键是脚踝。内踝是胫骨远端，外踝是腓骨远端，胫骨后肌与胫骨前肌主宰着脚部活动的精准度。脑部出问题，如脑血管硬化或帕金森病就会“趺蹶”，脚趾端的动静脉与微血管循环不良导致“趺蹶”。胫后肌与腓长肌是脚底最深层的肌群，与肾经的涌泉穴、然谷穴和太溪穴呼应，太溪穴与大钟穴在胫后肌与跟腱之间；跟腱的活动力与肾元气（脑垂体与内分泌）息息相关，胫骨后动脉流过太溪穴与大钟穴区，当胫骨远端与跟骨之间，即是用来诊先天元气之少阴脉。

小博士解说

胫前肌、踇长伸肌、趾长伸肌是脚背的重要肌群，与胃经的冲阳穴和肝经的中封穴呼应，冲阳穴与中封穴在胫前肌与踇长伸肌之间，踇长伸肌之活动力与胃中气相关。穿过冲阳穴与中封穴的脚背动脉，在距骨与舟状骨之间，是诊后天饮食营养中气的趺阳脉。踇长伸肌及趾长伸肌负责脚趾的抬举活动，胫后肌与腓长肌参与脚趾抓地动作，踇长伸肌及趾长伸肌的活动量比胫后肌与腓长肌大很多，正常情况下，脚可以前进，也可以后退，“趺蹶”则只能前进，不能后退。

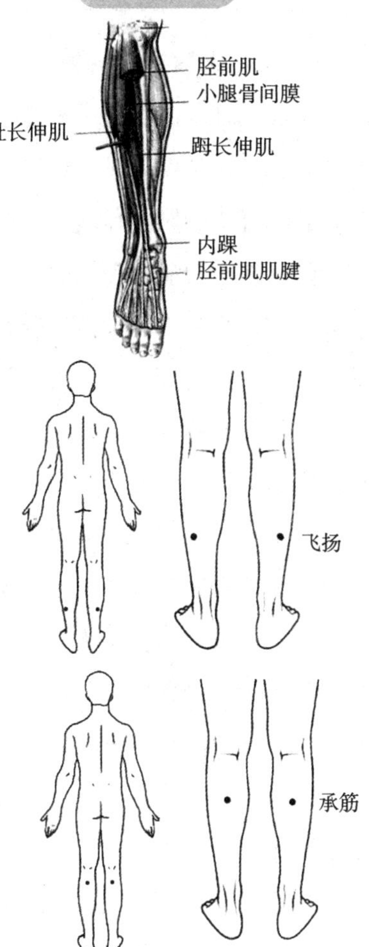

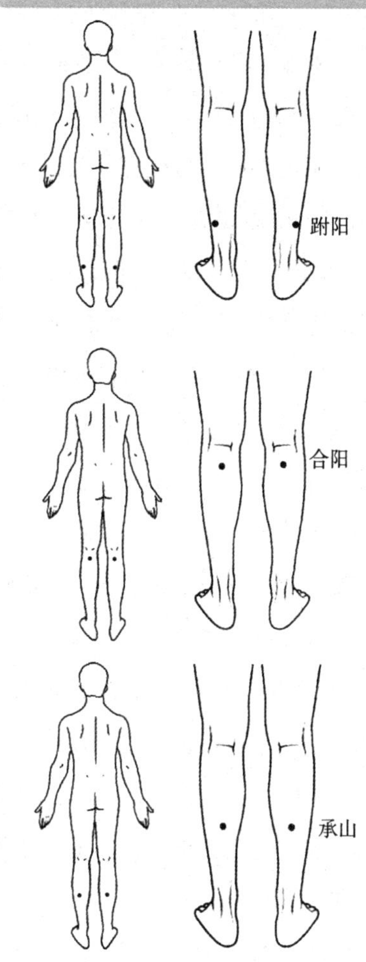

✚ 知识补充站

“刺腨入二寸”，承山穴、承筋穴是疏解腰脊压力过大而伤痛的要穴。针砭小腿穴群委阳穴、委中穴、昆仑穴、跗阳穴、飞阳穴、承山穴、承筋穴、合阳穴、殷门穴、承扶穴，以采血针于委阳穴、委中穴、阴谷穴、浮郄穴等，治疗跌打损伤，效果彰显。

承山穴、承筋穴、飞扬穴、跗阳穴、合阳穴此二承三阳穴，是针刺、放血妙穴。胫骨与股骨的血液管道不同，胫骨只有一条滋养动脉，股骨则有几条滋养动脉供给营养，骨头内有丰富的血液与神经，还存在红骨髓，有很多血管从骨膜进入骨内。这些骨膜动脉伴随着神经，穿过骨干的滋养孔，供给骨膜及致密骨的外侧部分血液。

4–10 三部九候（一）

《难经》：脉有三部，部有四经。（1）手太阴、阳明金也，足少阴、太阳水也。金生水，水流下行而不能上，在下部。（2）足厥阴、少阳木也，生手太阳、少阴火，火炎上行而不能下，在上部。（3）手心主少阳火，生足太阴、阳明土，土主中宫，在中部。此皆五行子母更相生养者也。

五脏相生最重要的观念是，足厥阴少阳肝胆，手太阳少阴心小肠，肝胆与小肠为上部的心脏提供最重要的营养，心脏供给全身的营养，以红细胞为主来输送，红细胞与其他细胞并非生成于血流路径内，其生成及毁灭都在血流路径以外的地方。人出生之后，红细胞来自骨髓（脊椎骨、骨盆、胸骨、肋骨、头颅骨、肱骨、股骨等），事实上，骨髓造血需要来自肾脏的红细胞生成素（Erythropoietin）及中枢神经系统、内分泌系统（甲状腺素、性激素、雌激素、雄激素）等来共同完成，手心主少阳心包三焦（网状内皮系统），提供中部足太阴阳明脾胃，衰老的红细胞在脾脏所辖的网状内皮系统进行分解，脾主意智，在人体复杂循环系统中更具价值。

心脏收缩时，全身的动脉与脑脊液，如海浪涨潮，潮水推动向前；心脏舒张时，动脉与脑脊液如海浪退潮，血液一时充满静脉丛。健常者潮汐稳定，三部九候稳和有力；脉动失常愈多，病愈严重，三部九候随时都会被影响而失常，尤其是头颅部的静脉丛（包括大脑静脉与脑膜静脉），或称静脉陷窝（Venous lacunae），连接颅内静脉与颅外静脉，静脉丛贴着颈内动脉与脑神经，心脏收缩时排空静脉丛血液，心脏舒张时血液充满静脉丛，头痛欲裂的时候，多为心脏收缩舒张的运行失常，头部的脉管跟着异常跳动。

《伤寒论》最后十二条条文，论说趺阳脉与少阴脉，用来诊治重病与急证；中医诊寸口脉为主，诊脉三部九候之神门穴区、冲阳穴区、太溪穴区为辅。《伤寒论》张仲景序："按寸不及尺，握手不及足，人迎、趺阳，三部不参；动数发息，不满五十。短期未知决诊，九候曾无彷佛"，传承意义深远。《内经·三部九候论》《难经》《伤寒论》一脉相承。

《内经·离合真邪论》：经脉：（1）邪入于脉，寒则血凝泣，暑则气淖泽；（2）虚邪入客经脉，其至亦时陇起，其行于脉中循循然；（3）其至寸口中手，时大时小，大则邪至，小则平；（4）其行无常处，在阴与阳，不可为度，从而察之，三部九候，卒然逢之。人体循环系统，除了大循环、小循环，还有淋巴循环，体内组织液无法进入静脉回到心脏，则进入淋巴管，经由胸导管及右淋巴管，将淋巴液导流主静脉系统，回到右心房。三个循环系统受到许多调节系统的控制，以维持所有器官的适当血管流量，特别是大脑及心脏。

三部诊法脉诊部位

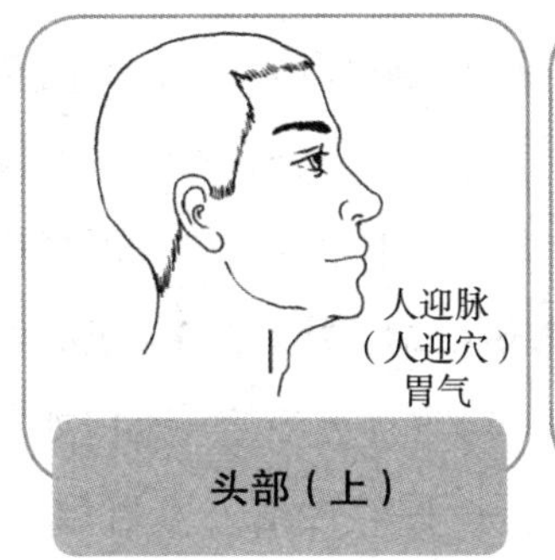

头部（上）

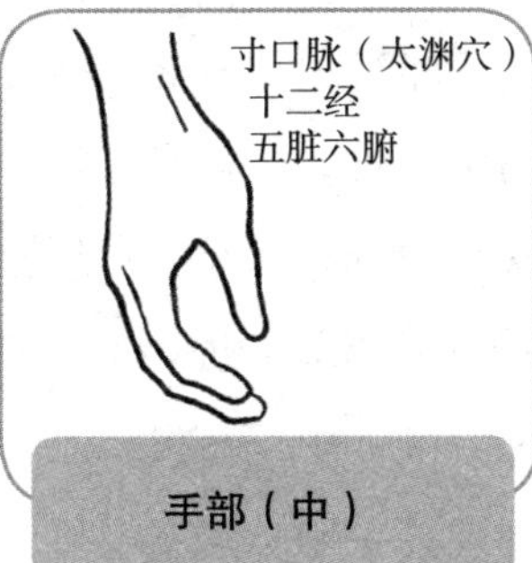

手部（中）

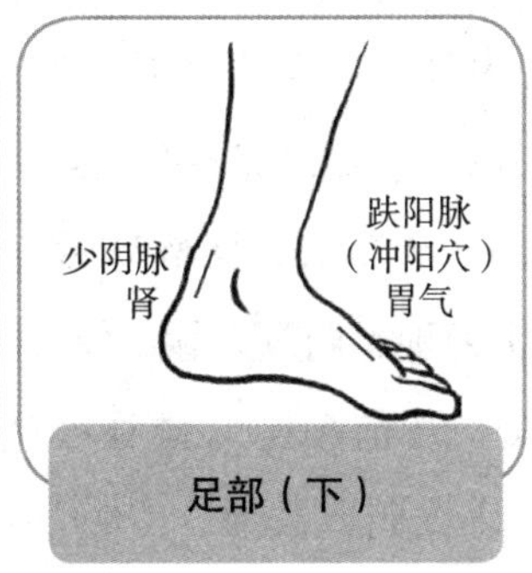

足部（下）

脉有三部，部有四经

《内经》	三部者，以寸关尺分上中下也。四经者，寸关两两相比，则每部各有四经矣。手之太阴阳明，足之太阳少阴，为上下部者，肺居右寸，肾居左尺，循环相资，肺高肾下，母子之相望
《难经》	手太阴阳明金也，足少阴太阳水也，金生水，水流下行，而不能上，故在下部也。足厥阴少阳木也，生手太阳少阴火，火炎上行，而不能下，故为上部

+ 知识补充站

三部九候，除了脉诊之外，望诊也很重要且实用。

1.上部：人迎穴区的颈部、面部色泽都不好，内分泌系统多有状况；面部颜色正常，颈部异常，多半是循环系统的问题；如果面部、颈部色泽悬殊很大，小毛病不断，虽无大病，但日久大病也将至矣。

2.中部：太渊穴区的腕部与手指甲旁的肉部，色泽都发黯，两手比较，右手较差，多见呼吸系统问题；左手较差，多循环系统有状况；两手都不佳，胸腔问题层出不穷。太渊穴区色泽尚好，但指甲肉部色黯，通常是生活作息不规律的反应。

3.下部：冲阳穴区的色泽不好，脚踝上部色泽差且踝转不灵活，多是生活习惯不良所造成，不少人常药不离口，或怨叹不离口。脚踝上色泽好、灵活度高，但冲阳穴区色泽不佳，其先天体质优，但受后天生活习惯之影响，目前或许安康无病痛，但随着时间推进，小病、大病会渐渐靠近。

4–11 三部九候（二）

《内经·三部九候论》："三部有下部、中部、上部，部各有三候，有天、地、人：（1）上部天，两额动脉，候头角气；（2）上部地，两颊动脉，候口齿气；（3）上部人，耳前动脉，候耳目气；（4）中部天，手太阴，候肺；（5）中部地，手阳明，候胸中气；（6）中部人，手少阴，候心；（7）下部天，足厥阴，候肝；（8）下部地，足少阴，候肾；（9）下部人，足太阴，候脾胃。神藏五，形藏四，合为九藏。五脏已败，其色必夭，夭必死矣。"

《内经·三部九候论》："察九候：（1）独小者病，（2）独大者病，（3）独疾者病，（4）独迟者病，（5）独热者病，（6）独寒者病，（7）独陷下者病。"

《内经·三部九候论》："九候之相应也，上下若一，不得相失。（1）一候后则病，（2）二候后则病甚，（3）三候后则病危。所谓后者，应不俱也。必先知经脉，然后知病脉，真脏脉见者胜死。足太阳气绝者，其足不可屈伸，死必戴眼。"

《内经·三部九候论》："必先度其形之肥瘦，以调其气之虚实，实则泻之，虚则补之。必先去其血脉而后调之，无问其病，以平为期：（1）形盛脉细，少气不足以息，危。形瘦脉大，胸中多气，死。形气相得，生。（2）参伍不调，病。（3）三部九候皆相失，死。（4）上下左右之脉相应如参舂，病甚。（5）上下左右相失不可数，死。（6）中部之候虽独调，与众脏相失，死。（7）中部之候相减，死。目内陷者死。"

《内经·三部九候论》："九候之脉，（1）皆沉细悬绝者为阴（副交感神经主宰），主冬，夜半死；（2）盛躁喘数者为阳（交感神经主宰），主夏，日中死；（3）寒热病，平旦死；（4）热中及热病，日中死；（5）病风，日夕死；（6）病水，夜半死。（7）形肉已脱，九候虽调，犹死。（8）七诊虽见，九候皆从者不死。所言不死者，风气之病及经月之病，似七诊之病而非也，故言不死。（9）若有七诊之病，脉候亦败者死，必发哕噫。审问其所始病，今之所方病，各切循其脉，视其经络浮沉，以上下逆从循之，脉疾（缓和有力）者不病，脉迟（慢而无力）者病，脉不往来者死，皮肤着者死。"

小博士解说

上部天、地、人部位（上部的动脉），来自颈动脉；中部天、地、人部位（中部的动脉），来自肱动脉；下部天、地、人部位（下部的动脉），来自髂动脉。三者都反映心脏血管的功能与结构。

《内经·三部九候论》的不老养生概念是"必先去其血脉而后调之，无问其病，以平为期。"预防老化，打通血路，促进血液循环为抗老防病的第一要务，诚如《内经》治五脏之道的核心精神，不外乎"守经隧（经脉）"而已矣。

《内经·三部九候论》："以左手足上，上去踝五寸按之，庶右手足当踝而弹之：（1）过五寸以上，蠕蠕然者不病；（2）应疾，中手浑浑然者病；（3）中手徐徐然者病；（4）应上不能至五寸，弹之不应者死；（5）脱肉身不去者死；（6）中部乍疏乍数者死；（7）脉代而钩，病在络脉。"右手握着手腕足外踝，左手按去踝五寸支正穴与光明穴，察其脉动情形，支正穴诊心肺，光明穴诊肝脾肾。

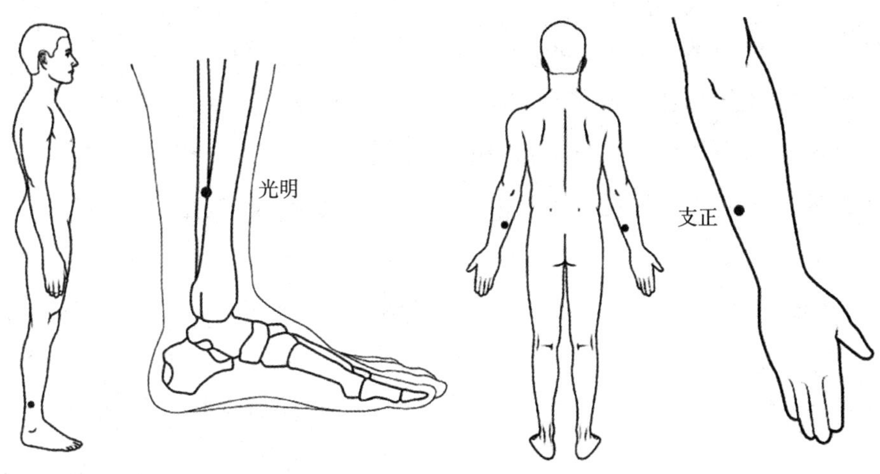

三部九候表

上部	天	胸以上至头之有疾
中部	人	膈以下至脐之有疾
下部	地	脐以下至足之有疾

✚ 知识补充站

《难经》："脉有三部九候，三部者，寸关尺也，九候者，浮中沉也：（1）上部法天，主胸以上至头之有疾；（2）中部法人，主膈以下至脐之有疾；（3）下部法地，主脐以下至足之有疾也。审而刺之者。"《内经》经脉的气血循环，就是动脉、静脉、淋巴循环及神经系统的综合，形藏四、神藏五，《三部九候论》中，就是头角、耳目、口齿、胸中的气为形藏四，肝、心、脾、肺、肾为神藏五。

《内经·平人气象论》："颈脉动喘疾咳，曰水。目窠微肿如卧蚕起之状，曰水……面肿曰风。足胫肿曰水。"

4-12 三部九候（三）

《内经·三部九侯论》："三部有下部、中部、上部，部各有三候，有天、地、人。"主要诊察八个动脉（颈桡颜肱，股膝胫足）部位：

1.颈动脉（人迎穴）：动脉结构上，人迎的颈总动脉与主动脉、头臂动脉、下颌动脉、椎动脉、肺动脉、髂总动脉都是传导型动脉，属于输送动脉（Conducting artery），是大型的弹性动脉。

2.面动脉（听宫穴）。

3.肱动脉（青灵穴）。

4.桡动脉（太渊穴）。

5.股动脉（五里穴）。

6.腘动脉（阴谷穴）。

7.胫后动脉（太溪穴）。

8.足背动脉（冲阳穴）。

胫前动脉与胫后动脉都来自股动脉，桡动脉来自肱动脉，都属分布型动脉（Distributing arteries）；中膜含平滑肌较多，弹性纤维不多，又称肌性动脉（Muscular arteries），通过血管收缩与扩张来调节血流量。分布型动脉靠平滑肌纤维来运输，与弹性动脉相比，平滑肌较多，弹性纤维较少，大量的平滑肌形成比较厚的血管壁，它会根据活动量多少及体温变化调节。肌性动脉的搏动性收缩是一时的，规律、依序将动脉的内腔缩窄，将血液运往身体各部位，如股动脉（箕门—脾、五里—肝）、肱动脉（天府—肺）、桡动脉（寸口、太渊—肺）、尺动脉（神门—心），它们靠血管的收缩与扩张来调节血流量。寸口与人迎两脉的对比（冲阳取代人迎，更加实用），就是中型肌性动脉，与大型弹性动脉的功能相较。

人体老化指数，其实就是指腕部与踝部血管的硬化程度，腕部与踝部的灵活度，几乎与血管硬化程度呈正比，触诊动脉是要测量我们的血压和脉搏速率，也可评估血管动脉弹性功能失常状况，及动脉硬化的可能性。桡动脉可用于评估老化指数（生病与否），尺动脉可用于评估生化指数（怀孕与否），胫前动脉与胫后动脉可用于评估活力指数（快乐与否）。

1.手腕太渊穴区的桡动脉诊寸口脉，就是寸关尺，诊五脏与胸中、腹中等（正常评估血压，桡动脉血压在80mmHg以上）。

2.神门穴区的尺动脉，诊孕脉。

3.脚背的冲阳穴区，属胫前动脉的脚背动脉，诊脾胃（正常评估血压，足背动脉血压在90mmHg以上）。

4.脚内踝后方的太溪穴区，属胫后动脉，诊肾。

踝—臂指数（Ankle-brachial index，ABI），分别测量手臂及脚踝之血压，再以下肢的收缩压除以上肢的收缩压，所得数值即为ABI，可简略测知是否有血管阻塞之问题。数值愈小，表示阻塞的程度愈厉害。

1.正常范围：1.0左右，可以手舞足蹈。

2.轻度：0.9~0.7，间歇性跛行，不良于行。

3.中重度：0.7~0.4，缺血性疼痛，活动困难。

4.重度：<0.4，肢体坏死，动弹不得。

三部九候的脉诊部位

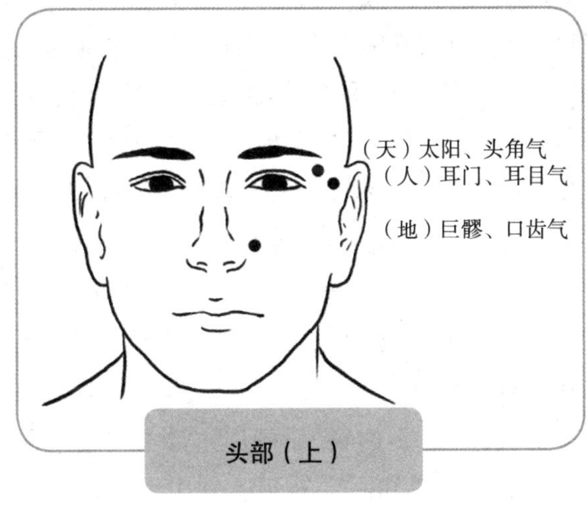

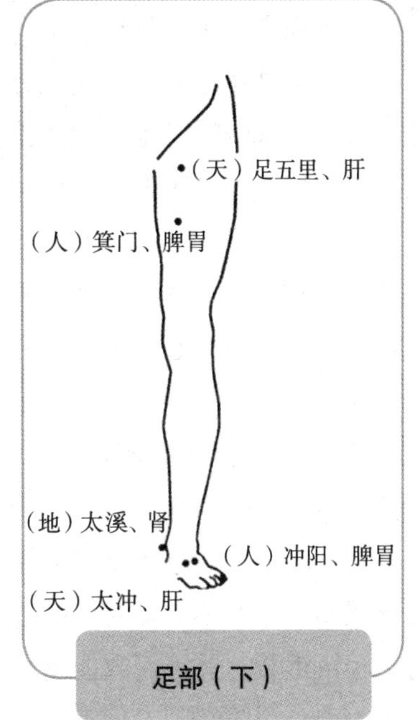

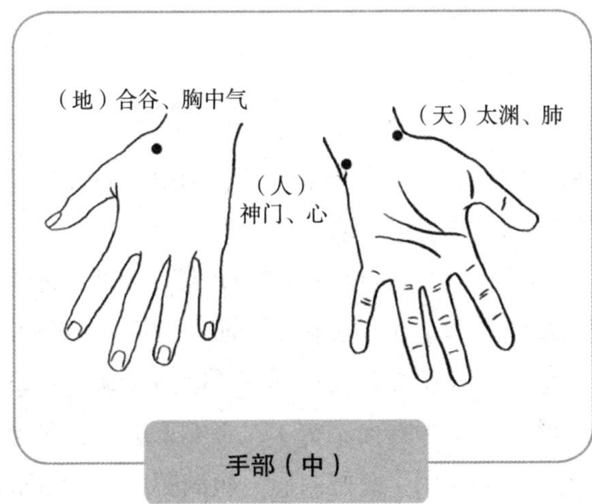

4-13 积聚痼疾——阳脉与阴脉

《难经》："（1）诊在右胁有积气，得肺脉结（脉来去时一止无常数）。（2）脉结甚则积甚，结微则气微。（3）肺脉虽不见，右手脉当沉伏（沉者脉行筋下）。脉结伏者，内无积聚，脉浮结者，外无痼疾；有积聚脉不结伏，有痼疾脉不浮结。为脉不应病，病不应脉，是为死病。（浮者脉在肉上行）"。脉结伏之积聚，比较近似于开放型循环障碍，说明淋巴排毒功能出了状况。脉结伏之积聚为外有积聚，多是突然发现的病证。脉浮结之痼疾，脉气血障碍轻重不等的感觉，比较近似闭锁型循环障碍，血管硬化或栓塞；脉浮结之痼疾为内有痼疾，多是渐渐演化的病证。有积聚肿痈脉不结伏，有痼疾血管硬化或栓塞脉不浮结，为脉不应病，病不应脉，是为死病。

《伤寒论》："阳结脉蔼蔼如车盖，与阴结脉累累如循长竿，是初持脉的脉象，再审脉之浮沉迟数，脉浮而数能食为阳结，脉沉而迟不能食为阴结"。相对于"阴阳结代动弦紧"之"数见脉于关上，名曰动也"，就是"诊脉有常"与"司八正部，别五中邪"，诊脉就是要从关上开始，男人与阳刚之人从左关开始诊脉，女人与阴柔之人则从右关开始诊脉，男女有别，老少异同。阳结脉与阴结脉就是以浮沉分阴阳。

《伤寒论》："（1）凡脉大、浮、数、动、滑，名阳也；脉沉、涩、弱、弦、微，名阴也。凡阴病见阳脉者生，阳病见阴脉者死。（2）脉来缓（阴脉），时一止复来者，曰结，阴盛则结；又脉来动而中止，更来小数，中有还者反动，曰结，阴也。脉来数（阳脉），时一止复来者，曰促，阳盛则促，皆病脉。（3）脉来动而中止，不能自还，因而复动者，曰代，阴也，得此脉者必难治。"

阴是脏腑虚弱之病，会影响肝门静脉输入下腔静脉供应心脏营养，主动脉的输出必然乏力而弱，脉象应该是沉、涩、弱、弦、微等。若是出现大、浮、数、动、滑等阳脉，表示有生机；反之，一般外感或非脏腑虚损的疾病，不影响主动脉的输出，不会出现乏力而弱的脉象，却会出现心脏乏力的沉、涩、弱、弦、微等脉象，当然是凶多吉少。

《内经·阴阳别论》："脉有阴阳，知阳者知阴，知阴者知阳。所谓阴者，真藏也，见则为败，败必死也；所谓阳者，胃脘之阳也。别于阳者，知病处也；别于阴者，知死生之期。三阳在头，三阴在手，所谓一也。别于阳者，知病忌时；别于阴者，知死生之期。谨熟阴阳，无与众谋。所谓阴阳者，去者为阴，至者为阳；静者为阴，动者为阳；迟者为阴，数者为阳。"

《内经·五脏生成》："头痛巅疾，下虚上实，过在足少阴、巨阳，甚则入肾。徇蒙招尤，目冥耳聋（眼睛瞬动而蒙昧不见，头振摇而不定），下实上虚，过在足少阳、厥阴，甚则入肝。腹满䐜胀，支鬲胠胁，下厥上冒，过在足太阴、阳明。咳嗽上气，厥在胸中，过在手阳明、太阴。心烦头痛，病在鬲中，过在手巨阳、少阴。"

《内经·五脏生成》

阳脉与阴脉

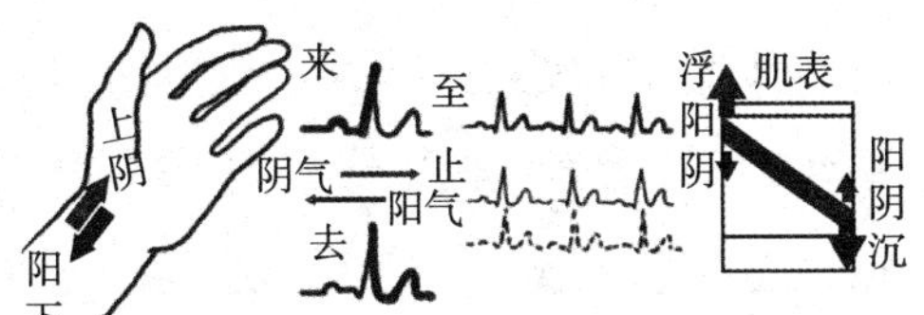

腹诊的姿势

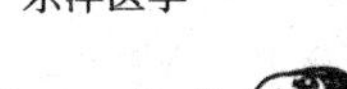

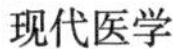

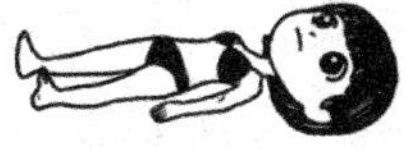
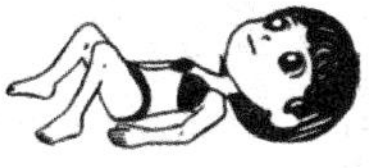

腹诊的基本手法

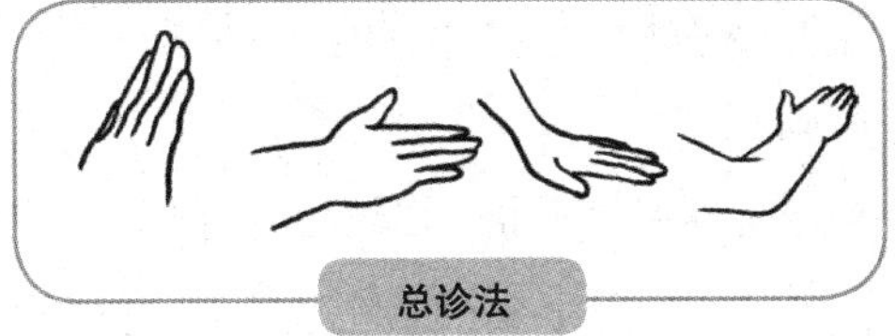
总诊法

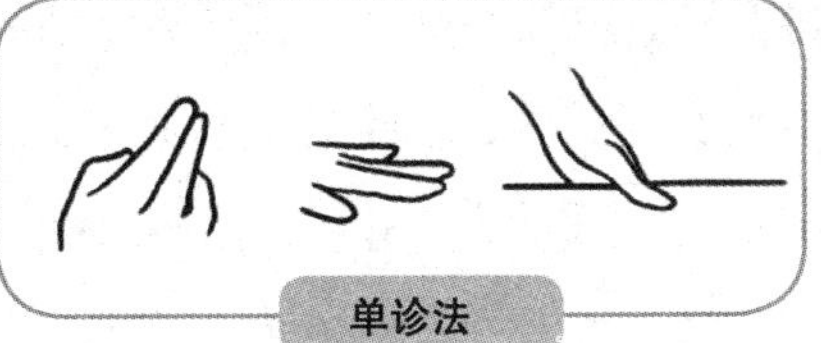
单诊法

病证	病理	病变	治疗穴位	调理药方
头痛巅疾	下虚上实（脑部血液循环障碍）	过在足少阴、巨阳，甚则入肾	太溪穴	五苓散
闪瞳摇头耳目不灵	下实上虚（脑部血液不足）	过在足少阳、厥阴，甚则入肝	太冲穴	小柴胡汤
咳满䐜胀	支鬲胠胁，下厥上冒（腹腔功能不良）	过在足太阴、阳明	地机穴	半夏泻心汤
咳嗽上气	厥在胸中（胸腔功能不良）	过在手阳明、太阴	曲池穴	小青龙汤
心烦头痛	病在鬲中（横膈功能不良）	过在手巨阳、少阴	内关穴	小陷胸汤

✚ 知识补充站

1.肝积：肥气、肝气郁滞瘀血凝血→咳嗽、疟疾。

2.心积：伏梁、周围的痞满、气血结滞→心烦、睡眠不安。

3.脾积：痞气、脾虚气郁结、痞闭留滞、肌肉消瘦、四肢无力→黄疸。

4.肺积：背痛、息贲、肺气郁积、痰热闭塞、痛苦、吐血、恶寒发热、咳嗽、呼吸促迫、呕吐。

5.肾积：奔豚、发作时痛苦，腹痛往来寒热、肾阴寒气上逆、肝气郁起火冲逆。

4-14 男脉与女脉

《难经》论男脉与女脉，脉有逆顺，男女有常而反者。“男子生于寅（肺），寅为木，阳也。女子生于申（膀胱），申为金，阴也。故男脉在关上，女脉在关下。是以男子尺脉恒弱，女子尺脉恒盛，是其常也。反者，男得女脉，女得男脉也。其为病，男得女脉为不足，病在内；左得之，病在左，右得之，病在右，随脉言之也。女得男脉为太过，病在四肢；左得之，病在左，右得之，病在右，随脉言之。”诊脉寸口为阳，浮也为阳，尺为阴，沉也为阴。

男女性别特征以骨盆的差异最大，男性骨盆形状较小，外形狭小而高，骨盆壁肥厚、粗糙，骨质较重，骨盆上口呈心形，前后狭窄，盆腔狭且深，呈漏斗状，下口狭小，耻骨联合狭长而高，耻骨弓角度较小，为70°~75°，闭孔长椭圆形，髋臼较大。骨盆方面的脉动反映在尺部，因男性骨盆较弱势，尺脉恒弱。

女性要生产，则骨盆较男性宽大，似圆桶，外形宽大且矮，骨盆壁光滑、菲薄，骨质较轻，骨盆上口呈圆形或椭圆形，前后宽阔，盆腔宽而浅，呈圆桶状，骨盆下口宽大，耻骨联合宽短而低，富有弹性，耻骨弓角度较大，为90°~100°，闭孔近似三角形，髋臼较小。女性骨盆较强势，故尺脉恒盛。

男性颅骨比女性颅骨粗大，骨面粗糙，骨质较重，肌脊明显；颅骨颅腔容量较大，前额骨倾斜度较大；眉间、眉弓突出显著；眼眶较大、较深，眶上缘较钝、较厚；鼻骨宽大，梨状孔高；颞骨乳突显著，后缘较长，围径较大；颧骨高大，颧弓粗大；下颌骨较高、较厚、较大；颅底大而粗糙。颅骨方面的脉动反映在寸部，男性颅骨较强势，男脉在关上。

女性有完美的下颌骨，从侧面看应该是一个120°很柔和的黄金夹角，自然形态美丽，正面看与整个脸部协调，呈倒置的“鹅蛋”状，没有明显棱角。女性颅骨较弱势，女脉在关下。

男得女脉为不足，则尺脉盛，病在内；女得男脉为太过，则寸脉盛，病在四肢。男女的“盆腔疼痛综合征”多会出现尺脉盛，尤其是女人会更盛。大多数女人一生中都会得几次生殖道炎症，造成炎症的因素之一，就是两个人的性生活不洁，引起盆腔炎，则尺脉多盛。盆腔炎指子宫、卵巢、输卵管及其周围的组织和盆腔腹膜发生的炎症。反复的人工流产，是导致不孕和盆腔炎的罪魁祸首之一，尺脉多不盛反弱。

男性的“盆腔疼痛综合征（又称慢性前列腺炎）”不同于女性患者，多是因细菌感染而发炎。男性的慢性骨盆腔疼痛综合征，尺脉多盛，多因于“生活品质不佳”，症状包括下腹疼痛、耻骨下抽痛、会阴部不适，或是排尿不顺、频尿急尿，指诊时会感到前列腺压痛，甚至出现性功能障碍。前列腺肥大和前列腺癌也是50岁以上男人的常见病，其中有不少人自恃身体好，熬夜、应酬是家常便饭。要想不让“男人的经痛”来扰，改正作息习惯很重要。

男性、女性骨盆比较

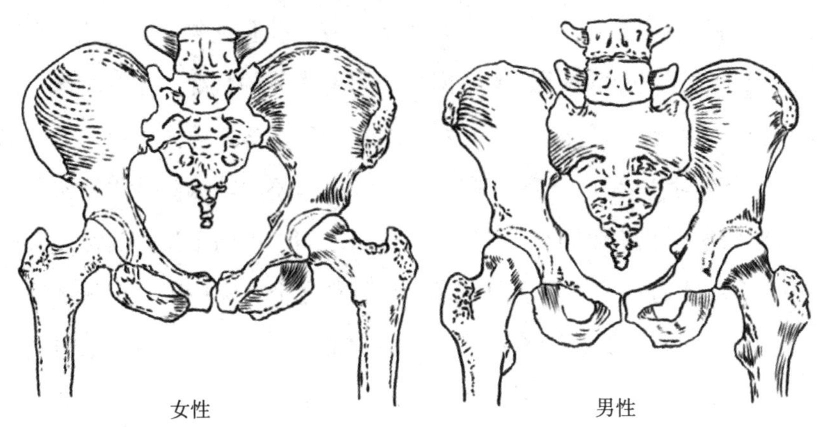

男性、女性大脑的差别

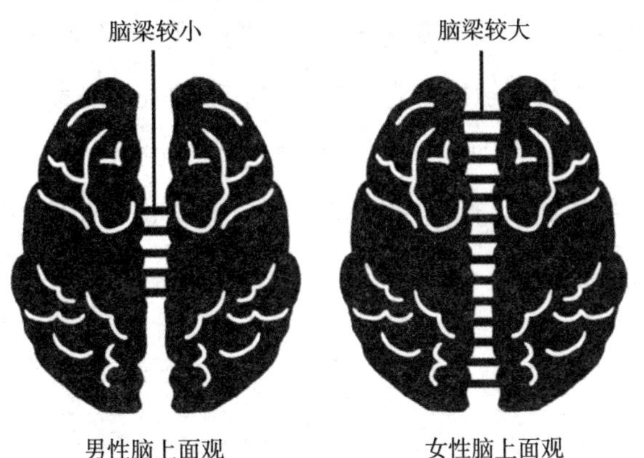

✚ 知识补充站

生殖器官把我们区分为男性、女性两类。除生殖能力或生殖器官不同以外，男性、女性的大脑、行为或心理特征也存在不少差异。1800年代晚期，远早于核磁共振造影技术（MRI）问世前，男女大脑的差异指标是重量（人死亡后测量）。平均女性大脑比男性大脑轻了140克，早期认为女性没有男性聪明；后来发现，大脑与身体的重量比，或大脑与身体的体积比，与智力更相关。明确生理性别差异的研究发现，从胚胎时期X与Y染色体的基因组合开始，女性化或男性化的开关就会启动。除了生殖方面的性别差异外，男性、女性在心理及认知方面的生理性别差异也很大。

4-15　三阳大络

手背三门诊断的作用是减少误诊率。取自《内经・热病》五十九刺五十九穴，分别是：（1）头面部三十一穴；（2）手脚二十八穴。《内经》之“六经络手阳明少阳之大络”即手指间八穴之六穴，五手指间八穴为合谷穴（大拇指与食指间）与手三阳大络，六个手三阳大络，即宫门穴区、空门穴区和液门穴区，合称手背三门。手三阳大络（手背三门）与身心息息相关，青少年因血液循环好，休息一下就复原了，采用手背三门诊断准确率会降低。

40岁以后，不分男女，看三门最有效。老弱妇孺与紧急病证，手三阳大络变化会比较不稳定，因为手三阳大络很敏感，它们的准确率几乎与心跳快慢稳定度成正比，因此，生死存亡之际，更是诊断与治疗齐用的大法。平常诊治未必经常使用，但是，一定要有耐心学会手三阳大络（手背三门）诊，以备不时之需。触摸手三阳大络诊，如有陷下去或有肿胀现象，就是此区有问题，据此来了解身体的状况。压触按诊手背三门，可暂代腹部压诊，简洁迅速，准确率很高。

《内经・经脉》：“经脉十二者，伏行分肉之间，深而不见；其常见者，足太阴过于外踝之上，无所隐。诸脉之浮而常见，皆络脉也。六经络，故也手阳明少阳之大络，起于五指间，上合肘中。脉之卒然动者，皆邪气居之，留于本末；不动则热，不坚则陷且空，不与众同，是以知其何脉之动也。经（动）脉者常不可见也，其虚实以气口知之，脉之见者皆络（静）脉也。诸络脉皆不能经大节之间，必行绝道而出入，复合于皮中，其会皆见于外。”

小博士解说

手背三门（手三阳大络）分宫门穴区（手阳明大络）、空门穴区（手少阳大络）和液门穴区（手太阳大络）：

1.宫门区：反映消化、排泄系统（大便、痰）。手第二、三掌骨背缝间，心包络劳宫穴在掌内。左侧较陷宜补中益气汤，右侧较陷宜防风通圣散，左右皆陷宜半夏泻心汤。宫门陷，肠胃一定有问题；宫门还跟脑有关系，左右宫门区都陷，多有脑神经衰弱。

2.空门区：反映生殖系统（情绪精神）。手第三、四指掌骨背缝间，此处没有经脉经过，没有穴位，谓空门。左侧较陷宜逍遥散，右侧较陷宜小柴胡汤，左右皆陷宜柴胡桂枝汤。空门区很陷是缺乏蛋白质，导致精力不足。

3.液门区：反映免疫、呼吸系统（汗与尿）。手第四、五指掌骨背缝间，此处有三焦液门穴。左侧较陷宜人参败毒散，右侧较陷宜肾气丸，左右皆陷宜真武汤。液门区很陷多免疫系统及汗尿有问题。

左右六手大络（手背三门）

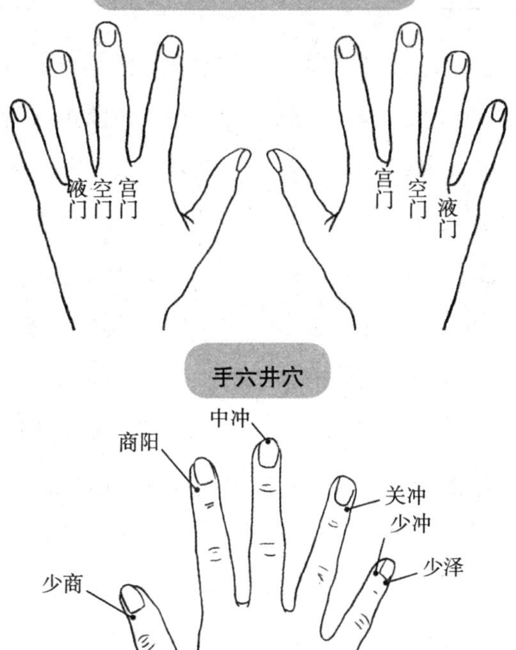

✚ 知识补充站

“左右六手大络”分辨最塌陷、塌陷与稍塌陷，从手六经脉循行与穴位，了解手三阳大络（手背三门）与身心的关系。

1.大拇指的少商穴属肺，食指的商阳穴属大肠，两指间的虎口是合谷穴，此区塌陷说明呼吸或排泄问题多，免疫力较低下，腰脚功能多不好。食指的商阳穴属大肠，中指的中冲穴属心包，两指间的掌心处有劳宫穴，掌背处为宫门穴区（手阳明大络），此区塌陷说明排泄或性功能问题多，腰背功能多不好，情绪也多失调。

2.中指的中冲穴属心包，无名指的关冲穴属三焦，两指间的掌心处与掌背处都没有穴位，两指间的掌背处为空门穴区（手少阳大络），此区塌陷说明性功能或精神问题多，情绪多低落，容易疲惫不堪。

3.无名指的关冲穴属三焦，小指的少泽穴属小肠，两指间的掌背处有液门穴与中渚穴，命名为液门穴区（手太阳大络），此区塌陷说明精神功能不好，心脏血管问题多，营养问题多，容易疲惫不堪，心情多低落，精力多不足。

4–16 天时脉与人体脉

《内经·脉要精微论》：“诊法常以平旦，阴气未动，阳气未散，饮食未进，经脉未盛，络脉调匀，气血未乱，故乃可诊有过之脉。切脉动静而视精明，察五色，观五脏有余不足，六腑强弱，形之盛衰，以此参伍，决死生之分。”人体基因的变化非常复杂，科学虽进步，却也所知有限。人体内阳离子——钠离子与钾离子等的变化过程很复杂，若从中医经脉脏腑的角度来看，可以约略了解肺、大肠与肾之间微妙的关系。大肠的排泄功能与饮食相关，也与呼吸密切相关。身体内部的动静与脉动，与居处环境温度和湿度、心情变化有关，脉也随之千变万化，肺与肾之于流汗、呼吸、喘息也随之因应。

《内经·平人气象论》：“脉有逆从四时，未有藏形，春夏而脉瘦，秋冬而脉浮大，命曰逆四时也。风热而脉静，泄而脱血脉实，病在中脉虚，病在外脉涩坚者，皆难治，命曰反四时也。”肺是八大呼吸器官的大本营，不论人体气盛虚与否，都可能会造成呼吸不畅，且身体会带有“寒”气。在二千多年前的《内经》时代，没有体温计，寒与热的体温判别主要是靠病人的感觉，而不全然是医师的诊断。人体的日平均体温变化与身体基础代谢量有密切的关系，基础代谢是在人体静止时维持体温所需的热量，当代谢量大时，防止体温降低并调节体温；相反，夏季代谢量较少，会抑制体温上升来作调节。台湾地区春季的气温上升较迟，时间约三周；秋季的气温下降约七到十天，所以代谢量也会不一样。

《内经·平人气象论》：“脉从阴阳，病易已；脉逆阴阳，病难已。脉得四时之顺，曰病无他，脉反四时及不间藏，曰难已。”身体散热主要是靠皮肤，以体表面积估算头部的热量散失，大约占全身的7%~10%，这是在没有穿衣服的情况下；穿衣服的情况下，影响体温的因素会更多。头部的血液循环，为了要维持脑部的运行，温度调控比四肢更加精细；体温高时会加强散热，称为选择性脑冷却（Selective brain cooling，SBC），体温低时，四肢的血管收缩，而头部不明显，在温度太低时，反而会加强血液到脑部，所以血流增加，散热比例会上升。美军的生存指南中即提到，在野外求生时，需要注意到头部的保暖，可能会散失近一半的身体产热。

心脏收缩时，全身动脉的血流如海浪潮水般被推动着循环于周身，健常者三部九候皆稳和有力。头颅部的静脉丛（不同于导静脉与板障静脉，不会扁塌）连接颈内静脉与颈外静脉，静脉丛贴着颈动脉与脑神经，心脏收缩时就是要排空静脉丛的血液，心脏舒张时就是要血液充满静脉丛。头顶的上星、脑空、脑户等穴是人的头顶烟囱区，上矢状窦与导静脉多在此穴区。如果身体活动量大，就会满头大汗，以调节脑部的温度。

运气之脉分四时之脉与三阳之脉

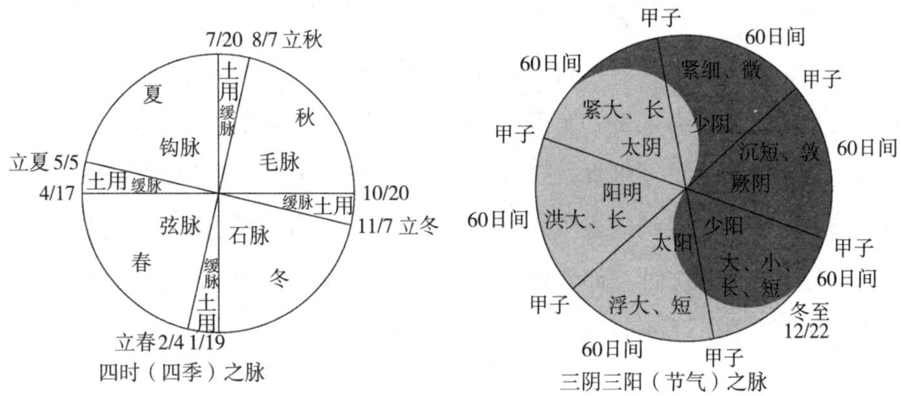

脑脊液与周围的静脉

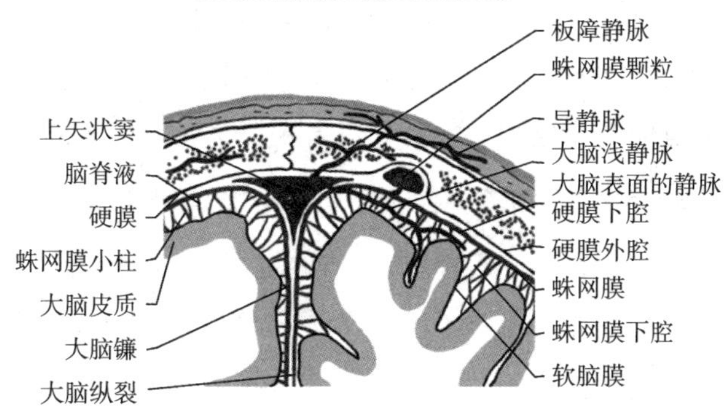

✚ 知识补充站

《伤寒论》中指出，四时八节影响脉动，而出现春脉微弦，夏脉洪大，秋脉毛浮，冬脉沉滑，是寸关尺的整体脉象。《金匮要略》："寸口脉动者，因其王时而动，假令肝王色青，四时各随其色。肝色青而反色白，非其时色脉，皆当病。"

人的身体会自然散发热气，从体内环境中蒸腾出来，如果没有体温调节，人只能依靠环境的温度来生存，环境温度降低，体温就会跟着降低；环境温度高，体温就会升高，犹如变温动物。人是恒温动物，可以在冬暖夏凉时维持体温的恒定。温度低时，主要通过大腿、小腿、胸部等部位散发热量；温度高时，主要通过胸部、腹部、大腿、头部等部位散发热量。

4-17 未持脉时与脉微

《伤寒论》："上工望而知之，中工问而知之，下工脉而知之。"病人若发热，身体疼，自卧，脉沉而迟者，必愈也，若表有病者则脉当浮大。病人腹内卒痛，自坐，脉浮而大者，必愈也，若里有病者，脉当沉而细。仲景经常"依此类推"仔细观察病人，脉诊前务必望诊之要点，包括病人步伐、肢体动作，有无短气与心痛之证，如果走路不自然，坐下来也不自在，手不时摆动，或放置口袋或胸前，是病证重。脉诊先辨表有病或里有病，与必愈与否。"肥人责浮，瘦人责沉。肥人当沉，今反浮，瘦人当浮，今反沉，故责之。"

《伤寒论》：肥人脉当沉，瘦人脉当浮；立夏得洪大脉是其时脉；脉浮沉迟数知表里脏腑之异。脉诊知胖瘦与时节气温，配合望诊，尚未诊脉见叉手自冒心，身体不舒服，多不是扶腰就是手抱胸腹。令咳不咳，是医生的话听不清楚，多是太累了。

《伤寒论》：（1）脉之呻者病也；（2）病人欠者无病；（3）脉之咽唾者诈病，或隐病不言；（4）人愧者，其脉浮而面色乍白乍赤；（5）人恐怖者，脉形如循丝累累然，面白脱色；（6）脉自涩，唇口干燥，人不饮；（7）言迟者风，行迟者表强；（8）摇头言者里痛；（9）里实护腹如怀卵物，心痛；（10）坐而伏者短气，坐而下一脚者腰痛。

《伤寒论》：（1）寸口脉微而缓，三焦绝经，名曰血崩。（2）寸口脉微而涩，三焦无所仰，身体痹不仁。荣气不足，则烦疼、口难言。卫气虚，则恶寒数欠。上焦不归者，噫而酢吞；中焦不归者，不能消谷引食；下焦不归者，则遗溲。（3）寸口脉微而涩，微者卫气衰，涩者荣气不足。卫气衰，面色黄；荣气不足，面色青。寒栗咳逆，唾腥吐涎沫也。（4）寸口脉弱而迟，心内饥，饥而虚满，不能食也。（5）寸口脉弱而缓，噫而吞酸，食卒不下，气填于膈上也。

《内经·疏五过论》：凡欲诊病者，必问饮食居处，暴乐暴苦，始乐后苦，形体毁沮。暴怒伤阴，暴喜伤阳，满脉去形，不知补泻，不知病情，治之大过。

"脉微弱涩"、"脉微而缓"、"脉微而涩"、"脉微而结"、"脉微而迟"、"脉微而缓"，都是升主动脉与主动脉弓供应血液乏力，桡动脉的寸口出现的脉动；寸口脉微就是初持寸口脉几乎是若有若无，脉微又分为二：一为涩，二为缓迟，涩是脉的形状，缓迟是脉的速度。寸关尺的脉诊以寸口脉弱而缓是常见脉象。"食卒不下，气积于膈上"是食道与胃的生理功能不良，食物经过食道是数秒的时间，一般食物入胃之后，胃的蠕动是一分钟三次，若是寸口脉弱而缓的话，胃的蠕动速度更慢，近似"胃呆"。

脉象与病证

脉象	病证
滑脉	往来流利，应指圆滑，血管滑动有力结实。多为痰饮、食滞、实热等证
涩脉	往来涩滞而无滑润感，如轻刀刮竹感，多见于气滞、血瘀、津亏、血少
脉若滑若涩	阴阳有余，无汗而寒
脉粗大	阴不足、阳有余，为热中
脉沉细数	少阴厥。脉沉细数散者，寒热
脉浮而数	眩仆。脉浮不躁在阳为热，有躁在手
脉细而沉	气血不足、免疫力低下

+知识补充站

《内经·平人气象论》：“太阳脉至，洪大以长；少阳脉至，乍数乍疏、乍短乍长；阳明脉至，浮大而短。”（〈六经辨证〉）《伤寒论》言脉象，脉动的形象（滑涩大小浮沉）：（1）滑脉滑溜清楚，血管滑动有力结实，滑者阴气有余，多汗身寒。（2）涩脉若有若无，血管滑动无力浮动，涩者阳气有余，身热无汗。（3）脉若滑若涩，阴阳有余，无汗而寒。（4）脉粗大者，阴不足、阳有余，为热中。（5）脉沉细数，少阴厥。脉沉细数散者，寒热。（6）脉浮而数，眩仆。脉浮不躁在阳为热，有躁在手。（7）脉细而沉，在阴者为骨痛，有静者在足，脉数动一代者病在阳，泄及便脓血。

4-18 胸胁三门穴与脾胃大络

胸胁三门穴：肝经的期门穴、章门穴和胆经的京门穴，此肝胆经脉的三穴，可通过望诊静脉与切诊神经传导情况，明确肝经、脾经与肾经脉的气血循环状况。

1.期门：位于乳头下第6肋与第7肋间，属肝经，是肝之募穴。肝脏在腹部右侧第7~11肋骨的深处，左侧上缘可达乳头部，右期门在肝脏上缘，左期门则在肝脏部位。

2.章门：在第11肋骨游离端，属肝经，却是脾之募穴。

3.京门：在第12肋骨游离端，属胆经，却是肾之募穴。肾脏位于脊柱两侧，紧贴腹后壁，居腹膜后方。左肾上端平第11肋下缘，下端平第2腰椎下缘。右肾比左肾低半个腰椎体。左侧第12肋斜过左肾后方的中部，肾门在腹后壁位于第12肋下缘与竖脊肌外缘交角处，称肾角或脊肋角，肾脏功能出问题时，肾角常有压痛或叩击痛。

《内经·平人气象论》：“胃之大络，名曰虚里，贯鬲络肺，出左乳下，其动应衣，脉宗气。盛喘数绝者病在中；结而横有积矣；绝不至曰死。乳之下其动应衣，宗气泄也。”心脏如拳大，若以胸骨为正中线，则左侧心脏占2/3，右侧占1/3。左心房心室的工作量大，壁的厚度比右心房右心室厚3~5倍。血液从上腔静脉、下腔静脉进入右心房，横膈以下的血液，分两路回心脏；胸导管与奇静脉从上腔静脉进入右心房，其他的都从下腔静脉进入右心房，一旦有状况，奇静脉会借道从下腔静脉进入右心房，就会影响“胃之大络，名曰虚里，贯鬲络肺，出左乳下”的运行。通常，多会出现非心脏病的心悸，多是无病转大病的预兆。

生活习惯和起居规律都会影响心脏。心房收缩是0.1秒，心室是0.3秒，舒张是0.4秒，收缩及舒张都需要血液。左心脏病变的死亡率较右心脏高，因为左心房、心室的工作量大。血液由以下三条静脉流转入右心房：下腔静脉、上腔静脉、冠状静脉窦，血液中的二氧化碳从上腔静脉、下腔静脉与冠状静脉进入右心房，经过三尖瓣进入右心室，再转140° 从肺动脉出去，到肺部细胞组织交换，呼出二氧化碳；另外，氧气带到肺静脉，进入左心房，经过二尖瓣到左心室，以很大的力量180° 转向主动脉，到肺脏以外的所有器官。心脏冠状动脉分三支：右冠状动脉、左冠状动脉、回旋支；若是其中一支血管阻塞，尚无生命危险，但是，只要生活起居不安宁，其他两条动脉就都会渐渐阻塞，问题可就大了。左心室出来的主动脉首要工作就是养心脏“出于左乳下，其动应衣，脉宗气也”，也就是切诊心尖“从左心室180° 转向主动脉”，即其转动的能量状况。

《内经·经脉》：“大包。出渊腋下三寸，布胸胁。实则身尽痛（运动失耐），虚则百节尽皆纵（重度疲倦）。此脉若罗络之血者。”《难经》：“经有十二，络有十五，余三络者，有阳络，有阴络，有脾之大络，阳络者，阳蹻之络也，阴络者，阴蹻之络也。故络有十五焉。”不论是细小动脉粥样硬化或小静脉栓塞，都会让人疼痛、不舒服，但不一定反映在硬化或栓塞的部位。

腹诊脐下三寸关元穴，主诊吸收功能，虚弱多软甚至塌陷，表明小肠蠕动力量很弱。大肠腹诊部位在右天枢与左天枢，主诊排泄状况，右天枢主诊升结肠与横结肠前半部分，左天枢主诊降结肠与乙状结肠部分。左天枢硬满宜小承气汤类，右天枢与左天枢皆硬满宜大承气汤类。

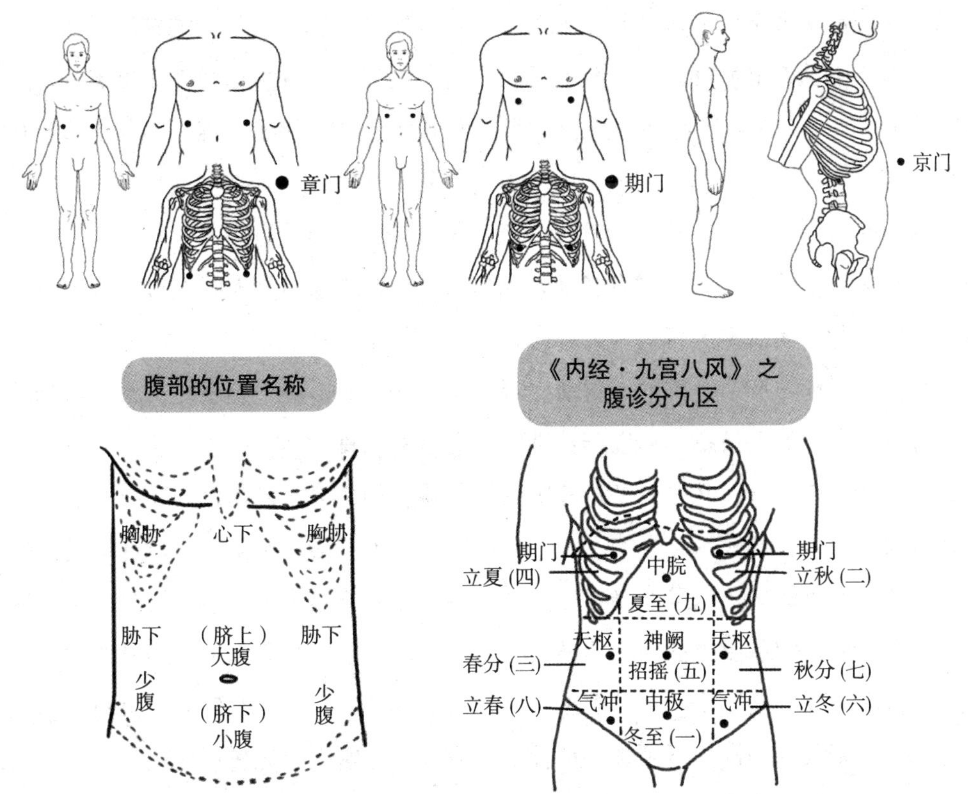

✚ 知识补充站

女性全身分布的脂肪细胞数量比男性多，是男性的1.4倍。脂肪细胞的大小与数量决定体脂的多寡。脂肪细胞过多，会阻碍人体气血循环，使胰岛素无法正常分泌，造成隐性的糖尿病与心脏病。超声只能测定全身皮下脂肪厚度，无法测定内脏脂肪量，核磁共振则可测定皮下及内脏周围蓄积的脂肪，Komiya 1984年依此测定5个年龄层的两种脂肪比例，中老年期（50~54岁）是体脂超重高发期。如果男人乳房出现女性乳房样的脂肪量，就是肝脏脂肪过多，自我检查时，应检视天池、渊腋、大包三处胸大肌区域的肌肉脂肪量。

4-19 背俞

奇静脉通常从腰静脉或下腔静脉分出来，连接了上腔静脉与下腔静脉。奇静脉系统有重要的生理功能，下腔静脉或肝门静脉或上腔静脉发生问题或堵塞时，奇静脉成为侧支循环路径（Bypass），负责将它们的血液运送到上腔静脉或下腔静脉，长期大量有氧运动有助于强化奇静脉功能。腹腔的下腔静脉出现问题，多是下肢或外生殖器、肝脏、肾脏等器官存在血液循环问题；肝门静脉发生问题时，则是脾脏、胰脏、胃或肠道等存在血液循环问题，必须通过奇静脉系统回流入上腔静脉。膀胱经的背俞穴（肺俞、心俞、膈俞、肝俞、胆俞、脾俞、胃俞、肾俞）通过针、灸、导引按蹻，可以养护奇静脉系统。所谓病入膏肓，几乎就是奇静脉系统功能无法正常运行的缩影。

美国《国家地理》杂志早期报导过罗马时代（公元1到2世纪）出土的两副罗马人的遗骨，一群考古专家还原出一个是矿工，另一个是军人。军人的颈椎、下颌骨、鼻骨、眼眶骨、颞骨、额骨等的健康状况都比矿工好很多；矿工的第6~11胸椎钙化严重，第6、7胸椎左右歪斜最严重。身体内堆积的磷酸钙，会因身体功能不良而出现在某些脏腑，如心脏、脊椎骨等，将产生相关疾病，如心肌梗塞、强直性脊柱炎等。灵台穴两旁的督俞与譩譆最为吃力，反映出督脉循环的负担最沉重。身体内长期的伤害，使横膈的吸气功能不良。身体的呼吸功能受控于脑干（延髓、中脑）及体液酸碱度，从罗马矿工钙化的脊椎骨和颜面骨严重衰老的情形，我们推测出矿工除了营养不良与生活质量不好之外，也可能还存在其他慢性病，特别是肝胆与脑、心血管方面的疾病。

心脏的脉动受大脑皮质、脑下垂体、下丘脑等生理功能影响，尤其是喜、怒、忧、思、悲、恐、惊七情变化，都会影响脑部与心脏的生理功能。一如人紧张、兴奋及跑步心跳会加速，主动脉输出会有力而快速，相对的，上腔静脉与下腔静脉回流也会快速而有力；寸口脉动上，主动脉输出是初持脉之“来”，上腔静脉与上腔静脉之“回”是初持脉之“去”。安心轻松的沉睡状态，心脏通过动脉输出会比较慢而且缓和，不论是主动脉之输出，或是上下腔静脉之输入，都会出现缓而迟的脉动；恐怖与害怕之下，就会因为主动脉输出弱而使颈动脉供血不足，脸色变白而缺血色。

背的切诊

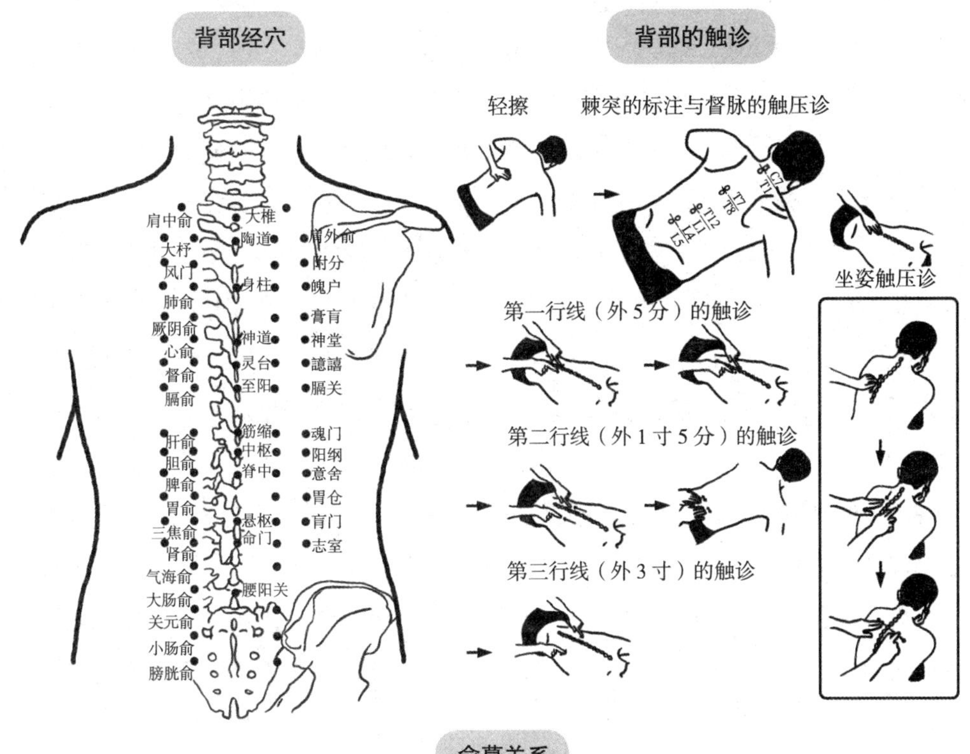

俞募关系

俞穴（阳穴）	募穴（阴穴）
肺俞	中府
厥阴俞	膻中
心俞	巨阙
肝俞	期门
胆俞	日月
脾俞	章门
胃俞	中脘
三焦俞	石门
肾俞	京门
大肠俞	天枢
小肠俞	关元
膀胱俞	中极

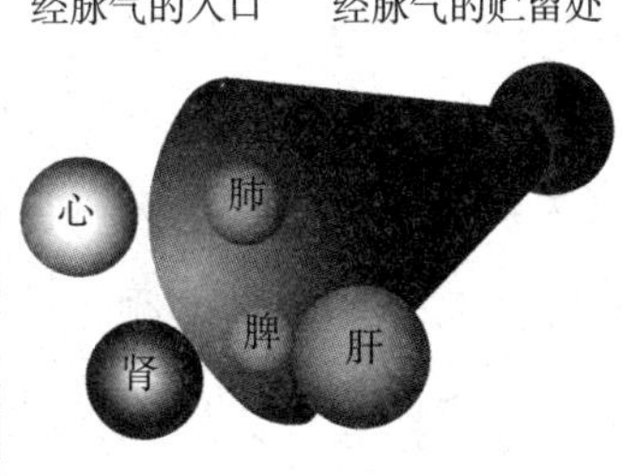

4-20 前臂与胫前

《内经·脉要精微论》与《内经·经脉》用寸关尺与三部九候，把全身的重要动脉交代得很清楚。《内经·论疾诊尺》不把脉、不看脸，但要知道这个人的病，从前臂的动脉去静脉回，看全身状况。《内经·平人气象论》："臂多青脉，曰脱血。尺脉缓涩，谓之解惰，安卧，脉盛，谓之脱血。尺（肤）涩脉滑，谓之多汗。尺（肤）寒脉细，谓之后泄。脉尺（肤）麤常热者，谓之热中。"

《内经·经脉》讲十五络脉："实则必见，虚则必下。视之不见，求之上下。人经不同，络脉异所别也。"相对之下，"经脉者，常不可见也，其虚实也，以气口（桡动脉）知之。脉之见者，皆络脉（静脉）。"在《内经·经脉》中，静脉是"诸络脉皆不能经大节之间，必行绝道而出入，复合于皮中，其会皆见于外。故诸刺络脉者，必刺其结上甚血者。虽无结，急取之，以泻其邪而出其血。留之发为痹也。凡诊络脉，脉色青，则寒，且痛；赤则有热。胃中寒，手鱼之络多青矣；胃中有热，鱼际络赤。其暴黑者，留久痹也。其有赤、有黑、有青者，寒热气也。其青短者，少气也。凡刺寒热者，皆多血络，必间日而一取之，血尽而止，乃调其虚实。其小而短者，少气，甚者，泻之则闷，闷甚则仆，不得言，闷则急坐之也（闷则坐不得言，就是晕针）。"

《内经·论疾诊尺》："审其尺之缓急小大滑涩，肉之坚脆，而病形定矣。"上臂有心包经、心经与肺经，若右上臂出现两条青筋，则肺动脉多有状况；左上臂出现两条青筋，则主动脉多有状况。"耳间青脉起者掣痛"，"尺"是全身肌肤，而从肌肤来观察病兆非常明显。比较小腿内侧肝经脉行间穴、太冲穴，与肾经脉太溪穴、照海穴的肌肤，前者枯黯多腰痛而转侧困难，后者枯黯多脊椎痛而仰俯困难。胃经脉有足三里穴、上巨虚穴、下巨虚穴，胆经脉有阳陵泉穴、外丘穴、光明穴等。膝下八寸腓骨上有阳交穴，胫骨上有外丘穴，膝盖下的小腿上半段由胃经脉控制，由小腿上半部的肌肤可看出胃好不好；小腿下半段则由胆经脉控制，可观察出胆的情况。切诊脚的浮肿，以小腿内侧区域为主，压下去5秒后很快弹回来，属于正常；若压下去5秒后，恢复要10秒，就是心脏有问题。脸肿多是肾脏问题，脚肿多是心脏问题。

照海穴的后面是太溪穴，太溪对面外踝后是昆仑穴，肾经脉从脚底中央的涌泉穴往脚板内侧凸处下缘的然谷穴，如果看到静脉曲张，那是里面的静脉已经有轻度的栓塞而显露于外，其意义就像是在放烽火般求救了。胫骨下与距骨连接处就是照海，内踝后面是太溪穴，太溪下半寸是大钟穴、水泉穴；肌肤不良多为胸闷与腰痛。内踝上有复溜穴，脾经脉的三阴交穴，前有交信穴，往上三寸有筑宾穴，肌肤不良多见气喘与脊痛。

《内经·论疾诊尺》肢节寒热异状相关病变部位及病证对应

肢节寒热部位	对应躯体部位	肢节异状部位	对应病证
肘	腰以上	肘后麤以下三四寸	肠中有虫
手	腰以下	掌中热	腹中热
肘前	膺前	掌中寒	腹中寒
肘后	肩背	鱼上白肉有青血脉	胃中有寒
臂中	腰腹		

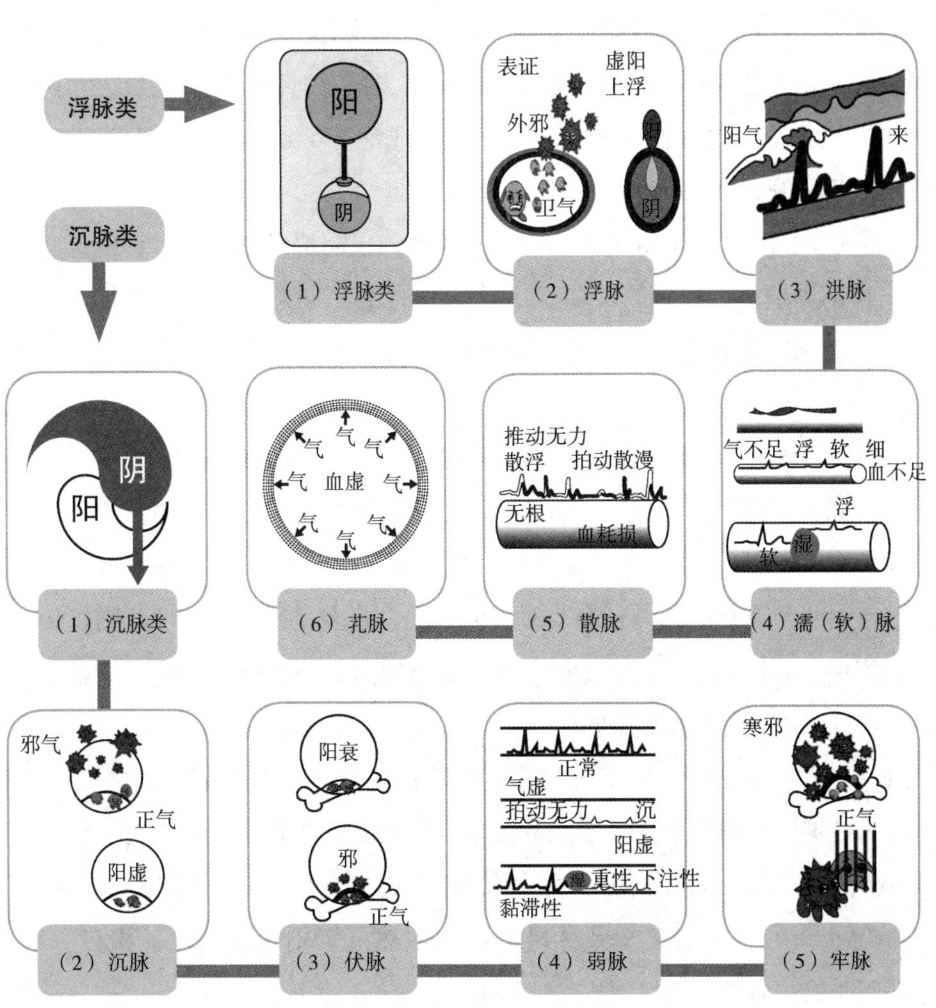

第5章

六经辨证

六经辨证是《伤寒论》之精髓，《伤寒论》的基本概念，就是六经之始，犹如早上的阳光，春夏无厌于日光。三阳之证作息仿春夏秋，与鸡俱兴；三阴之证生息仿冬季，必待日光。体悟到六经辨证与十二经脉、奇经八脉之循环，与四诊都是殊途同归。

《伤寒论》条文中，提纲挈领的是："寸口、关上、尺中三处，大小、浮沉、迟数同等，虽有寒热不解者，此脉阴阳为和平，虽剧当愈。"仲景不只是教人用药与针灸之道，更再三提示诊治要讲究"平和"，不宜"或乱"（霍乱）。人心平气和，以和为贵，脉象也要阴阳平和。

《伤寒论》曰："夜半得病者，明日日中愈，以阴得阳则解也；日中得病者，夜半愈，以阳得阴则解也。"接轨《内经·藏气法时论》与《内经·三部九候论》："九候之脉，皆沉细悬绝者为阴，主冬，故以夜半死。盛躁喘数者为阳，主夏，故以日中死。"

汉朝张仲景年代，生理学并不完备，可是生理与病理的互动影响与现代是一致的。张仲景一再强调"劳"，诸如《金匮要略》的"虚劳血痹"，与《伤寒论》的"差后劳复食复阴阳易"，皆指出"劳，春夏剧，秋冬缓"的情况。一方面是四季的气候中，二十四节气对身心变化的影响，春夏时人的活动量较多，秋冬时活动量则较少；另一方面，一天当中也有四季之分，在少阳与太阳欲解时分，是劳病患者较不舒服的时候，阳明与太阴（或三阴）则是较舒服的时候。

《内经·六节藏象论》："积气盈闰，愿闻何谓气？""五日谓之候，三候谓之气，六气谓之时，四时谓之岁，各从其主治。"治小病急病一候，养生一岁、三岁。人体感受温热的条件有：辐射加热、空气接触皮肤会散热、天气的温度与湿度（下雨、风、太阳等）、空气中的离子及紫外线等，温热要素则包括温度、湿度、气流（风速）、热辐（放）射等。

5–1　伤寒六经之始
5–2　六经病欲解时辰
5–3　太阳病
5–4　太阳病欲解时辰
5–5　阳明病
5–6　阳明病欲解时辰
5–7　少阳病
5–8　少阳病欲解时辰
5–9　太阴病
5–10　太阴病欲解时辰
5–11　少阴病
5–12　少阴病欲解时辰
5–13　厥阴病
5–14　厥阴病欲解时辰
5–15　伤寒论六经之最
5–16　伤寒论六经之坠

5-1 伤寒六经之始

《伤寒论》共398条经文，从最开始的："头项强痛而恶寒"（开始生病），至最后："尸厥，当刺期门、巨阙"（几乎接近死亡），从始于感冒风寒，到尸厥重证为止，从处方桂枝汤，到刺期门、巨阙，针对病程发展及诊治流程而言，可以一语概括之："事缓则圆"。

《伤寒论》六经之始是提纲，必须熟背；六经之末，则需理解分析。《伤寒论》六经的条文依序是太阳→阳明→少阳→太阴→少阴→厥阴；六经病欲解时辰依序是少阳→太阳→阳明→太阴→少阴→厥阴。两者不同之处是三阳的部分，相同之处则为三阴部分。仔细对照六经的始末条文，并参考对照《内经•经脉》之十二经脉循行与时辰。

从《内经・热论》到《伤寒论》："厥少热多者，其病当愈，寒多热少，阳气退，故为进也"，都是论析阳与阴。人是阳，天地就是阴，单纯用生命的生理功能来评估心脏的脉动是很局部（Local）的观点；体温寒热变化必受外界影响，是很整体（Global，太阳、宇宙）的观点。现代医学派生出时间生理学、时间病理学、时间治疗学、时间药理学、时间护理学等新学科，就是从局部和整体的观点去更好地解释和治疗疾病，甚至自主神经方面的疾病，都可利用心率变异率（Heart ratio variablity，HRV）看出端倪。身体生理变异率之信息，如EEG脑波（2~32Hz）、HRV心率（1~300次/分）、EMG肌电（3~32μV）之变异，都与生物钟息息相关。而脑下垂体前叶释出的褪黑素（Melatonin）是二十四小时律动的分泌，关系着睡眠质量及皮肤的状态。

厥与热是体温调节，与脑下垂体、下丘脑等互动，尤其自主神经方面的调节，赋予人体相应的免疫机能。脑的下丘脑视交叉核（生物钟的中枢）送指令给松果体，调节褪黑素的分泌，一方面松果体分泌出来的褪黑素也反作用于脑的时钟中枢，互为拮抗协调，来调整乱掉的生理节律。随着年龄增加，褪黑素的分泌量会随之减少，人过70岁以后，褪黑素的分泌量只有年轻时的1/10。褪黑素若分泌不足，人的睡眠质量会下降，出现夜间血压高的情况。此时可以服用黄连阿胶汤、猪苓汤、炙甘草汤等来调理。以上药方都有阿胶，具有养血滋阴作用，可协调改善夜间睡眠质量，调整生理节律，让长期过度劳累与透支的交感神经功能恢复正常。

《伤寒论》六经病主要病证

病证	主要条文	条文批注
太阳病	1.太阳之为病，脉浮，头项强痛恶寒。	2.发热汗出恶风，脉缓者为中风。
阳明病	180.阳明之为病，胃家实。	186.伤寒三日，阳明脉大。 190.若能食，名中风，不能食，名中寒。
少阳病	263.少阳之为病，口苦咽干目眩。	264.少阳中风，两耳无所闻，目赤，胸中满而烦。
太阴病	273.太阴之为病，腹满而吐，食不下，自利益甚，时腹自痛，下之，胸下结硬。	277.自利不渴者，属太阴，以其藏有寒故也。 274.太阴中风，四肢烦痛，脉阳微阴涩而长者，为欲愈。
少阴病	281.少阴之为病，脉微细但欲寐。	290.少阴中风，脉阳微阴浮者，为欲愈。
厥阴病	326.厥阴之为病，消渴，气上撞心，心中疼热，饥而不欲食，食则吐蛔，下之利不止。	329.厥阴病，渴欲饮水者，少少与之，愈。 360.下利，有微热而渴，脉弱者，令自愈。 327.厥阴中风，脉微浮为欲愈，不浮为未愈。

✚ 知识补充站

正常生活作息，从十二经脉十二时辰着手：

1.亥时（21:00—23:00）：三焦经脉时辰，睡眠次要时辰，补养脑部、心脏、肝脏和入睡时间。

2.子、丑时（23:00—3:00）：胆、肝经脉时辰，睡眠主要时辰与美容时间。

3.寅、卯时（3:00—7:00）：肺、大肠经脉时辰，生活活动当值时辰，常是弱者熟睡与强者晨动时间。

4.辰、巳时（7:00—11:00）：胃、脾经脉时辰，补充营养当值时辰，人体需求营养的时间。

5-2 六经病欲解时辰

《伤寒论》中对六经病欲解时辰，与《内经》十二经脉十二时辰，各有立论，六经病欲解时辰以脑下垂体、间脑、内分泌、自主神经系统为论，相当于脑脊髓液的新陈代谢速度；十二经脉十二时辰涉及营气、卫气，即以呼吸、血液循环系统为论，相当于胃肠新陈代谢速度；十二经脉十二时辰在前（经脉生理时辰），六经病欲解时辰在后（经脉病理时辰）。

《伤寒论》六经病欲解时辰就是少阳、太阳、阳明、太阴各6小时，合之24小时，少阴与厥阴的各自6小时，则与太阴及少阳共享，而且少阴与太阴关系密切，厥阴与少阳关系密切。休养时间，是六经欲解时辰的三阴欲解时辰，与少阳欲解时辰，即亥、子、丑、寅、卯、辰（21:00—9:00）之际，其间会因年龄、季节和体况，而睡眠时间不一：

1.太阴病欲解时辰：亥、子、丑（21:00—3:00）。

2.少阴病欲解时辰：子、丑、寅（23:00—5:00）。

3.厥阴病欲解时辰：丑、寅、卯（1:00—7:00）。

4.少阳病欲解时辰：寅、卯、辰（3:00—9:00）。

六经病欲解时辰与阴界阳界时间关系：

1.阳界为3:00—21:00，18小时，大部分人活动的时间。

2.阴界为21:00—7:00，10小时，大部分人休息的时间。

3.阴阳交界为3:00—7:00，4小时，休息转变为活动的时间。

4.阴阳之界为21:00，体弱多病的人该放下一切，好好休息的时间。

少阳是寅、卯、辰（3:00—9:00），为人们起床活动的时候，厥阴是丑、寅、卯（1:00—7:00），与少阳重叠两个时辰，皆为人们睡睡醒醒的时辰。若“少阳之为病，口苦咽干目眩”，只是胆汁循环出现了问题，肠肝循环有状况；而若“厥阴之为病，消渴，气上撞心，心中疼热，饥不欲食，食则吐蛔，下之利不止”，是肝脏、胆囊及胰脏之间的运行发生了问题。

太阳病欲解时分巳、午、未（9:00—15:00）是大多数人上班和活动的时间，这段时间人是否神志精采，就要看少阳寅、卯、辰（3:00—9:00）与厥阴丑、寅、卯（1:00—7:00）是否优质。少阳与厥阴时辰是人的睡眠与早餐时间，此时间睡眠质量好，早餐营养均衡，身体状况相对健康。反之，巳、午、未（9:00—15:00）无精打采的话，少阳寅、卯、辰（3:00—9:00）与厥阴丑、寅、卯（1:00—7:00）必然问题重重，常是怨叹不如意的人。

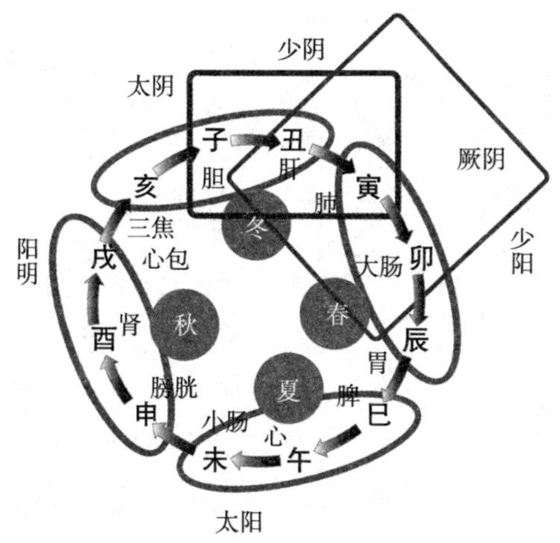

六经病欲解时辰

	开始（之为病）	结束（欲解时辰）
太阳	脉浮，头项强痛而恶寒	从巳至未上
阳明	胃家实	从申至戌上
少阳	口苦、咽干、目眩	从寅至辰上
太阴	腹满而吐食不下，自利益甚，时腹自痛，若下之，必胸下结硬	从亥至丑上
少阴	脉微细，但欲寐	从子至寅上
厥阴	消渴，气上撞心，心中疼热，饥而不欲食，食则吐蛔，下之利不止	从丑至卯上

✚ 知识补充站

三阳——旭日东升是少阳；日正当中是太阳；夕阳西沉是阳明。《伤寒论》条文1~272条属三阳病篇，以交感神经为优势，让心跳加快，缓和肠道活动；六气与七情和饮食。《伤寒论》条文273~329属三阴病篇，以副交感神经为优势，安定心跳与呼吸频率，活泼肠道活动。太阴：呼吸与消化系统。少阴：内分泌与循环系统。厥阴：新陈代谢与免疫系统。

5-3 太阳病

太阳病感冒以免疫功能为主，脉诊是《伤寒论》六经辨证之真精髓，八条文从“不解”→“欲解”→“而解”一以贯之：

“寸口、关上、尺中三处，大小、浮沉、迟数同等，虽有寒热不解者，此脉阴阳为和平，虽剧当愈。”

“太阳病，先下而不愈，因复发汗，以此表里俱虚，其人因致冒，冒家汗出自愈。所以然者，汗出表和故也。”

“凡病，若发汗、若吐、若下、若亡血、若亡津液，阴阳自和者，必自愈。”

“脉浮而紧，按之反芤，此为本虚，故当战而汗出也。”“脉自微，此以曾发汗，若吐、若下、若亡血，以内无津液，此阳阴自和，必自愈，故不战、不汗出而解也。”

“脉浮数而微，病人身凉和者，此为欲解也，解以夜半。脉浮而解者，濈然汗出也；脉数而解者，必能食也；脉微而解者，必大汗出也。”

“太阳病未解，脉阴阳俱停，必先振栗，汗出而解。但阳脉微者，先汗出而解；但阴脉微者，下之而解。”

“吐利止，身痛不休，当消息和解其外，宜桂枝汤小和之。”

“吐利发汗，脉平，小烦者，以新虚不胜谷气故也。”

《伤寒论》中有117个药方，其中桂枝出现有39方，桂枝汤加味有17方，桂枝汤减味再加味有5方，非桂枝汤加减味有17方，挂名而无实有2方（桂枝去桂加茯苓白术汤与桂枝附子汤去桂加白术汤），另外，四逆汤、小柴胡汤、理中丸三方，加减也有加桂枝，分别治：（1）悸；（2）不渴，外有微热；（3）脐上悸等（肾气动也）。因此，117方之中，用到桂枝的共有42方之多，桂枝非常重要，条文3的桂枝汤：“太阳中风，阳浮而阴弱，阳浮者热自发，阴弱者汗自出，啬啬恶寒，淅淅恶风，翕翕发热，鼻鸣干呕者，桂枝汤主之。”是开路先锋，“恶风、恶寒、发热”是下丘脑、脑下垂体和延髓生命中枢的反应，“鼻鸣、干呕”是呼吸道（BALT）与消化道（MALT）相关淋巴组织的反应，特别是鼻鸣，人们都会联想到牛鸣、狗鸣等是动物的情绪或身体出现问题的反应动作，人体则是体内免疫力开始出问题的第一征兆——鼻鸣，“鼻鸣、干呕”是免疫反应的第一征兆。

小博士解说

人的基础代谢率与居住地气温成反比关系，冬季冷，所以基础代谢会升高；而夏季较热，基础代谢会降低。夏季温度负荷较高，短时间内会一直出汗，发汗量多则钠浓度低，但是现代空调的普及和饮食习惯的改变，使得季节变化对人体的影响减弱。热带居民的发汗量要少才能生存，以台湾地区为例，嘉义在北回归线上，而台北纬度比嘉义高，因此嘉义居民会比台北居民耐热，天气热的时候出汗比较慢，发汗量不多，汗中的钠浓度低，这是属于对环境的适应性反应。

太阳之为病，膀胱经、小肠经为主

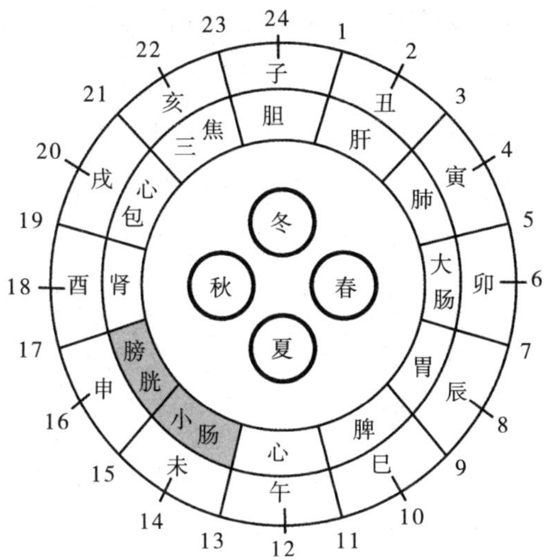

+ 知识补充站

发烧是身体的免疫反应，可以藉此提高免疫力，显示白细胞的吞噬能力，当体温升高1℃，免疫力可提高5~6倍。而当体温降至35℃时，是癌细胞活跃的时候；反之，当体温到达39.6℃以上，癌细胞多会死掉。心脏只有体重的1/200，却负责提供1/9的体温；脾脏是红细胞集中的部位，也属于高温器官。当身体冰冷（厥逆），细胞代谢变差，体温下降1℃，代谢会减少12%，免疫力会降低30%。人体体温最低的时候是死亡率最高的时候，清晨3—5点（寅时）是气喘、胃肠道、心脏方面疾病恶化的时候；夏季是中暑季节，冬季是中风季节；上吐下泻的霍乱多见于秋季鱼鲜蟹肥时；花粉过敏多见于春暖花开之季。

5-4 太阳病欲解时辰

《伤寒论》曰："太阳病欲解时，从巳至未上（9:00—15:00）"是顺气一日分为四时的夏长，是人神志最精采的时分，也是大多数人的上班时间，大家多动了起来，身体、心理、物质方面都一样，更是汗、屎、尿最多的时候，尤其是汗，人能够自在地流汗是生气蓬勃，人对抗危险的时候，也会流汗。每个人绽放生命活力的时候，都需要肾上腺皮质激素共同协作，所有内分泌激素，必然因为日夜、日、岁、性别、年龄、体质的不同而有差异。人体交感神经紧张时，就会心跳加速，就是要与肾上腺皮质激素来一起协作，活得有活力，活得精采。

太阳欲解时分巳、午、未（9:00—15:00）是否神志精采，就看少阳寅、卯、辰（3:00—9:00）与厥阴丑、寅、卯（1:00—7:00）是否优质，看此时间睡眠的质量与早餐的营养状况是否优质。

头部时钟（SCN）有下丘脑-垂体-门脉系统；腹部时钟（肝与消化道）有肝门脉循环；肝经脉上额与督脉会于巅，就是头部时钟与腹部时钟的沟通路径，人生存必须靠生物钟机制运行。时钟基因的生理作用（Non-clock funtion）负责生理正常运行，时钟基因异常时，"头部时钟"的食欲调节会出问题，影响睡眠或相互影响，或是"腹部时钟"脂质、血糖会出问题，或者饮食方面出状况，它们各自为政，又互相牵连，既拮抗，又协调。

满头大汗，多反映后脑的风府与风池三穴，此处为椎静脉、板障静脉、头颅导静脉的循环所经之处，反映脑干（中脑、桥脑、延髓）功能。汗流浃背（脊背）多反映大杼、风门四穴，主要是肺脏功能表现，促进之，有助排毒与增强免疫功能。

《伤寒论》条文24："反烦不解者，先刺风池、风府，却与桂枝汤则愈"，风府、风池是头颅与躯体的关卡。人脑重量占全身重量的2%~2.5%，需要的血液量占1/6，多来自颈内动脉与椎动脉，颈动脉闭塞严重，有可能都没有异样感觉，椎动脉可能取代颈动脉大部分功能。头颅部静脉回流心脏，要靠邻近的组织帮忙；过劳的人，休息不够，如果长期透支，就会危及生命。

小博士解说

夏季因高温中暑，免疫力低下是主因。午、未时辰（11:00—15:00）中暑概率较高，先夏至日为病温，即夏至之前（立夏到夏至之间即入夏）中暑多提早到巳时（9:00—11:00），夏至之后为病暑，即夏至之后（夏至到立秋之间即出夏）中暑延伸到申时（13:00—15:00）。

太阳病欲解时辰

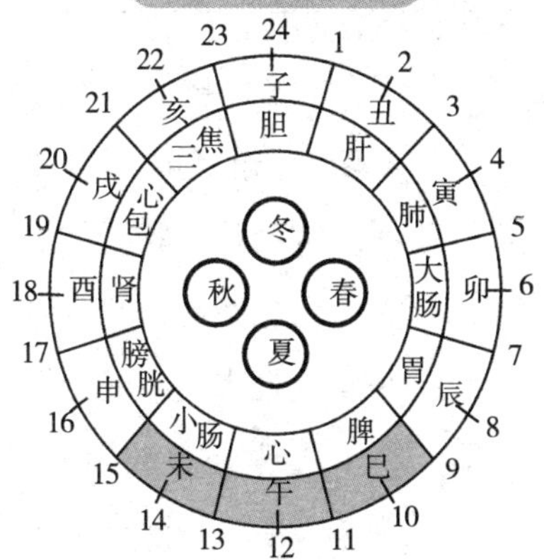

太阳病欲解时，从巳到未（9:00— 15:00）

太阳病的病态

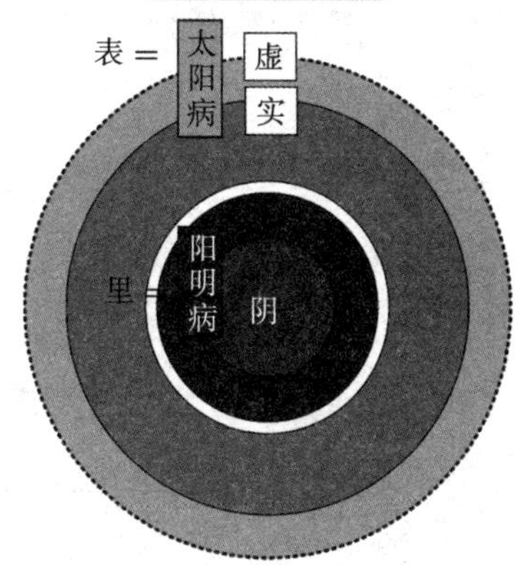

阳病始于太阳病
太阳病是阳病之表证
阳明病是阳病之里证

✚知识补充站

六经欲解时辰，感应人的生理作用就是“头部时钟”，感应于天地运行就是顺气一日分为四时，晨春、午夏、夕秋、夜冬，少阳是寅、卯、辰（3:00—9:00），是人们起床活动的时候，厥阴是丑、寅、卯（1:00—7:00），与少阳重叠两个时辰，是人们睡睡醒醒的时辰。“少阳之为病，口苦咽干目眩”，是胆汁循环有问题，肠肝循环有状况；“厥阴之为病，消渴，气上撞心，心中疼热，饥不欲食，食则吐蛔，下之利不止”，是肝脏与胆囊及胰脏之间的运行有问题。

太阳欲解时分（巳、午、未）是人神志最有精神的时间，也是大多数人上班时间。从少阳时分到阳明时分，太阳时分是桥梁，少阳的整备时间如果有备而来，两阳合明的阳明休息时间，必然轻松愉快。

5-5 阳明病

《伤寒论》条文：

125.阳明之为病，胃家实是也。

126.伤寒三日，阳明脉大。

127.本太阳，初得病时，发其汗，汗先出不彻，因转属阳明也。

128.阳明病，若能食，名中风；不能食，名中寒。

129.阳明病外证，身热汗自出，不恶寒反恶热也。

130.阳明病有得之一日，不发热而恶寒者，虽得之一日，恶寒将自罢，即自汗出而恶热也。

"阳明之为病，胃家实。少阳之为病，口苦咽干目眩。太阴之为病，腹满而吐食不下，自利益甚，时腹自痛。厥阴之为病，消渴，气上撞心，心中疼热，饥而不欲食。"上述四经病，都是消化系统方面的疾病。

阳明病必要条件是胃家实（胃蠕动有问题），脉迟多见于里病，汗出多见于表病。虽然脉迟，却出现汗出多，最重要的就是"微恶寒"。只要稍微恶寒，就是表不解，刚开始感冒，或是流汗多要感冒的时候，服饮桂枝汤后啜热稀粥，温覆取微似汗，就是从保健胃肠、肝脏、横膈着手而见效。胃中虚与胃中不和是生活习惯不良造成，食饮不当，及长时间睡眠不足的人最为常见。

《伤寒论》从桂枝汤的鼻鸣干呕，到当归四逆汤的肠鸣，几乎涵盖胸水与腹水的前兆。胸闷与腹胀，是脏器生病的前兆，轻者循环功能不良，严重者可能形成肿瘤。腹部肿瘤是腹胀的主因之一，多有相关脏器的疾病。腹胀是腹腔内侧壁或后壁的张力快速（太阴病、厥阴病）或缓慢的（阳明病、少阳病）增加，可能是间歇性腹部胀满，也可能是持续性腹部胀满。腹腔内容积增加多是腹部方面异常气体潴留（鼓胀）及液体潴留（腹水），亦有是大的肿瘤性病变及妊娠子宫变大造成。腹腔外容积增加，最多见的是肥胖者腹壁脂肪沉积。

白天的腹痛多是胃溃疡的腹痛，尤其是进食之后更痛，胃溃疡胃蠕动不良，胃的负担重，会刺激溃疡黏膜而疼痛。半夜多是十二指肠溃疡的腹痛，进食后，3小时左右食物会进入十二指肠，空腹时，很容易激起十二指肠溃疡的疼痛。平日经常头痛、牙痛会反映在胃经脉、大肠经脉、小肠经脉、膀胱经脉与胆经脉上，胃经脉型的头痛与大肠经脉的牙痛都是长期的慢性疼痛，日久必虚，几乎与十二指肠溃疡型的疼痛呈正相关。胃负责消化，十二指肠负责吸收，两者和谐的协调运行，身体就不会有任何疼痛症状；反之，身体出现任何的疼痛，几乎都与胃、十二指肠的消化吸收功能密切相关。

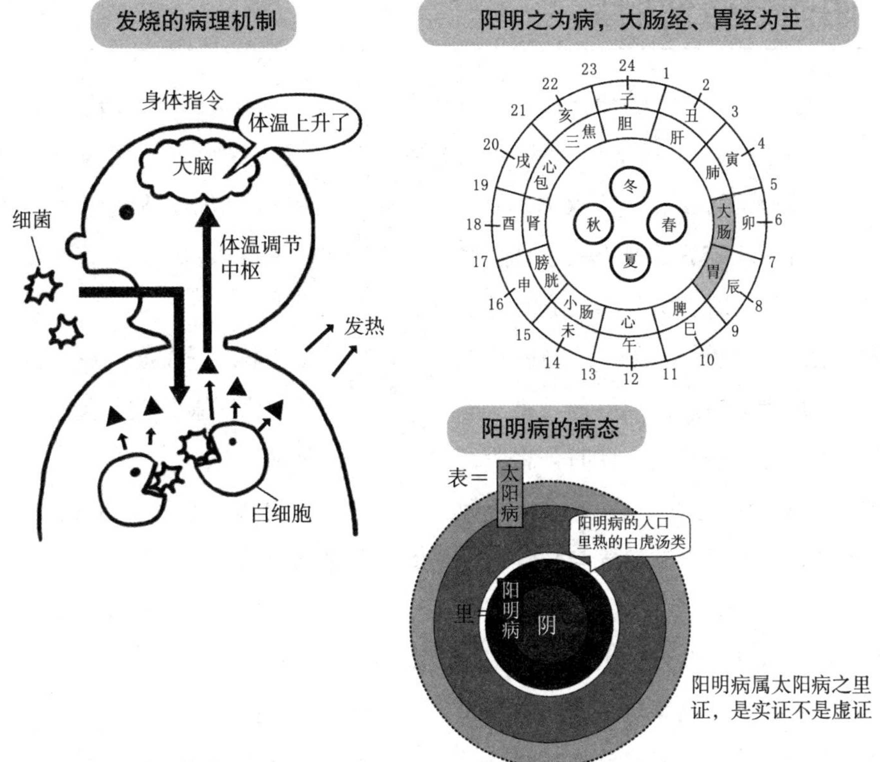

养生大法贵于"时"与"食"

四季	六经	时辰	时　　间	餐饮	滋　　养
春	少阳	寅卯辰	3:00—9:00	早餐	肺脏、脾脏，呼吸系统
夏	太阳	巳午未	9:00—15:00	午餐	脾脏、心脏，循环系统
秋	阳明	申酉戌	15:00—21:00	晚餐	肾脏、心脏，泌尿系统
冬	太阴	亥子丑	21:00—3:00	宵夜	肝脏、肺脏，内分泌系统

✚ 知识补充站

发烧的病理机制为内生性致热原或外源性致热源（病毒、细菌等）激活血液中的吞噬细胞、淋巴细胞等产生的内源性致热源，作用于下丘脑的体温中枢，使其体温调定点上移。但是抗精神病药物恶性综合征、内分泌病变等，也会使体温调节机制失常。临床上，高龄者38℃以下的微微发烧，如果肺为基础疾病的话，会出现盗汗，晚上一直换衣（更衣）。

5–6 阳明病欲解时辰

《伤寒论》中阳明病欲解时分15:00—21:00（申、酉、戌）是秋收，是午茶时间，应该休息或放慢脚步。古代秋决，取肃杀之令，是傍晚收获结算，是下午茶休息时间，也是过劳族最疲倦的时分。傍晚近黄昏，夕阳无限好，只是近黄昏，人过劳久了，会出现很疲倦的情形，此时分，是交感神经做主，副交感神经辅之。此时分之后，两者的主辅关系交换过来，副交感神经做主，让心跳减缓，人得以歇口气与睡觉，以备明天来临。下午茶时间补养体内必需营养，如不休息、不补充营养，因营养空档时间较长，问题就加大。早餐与午餐间隔时间短，用来大量动力输出，午餐与晚餐间隔时间长，无论是脑内糖分或维生素B_{12}的供应都会不足，易产生黄昏症候群，日久必然百病丛生。

阳明病反映在以消化器官功能为主，七条文“头汗”、“衄”、“久瘀血”言简意赅，一以贯之，可见条文384：“欲似大便而反矢气，仍不利者，此属阳明也，便必硬，十三日愈，所以然者，经尽故者。”阳明病欲解时分为15:00—21:00（申、酉、戌），于腹部时钟，即中枢时钟（SCN），以交感神经为中心传达神经，以肾上腺皮质激素为中心的体液因子，通过时间信号传达到末梢组织，寒暖等环境因子，睡眠觉醒节律全在SCN控制中，但是，肝、消化器官等组织不受SCN影响，只对血液中的成分应答。

216.阳明病，下血谵语者，此为热入血室。但头汗出者，刺期门，随其实而泻之，濈然汗出则愈。

202.阳明病，口燥，但欲漱水不欲咽者，此必衄。

227.脉浮发热，口干鼻燥，能食者，则衄。

237.阳明证，其人喜忘者，必有蓄血。所以然者，本有久瘀血，故令喜忘。屎虽硬，大便反易，其色必黑。

257.病人无表里证，发热七八日，虽脉浮数者，可下之。若脉数不解，而下不止，必协热便脓血也。

384.欲似大便而反矢气，仍不利者，此属阳明也，便必硬，十三日愈，所以然者，经尽故者。下利后，当便硬，硬则能食者愈。今反不能食，到后经中，颇能食，复过一经能食，过之一日当愈。不愈者，不属阳明也。

小博士解说

“阳明之为病，少阳之为病，太阴之为病，厥阴之为病”都是消化系统方面的疾病。

“目中不了了，睛不和”与“烦躁”是脑部的症状；“喘冒不能卧者”与“腹满痛”是胸腹部的症状。多因消化道功能不良，有宿食或燥屎。出现症状与病痛时，若不改善生活作息习惯，病症就会反复再三地出现，甚至演变成肝脏或其他脏器的恶性肿瘤与病变，防治方法是好好养护消化道。

便意产生的机制

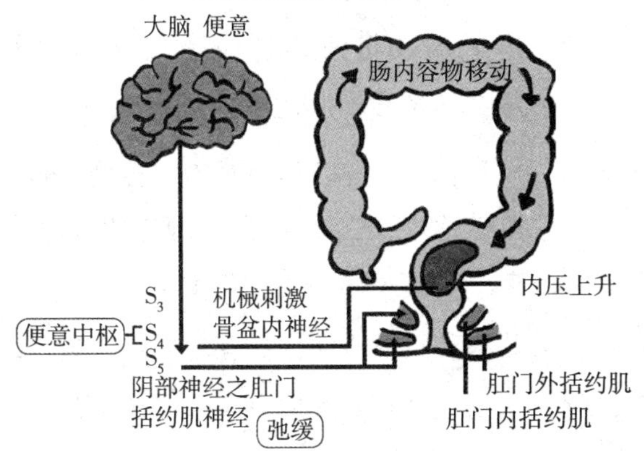

阳明病欲解时辰

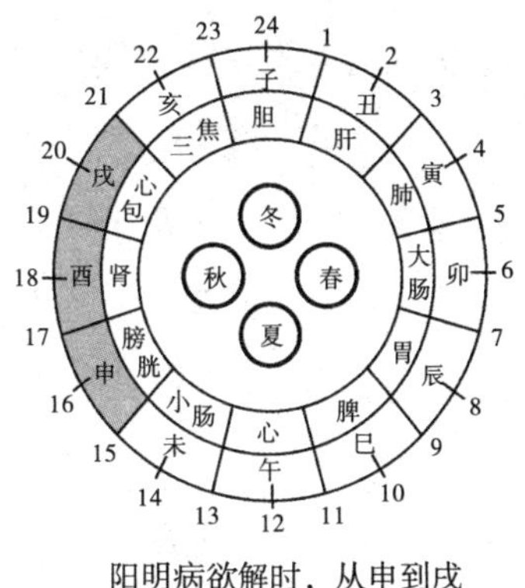

阳明病欲解时，从申到戌（15:00 — 21:00）

绕脐痛与腹满痛的比较

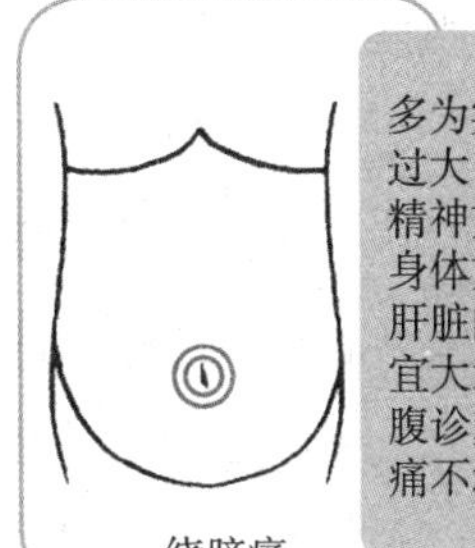

绕脐痛

多为实证，见于长期压力过大、活动量不足、熬夜。精神方面倾向思虑过度，身体方面倾向肠胃不和，肝脏问题多于胃肠问题，宜大承气汤、大柴胡汤，腹诊多右不容与左天枢疼痛不堪。

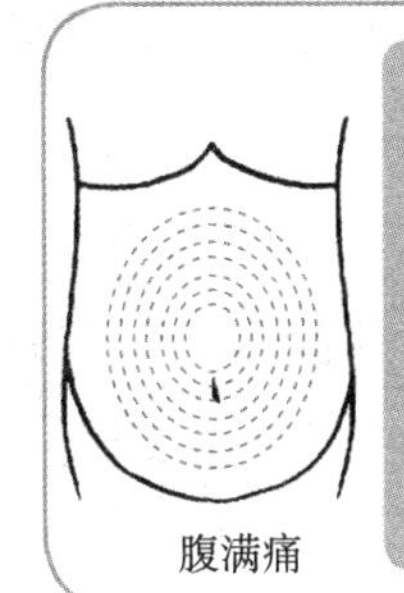

腹满痛

多为虚证，见于紧张焦虑、忙碌不堪的人，只要休息或生活愉悦，症状就可改善，宜服用小建中汤、小柴胡汤，腹诊多中脘与右天枢闷痛。

✚ 知识补充站

阳明病欲解时辰申、酉、戌（15:00—21:00）是人的下午茶休息时间，也包括大部分人的晚餐时间，经过一天的努力与疲惫，晚餐总是有慰劳辛劳的意味，少阳整备时间与太阳上班时间表现得好，阳明休息时间必然如意。

排便是内容物进入直肠，直肠内压高到30~50mmHg就会有便意，排便反射与随意运动相关联，排便反射有肠内反射与肠外反射，不随意肌（平滑肌）的肛门内括约肌弛缓，随意肌（横纹肌）的肛门外括约肌引起一时性的反射性收缩，这是排便自制。内压再高的话，肛门内、外括约肌松弛而排泄直肠内容物；直肠内压未到达以上界值时，有意识地松弛肛门外括约肌，影响腹压的话，也可以出现排泄动作。肛温（直肠温）是生理的基础体温，约36.0~37.5℃，有1~1.5℃的变化范围。通常肛温最高时是上午5—6时（寅、卯—肺经、大肠经）——春宜吐，夏宜汗；最低时是下午5—6时（申、酉—膀胱经、肾经）——秋宜下，冬宜和。

5-7 少阳病

少阳病以消化附属器官功能为主，七条文“悸而惊”、“烦而悸”、“心下悸”一以贯之，见条文101：“伤寒中风，有柴胡证，但见一证便是，不必悉具。”

263.少阳之为病，口苦、咽干、目眩也。

264.少阳中风，两耳无所闻，目赤，胸中满而烦者，不可吐下，吐下则悸而惊。

265.脉弦细，头痛发热者，属少阳。少阳不可发汗，发汗则谵语。此属胃，胃和则愈，胃不和，则烦而悸。

96.往来寒热，胸胁苦满，默默不欲饮食，心烦喜呕，或胸中烦而不呕，或渴或腹中痛，或胁下痞硬，或心下悸，小便不利，或不渴，身有微热，或咳者，小柴胡汤主之。

101.伤寒中风，有柴胡证，但见一证便是，不必悉具。

99.身热恶风，颈项强，胁下满，手足温而渴者，小柴胡汤主之。

229.发潮热，大便溏，小便自可，胸胁满不去者，与小胡柴汤。

小柴胡汤可改善肝门脉系统循环不良，小柴胡汤基本加减药味来自条文96：“伤寒五六日，中风，往来寒热，胸胁苦满，默默不欲饮食，心烦喜呕，或胸中烦而不呕，或渴，或腹中痛，或胁下痞硬，或心下悸，小便不利，或不渴，身有微热，或咳者，小柴胡汤主之。”其中去人参加桂枝，温服微汗愈，与桂枝汤、麻黄汤等服后温覆取微似汗有相同的意义。

《金匮要略·呕吐哕下利病篇》十条文“干呕吐涎沫”、“呕而肠鸣”、“呕而发热者”，一以贯之，可见《伤寒论》条文101：“伤寒中风，有柴胡证，但见一证便是，不必悉具。”以及《金匮要略·呕吐哕下利病篇》：“干呕，吐涎沫，头痛者，吴茱萸汤主之”，“呕而肠鸣，心下痞者，半夏泻心汤主之”，“呕而发热者，小柴胡汤主之”，“胃反呕吐者，大半夏汤主之”，“食已即吐者，大黄甘草汤主之”，“吐后，渴欲得水而贪饮者，文蛤汤主之。汗出即愈”，“干呕，吐逆，吐涎沫，半夏干姜散主之”，“病人胸中似喘不喘，似呕不呕，似哕不哕，彻心中愦愦然无奈者，

小博士解说

肝脏是人体最大的腺体，也是消化附属器官，是仅次于皮肤的最大器官。《伤寒论》几乎就是《养肝论》。胎儿后期肝脏占体重的5%，出生后，经过一段时间生长发育，几乎占据了右季肋部与心窝部，并扩张到左季肋部，在横膈下方，横膈分开胸膜、肺、心膜与心脏，除了脂肪（通过胸导管回上腔静脉）之外，吸收其他来自胃肠道的营养素，经过肝门静脉系统，再从肝脏到肝静脉回下腔静脉。

生姜半夏汤主之。呕止、停后服”，“干　愈”，“哕逆者，橘皮竹茹汤主之”。呕、哕，若手足厥者，橘皮汤主之，下咽即

少阳之为病，三焦经、胆经为主

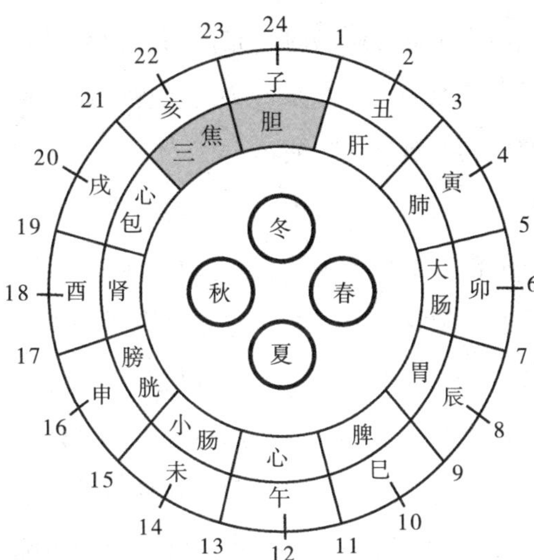

少阳病

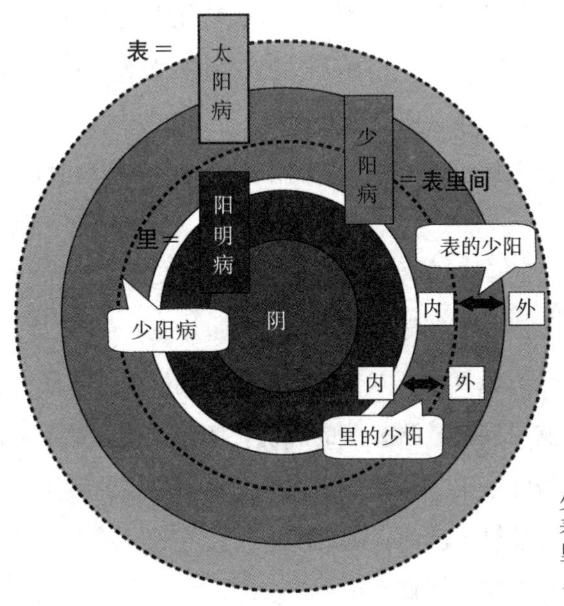

少阳病居于表里之间，
表证少阳病有发表之势，
里证少阳病有下里之势。

5-8 少阳病欲解时辰

《伤寒论》中少阳病欲解时，从寅至辰上（3:00—9:00）。少阳经欲解时分3:00—9:00（寅、卯、辰）是春生，起床的时分，生动活泼的整备时间，肢体活动萌芽的时候。少阳病以消化附属器官功能为主，八条文“脉小者欲已”，“胃气和身濈然汗出而解”，“小柴胡汤以解外”。简而言之，可见条文103.：“柴胡证仍在者，先与小柴胡汤。呕不止，心下急，郁郁微烦者，为未解也，与大柴胡汤下之则愈。”

271.少阳脉小者，欲已也。

230.胁下硬满，不大便而呕，舌上白胎者，可与小柴胡汤，上焦得通，津液得下，胃气因和，身濈然汗出而解。

223.若柴胡证不罢者，复与柴胡汤，必蒸蒸而振，却发热汗出而解。

232.发热，汗出不解，心中痞硬，呕吐而下利，大柴胡汤主之。

103.柴胡证仍在者，先与小柴胡汤。呕不止，心下急，郁郁微烦者，为未解也，与大柴胡汤下之则愈。

123.太阳病，过经十余日，心中温温欲吐，而胸中痛，大便反溏，腹微满，郁郁微烦。先此时，自极吐下者，与调胃承气汤；若不尔者，不可与。但欲呕，胸中痛，微溏者，此非柴胡证，以呕，故知极吐下也。

104.胸胁满而呕，日晡所发潮热，已而微利，潮热者，实也，先宜小柴胡汤以解外，后以柴胡加芒硝汤主之。

105.若小便利者，大便当硬，而反下利，脉调和者，知医以丸药下之，非其治也。若自下利者，脉当微厥，今反和者，此为内实也，调胃承气汤主之。

营卫之“营”气，是左心室（结构上是心脏的“前锋”）在输送血液到全身；“卫”则指卫气，是肝脏将肝门静脉循环系统收集来的营养，通过肝静脉与下腔静脉送回右心房（结构上是心脏的“后卫”）。酗酒最容易引发肝硬化与胃出血，慢性酒精中毒是肝硬化的主因。女性在更年期后，雌激素减少，患心脏病的概率随之提高，这时多会渐渐出现门脉高压症。因为酗酒与饮食习惯不良，肝脏的脂肪变性与纤维化造成肝肿大，是肝脏功能退化的表现。肝脏有很大的储备功能，肝功能不良的代谢性特征会较慢出现。

阴阳之界21:00是戌时辰与亥时辰交集的钻石九点钟（Diamond time），阴阳之交是3:00—7:00，是寅时与卯时之间的黄金四小时（Golden time），阴阳之界的23:00是生长激素开始活动增强的时候，有着储备、收藏的意境。阴阳之交开始的3:00是肾上腺皮质激素开始活动增强的时候，有行动、生长的意境。

六经病欲解时辰与四季、内分泌的关系

六经病欲解时辰	时间	四季	内分泌
太阴病	21:00—3:00	冬季	生长激素（21:00—3:00） 褪黑素（23:00—7:00）
少阳病	3:00—9:00	春季	肾上腺激素（3:00—9:00） 褪黑素（23:00—7:00）
太阳病	9:00—15:00	夏季	甲状腺激素（9:00—13:00）
阳明病	15:00—9:00	秋季	肛温最低时段（15:00—19:00）

四季时辰与营养

四季	欲解时辰	年龄层的 最佳时辰	注意事项	活动量
春	少阳（3:00—9:00）	孩童 养育，营养	早餐营养充分	动得多，吃得好
夏	太阳（9:00—15:00）	青少年 养护身心	运动、营养补给	动得很多，吃得很好
秋	阳明（15:00—21:00）	中老年 养生延寿	休息、营养补充	动得不多，吃得还好
冬	太阴（21:00—3:00）	老弱妇孺 保养生命	睡眠质量与时间	少动少吃，早睡多睡

少阳经欲解时分

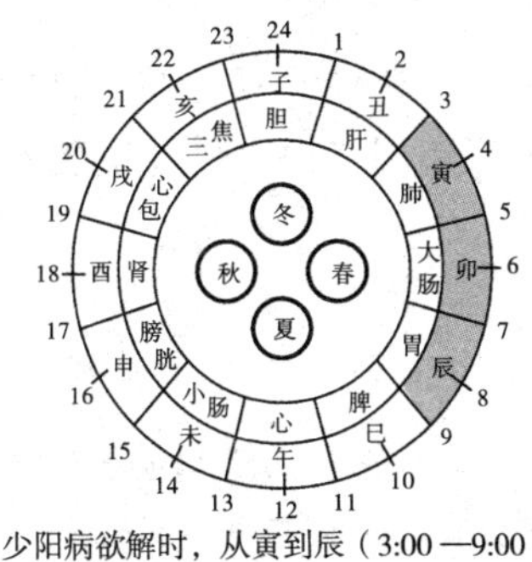

少阳病欲解时，从寅到辰（3:00—9:00）

+ 知识补充站

少阳经病欲解时分3:00—9:00（寅、卯、辰）是起床与肢体活动萌芽的时间。太阴病欲解时分是睡眠时间，少阴病欲解时分是弹性时间，厥阴病欲解时分是交战时间，三阴病欲解时分含括21:00—7:00，是人的休息睡眠、养精蓄锐的时间，表现得好，少阳整备时分就会充沛有余。

5-9 太阴病

太阴之为病，腹满而吐，食不下，自利益甚，时腹自痛，下之，胸下结硬。

太阴病以腹腔脏器的整体功能为主，七条文“转气下趋少腹欲自利”、“自利不渴脏有寒”、“下利清谷不可攻表”，言简意赅，一以贯之，条文372“先温其里，乃攻其表，温里宜四逆汤，攻表宜桂枝汤。”

273.太阴之为病，腹满而吐食不下，自利益甚，时腹自痛，若下之，必胸下结硬。

358.腹中痛，若转气下趋少腹者，此欲自利也。

277.自利不渴者，属太阴，以其脏有寒故也，当温之。

359.若食入口即吐，干姜黄连黄芩人参汤主之。

91.下利清谷不止，身疼痛者，急当救里；后身疼痛，清便自调者，急当救表。救里宜四逆汤，救表宜桂枝汤。

364.下利清谷，不可攻表，汗出必胀满。

372.下利，腹胀满，身体疼痛者，先温其里，乃攻其表，温里宜四逆汤，攻表宜桂枝汤。

“放屁”、“要大便”，“阳明之为病，胃家实”，除了“不恶寒，反恶热”、“胃中燥，烦躁，大便难”、“呕不能食”、“汗出濈濈然”这些症状之外，常会被忽略的是病人没讲的“腹胀”感。腹胀是人常有的感觉，是腹部膨隆、膨满、胀满等，是病又不似病，只要消化道功能不良，一定有腹胀感。这些生活上的困扰，个体差异很大。

腹胀是腹腔内、腹壁后腹膜容积增加造成的，分持续性与间歇性腹胀。间歇性腹胀多为腹腔外容积增加，如肥胖伴腹壁脂肪沉积，上了年纪、体弱、活动量很少，多会出现便秘与腹胀。另外，突然尿量减少的腹胀，是某些特殊疾病的腹水造成体重及腹围增加，从阳明病进入太阴病或少阴病。

腹腔内容积增加的原因，几乎都是腹部内有异常的气体潴留（鼓胀）或液体潴留（腹水）。人体腹腔除了女人输卵管开口部之外，脏层腹膜与壁层腹膜是封闭的体腔，腹腔内存在着30~40ml的液体；肝硬化、特发性门静脉高压症、瘀血性心脏衰竭、肾病综合征是腹水的主要病因，以肝硬化的腹水

小博士解说

太阴病以腹腔脏器的整体功能为主，腹满、胸下结硬是太阴病的主证；胃家实是阳明病的主证；心中疼热是厥阴病的主证。少阳病，口苦咽干是消化附属器官的主证，与消化器官息息相关。

少阳病（新陈代谢—目眩）、太阳病（血液循环—脉浮）、阳明病（营养—胃家实）与太阴病（内分泌系统与神经系统—不能下），各三个时辰，少阴病（脉细）、厥阴病（消渴）欲解时分是身体能量正负面变化最大的时候，也含括疾病的疗愈时分，太阴笼罩着三阴主要时辰。

最多见；腹腔内大的肿瘤性病变及怀孕也会腹部胀大。总之，汗、尿、便保持顺畅，腹胀概率就会很低。

太阴之为病，肺经、脾经为主

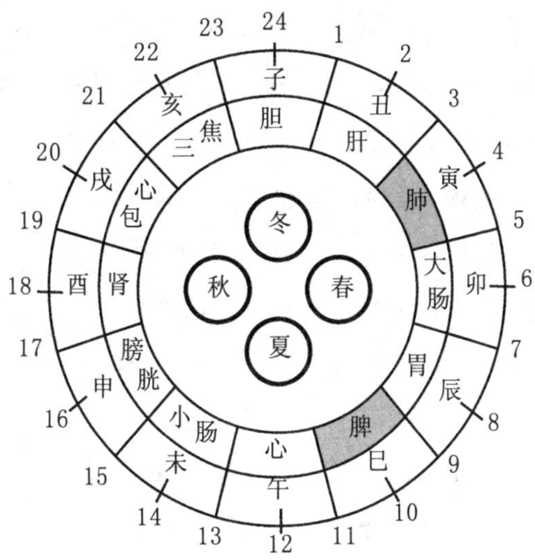

太阴病

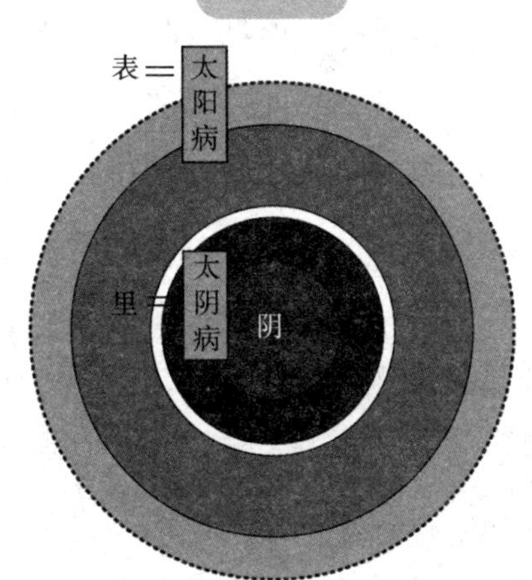

太阴病是阳病阴病的转换期，一部分属实证

＋知识补充站

太阴病欲解时分21:00—3:00（戌、亥、子）是冬藏，属于大部分人的睡眠时间。前有阳明休息时间（15:00—21:00），后有少阳整备时间（3:00—9:00），从15:00—9:00，是人们调整生活作息的时期，阳明休息时间的质量决定了太阴睡眠时间的生命价值，可给予少阳整备时间真正的生命期望值。

5–10 太阴病欲解时辰

《伤寒论》指出，太阴病欲解时，从亥至丑上（21:00—3:00）。太阴经欲解时分21:00—3:00（戌、亥、子）是冬藏，“藏”是养精蓄锐，是大部分人的睡眠时间，储备明日的能量，以备精锐尽出。少阴时辰是23:00—5:00（子、丑、寅）、厥阴是1:00—7:00（丑、寅、卯），少阴与厥阴都与太阴与少阳有所交集，特别是1:00—5:00（丑、寅）时分，很多人太晚睡就睡不着，有些人必须晚睡，否则睡不着。每人的生物钟不同，年轻体健的人可以自己控制无虞，老弱者则不可以逆天而行，尤其是弱者或长者。生长激素是子时（23:00—1:00）分泌最高，即一眠大一寸，人生老病死，都受生长激素左右着。不只是年幼的孩子，人体内的所有激素大部分受控于脑下垂体，且受制于自主神经系统的运行，因此，生命品质（Quality of life，QQL）影响人的思念、思考、行为、习惯与命运。

大部分人的起床时间也是褪黑素分泌最高的时候，褪黑素犹如旭日东升，一方面影响睡眠质量，一方面影响皮肤肤质，睡眠质量好，皮肤光泽亮丽。太阴、少阴、厥阴三阴欲解时分（21:00—7:00）愈优质，褪黑素分泌愈理想，皮肤必然光泽亮丽。反之，脸色萎黄或苍白，皮肤没有光彩，眼睛周围色泽也不好，太阴、少阴、厥阴三阴欲解时分（21:00—7:00）必然不佳，褪黑素分泌不理想。人的脸色光泽浮沉黯泽之际，呈现人的生活质量（Activity of daily living，ADL）的优劣。一日之计在于晨，就是六经病欲解时分要规划得很优质。

《伤寒论》言“少阳欲解时分”，就是3:00—9:00（寅、卯、辰），“寅”有“虎”之意谓，所谓猛虎下山，龙腾虎啸；于中国人正月就是开寅，而修道人一早的“打板”、“晨钟”也是在这时分。生命大计，冬是藏，懂得养精蓄锐与敛藏，才能过得了年，得以春生夏长，再见一年。不懂得秋收冬藏，大病体弱之人，可能难以过年。假使可以过年，只要有慢性痼疾，还是应在太阴时辰好好休养休息，否则就是犯了生命大忌。少阴与太阴随着《内经·上古天真论》春夏秋冬的时节变换，于少阴与厥阴上作调整。睡觉方面，春夏之季晚睡，是将“太阴”移往少阴，秋冬之季早睡就固守太阴时辰。至于醒来方面，春夏秋都是早起，也是固守“太阴”，冬季晚起，则弹性调整将“太阴”移往“少阴”、“厥阴”。

六经欲解规律

<table>
<tr><th>正规律</th><th>辅规律</th><th>作息节律</th><th>自主神经</th></tr>
<tr><td rowspan="4">21:00
| 太阴
3:00
| 少阳
9:00
| 太阳
15:00
| 阳明
21:00</td><td>1:00
| 厥阴
7:00</td><td>午夜</td><td>副交感神经兴奋期</td></tr>
<tr><td rowspan="2"></td><td>鸡鸣</td><td>交感神经兴奋期</td></tr>
<tr><td>平旦</td><td></td></tr>
<tr><td>23:00
| 少阴
5:00</td><td></td><td>副交感神经兴奋期</td></tr>
</table>

太阴病欲解时辰

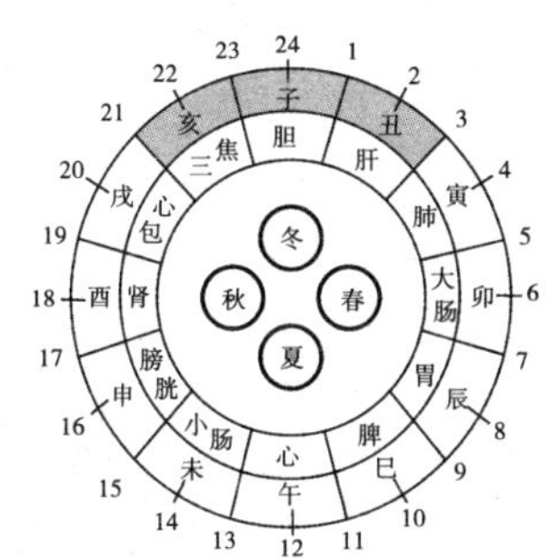

太阴病欲解时，从亥至丑（21:00—3:00）

✚ 知识补充站

血压的概日节律（昼夜节律），与三个调节系统有关：

1.肾素—血管紧张素系统（Renin angiotensin system，RAS）

2.自主神经系统（Autonomic nerve system）

3.昼夜时钟系统（Circadian system）

高血压发病最重要的背景因素是生活节奏紊乱、不规律，多出现日间血压高、夜间血压低。通常心跳数的昼夜节律最高点是夜间（黄连阿胶汤），血压昼夜节律最高点则是休息时间带的正午（半夏泻心汤），可以确定的是，血压节律与活动量多寡并无依存关系。［Viswambharan H, Carvas JM, Antic V. Mutation of the circadian clock gene Per2 alters vascular endothelial function. Circulation, 2007, 115（16）:2188-2195］

5–11 少阴病

少阴病以内分泌系统整体功能为主，九条文“少阴病脉微，不可发汗”、“少阴病尺脉弱涩，不可下之”、“脉紧反去者，为欲解也，虽烦，下利必自愈”，一以贯之，可见条文315：“服（白通）汤脉暴出者，死；微续者，生。”

281.少阴之为病，脉微细，但欲寐也。

301.少阴病，始得之，反发热，脉沉者，麻黄附子细辛汤主之。

303.少阴病，得之二三日，麻黄附子甘草汤微发汗。

286.少阴病脉微，不可发汗，亡阳故也。阳已虚，尺脉弱涩者，复不可下之。

283.病人脉阴阳俱紧，反汗出者，亡阳也。此属少阴，法当咽痛而复吐利。

287.少阴病，脉紧，至七八日，自下利，脉暴微，手足反温，脉紧反去者，为欲解也，虽烦，下利必自愈。

304.少阴病，得之一二日，口中和，其背恶寒者，当灸之，附子汤主之。

323.少阴病，脉沉者，急温之，宜四逆汤。

315.少阴病，下利脉微者，与白通汤。利不止，厥逆无脉，干呕烦者，白通加猪胆汁汤主之。服汤脉暴出者死；微续者生。

疾病的第一警觉线，不外乎体温（体温升高或低温、怕冷）、血压（过高或过低）、血糖（食前、食后）。三高除了血脂之外，高血糖与高血压，加上发烧，很多人服用西药，不知不觉中伤了肝、肾，即使长寿也让生命质量降低了。《图解伤寒论》引荐了中药以防治与改善慢性疾病。

太阳病：（1）脉浮；（2）颈项强痛→开始发烧：葛根汤、小青龙汤；轻微发烧：柴胡桂枝汤。发烧很快，多超过38℃，脉浮以寸口脉（太渊穴区）为主。

少阴病：（1）脉微细；（2）欲寝→血压微高：真武汤、五苓散；血压稍低：当归四逆汤。发烧较慢，多不超过38℃，脉微细以少阴脉（太溪穴区）为主。

六经病欲解时辰与阴界阳界的时间关系：

1.阳界为3:00—21:00，18小时，大部分人活动的时间。

2.阴界为21:00—7:00，10小时，大部分人休息的时间。

3.阴阳交界为3:00—7:00，4小时，休息转换为活动的时间。

4.阴阳之界为21:00，体弱多病的人该放下一切准备休息的时间。

人体的昼夜运行时钟是下丘脑视交叉上核（Supra-chiamatic nuclens，SCN），SCN是母时钟，身体所有细胞的末梢时钟与母时钟同步调，形成统一的生物钟结构，需要自主神经系统来控制。有关高血压、血脂异常、糖尿病、骨质疏松症、癌症等与寿命关系的相关报告中，有愈来愈多与体内生物钟结构有关的内容，可见后者和健康的状态有重大关联性。

下丘脑的视交叉上核的时钟细胞核，相应于时钟遗传因子的转录，细胞质合成时钟蛋白，并抑制再入细胞核转录，时钟蛋白减少就会出现抑制效果减弱。没有生物时钟，生物不会存在于地球，拥有生物时钟的生物才能存活。

少阴之为病，心经、肾经为主

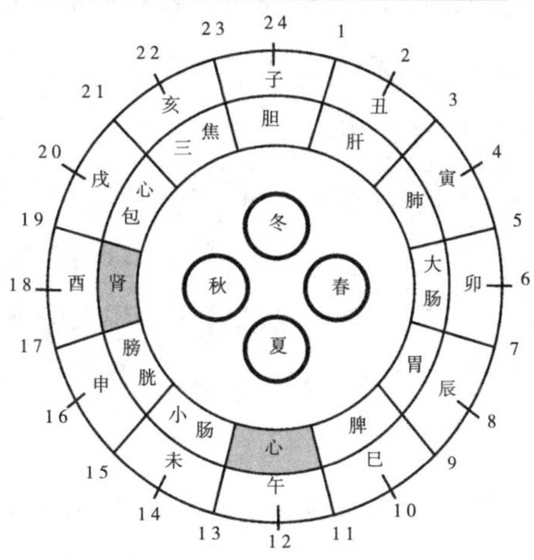

少阴病

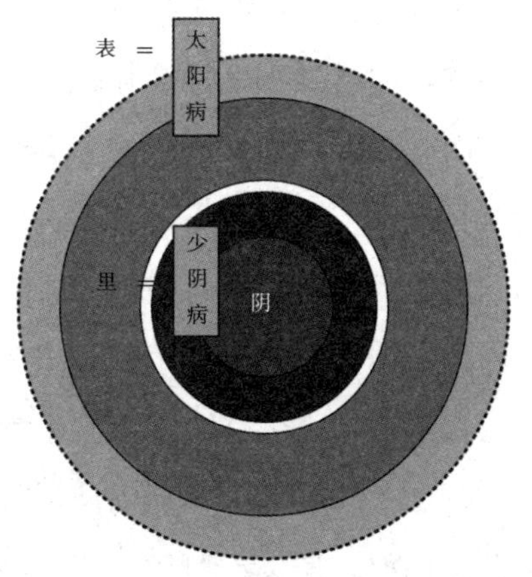

真正阴病是从少阴病开始，兼有表证与虚证

✚ 知识补充站

骨质疏松与骨质过度形成，也与时钟基因的每日运行节律有关。骨的成分白天减少，晚上有新的生成，每天每夜，骨的形成与吸收的平衡循环往复。

5-12 少阴病欲解时辰

《伤寒论》讲“少阴病欲解时，从子至寅上”（23:00—5:00）。少阴病欲解时分23:00—5:00（子、丑、寅）为弹性时间，是一般人睡得最沉的时间，也是年少轻狂的人熬夜的时段，过了青春期还持续熬夜的话，常常是玩命多于拼命，常见于中年人的过劳死。

太阴与少阴共享子、丑时辰（23:00—3:00），少阴与厥阴共享丑、寅时辰（1:00—5:00），人睡得最沉的时候，是半夜醒来或睡不着，再睡回笼觉的时候，也是睡得最甜美的时候。

少阳与厥阴共享寅、卯时辰（3:00—7:00），地球自转以日夜为主，月亮绕着地球转，而有月圆、月缺、初一、十五，女人的月经及地球上的潮汐都与之相关。地球绕着太阳公转，以春夏秋冬为主，而有春分、夏至、秋分、冬至，《伤寒论》只提及“立夏”是一以概之，少阳、太阳、阳明、太阴四经的欲解时辰，就是顺应《内经·顺气一日分为四时》，少阳一晨一春，太阳一午一夏，阳明一夕一秋，太阴一夜一冬。

三阳含括的时间就是3:00—21:00，是大部分人活动的时间，午时是日正当中，也是春夏季晚睡早起，广步于庭，无厌日光，养心血的时候。亥时（21:00—23:00）是十二时辰之末，子时之前。秋冬季要早睡，就是要亥时或亥时以前睡觉。秋季早起与鸡俱兴（1:00—3:00）、冬季晚起必待日光（5:00—7:00）。亥、子、丑（21:00—3:00）是主要的睡眠时间，子、丑（23:00—3:00）是胆经、肝经时辰，也是副交感神经活跃、褪黑素分泌最旺盛的时间，肾上腺皮质激素在午、未（11:00—15:00）前后为分泌最有力的时间，褪黑素的分泌要经过肾上腺皮质激素的刺激开始，再经过肝脏的色氨酸作用才完成。肾经时辰是申、酉（15:00—19:00），从正常内分泌的分泌十二经脉、十二时辰的运转，养护身体，最好的就是精确规划六经欲解时分，具体落实，不要落为条文最后的“尸厥”，从第1条文中的“太阳之为病”来看“尸厥”，生命的珍贵就是在“欲解时分”与“缓步于庭”。在给患者的诊病和治疗过程中，帮助患者养成良好的生活习惯为更善。

小博士解说

少阴病欲解时分23:00—5:00（子、丑、寅），是一般人睡得最沉的时间。少阴弹性时间涵盖了太阴睡眠时间两个时辰，与少阳睡眠时间一个时辰，让人在忙碌与不忙碌、悲欢离合的生命阶段里可以弹性调整。

少阴病欲解时辰

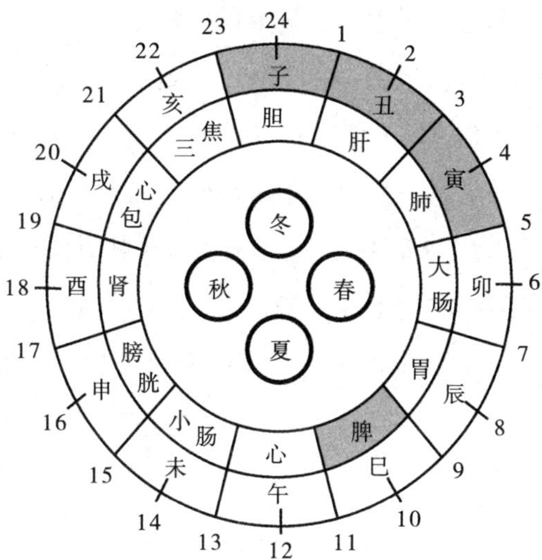

少阴病欲解时，从子到寅（23:00—5:00）

+ 知识补充站

下丘脑视交叉上核控制睡眠节律与体温节律，但是它不控制饮食的节律，亦即睡眠节律与体温节律属于头部时钟管辖，与下丘脑-脑下垂体的门脉循环息息相关，称为生物钟。《伤寒论》六经证中，三阴证较偏属头部时钟管辖，三阳证则属腹部时钟管辖，由腹部时钟管理，即肝门循环系统；事实上，饮食的节律确实不属于下丘脑视交叉上核，而是属于下丘脑背内侧核。（引自：Sapra CB, et al. Differential rescue of light-and food-entrainable circadian rhythms scince 2008, 320:1074-1077）。脑部的头部（中枢）时钟比身体的腹部（末梢）时钟优先启动，影响血中葡萄糖及脂质的变动。胰岛素及细胞激素的分泌，直接作用于肝脏、肠道、胰脏等末梢时钟，影响生理节律。肝脏的时钟基因无法正常启动肝脏运行，造成昼夜节律丧失，肝脏中肝糖原的贮藏量会变少，严重者食不下咽而营养缺失，甚至死亡；一时的情绪恶化，影响腹部时钟而肝肠寸断，长期过劳影响头部时钟则肝脑涂地。

5-13 厥阴病

厥阴之为病，消渴，气上撞心，心中疼热，饥而不欲食，食则吐蛔，下之利不止。

厥阴病以新陈代谢系统整体功能为主，十条文："渴欲饮水，少少与之愈"、"厥而心下悸先治水"、"脉微，手足厥冷，烦躁，灸厥阴"，一以贯之，可见条文341："厥少热多者，其病当愈，寒多热少，阳气退，故为进也。"

326.厥阴之为病，消渴，气上撞心，心中疼热，饥而不欲食，食则吐蛔，下之利不止。

329.厥阴病，渴欲饮水，少少与之愈。

356.伤寒，厥而心下悸，宜先治水，当服茯苓甘草汤，却治其厥。不尔，水渍入胃，必作利也。

338.伤寒脉微而厥，至七八日肤冷，其人躁，无暂安时者，此为藏厥，非蛔厥也。蛔厥者，其人当吐蛔。今病者静而复时烦者，此为藏寒，蛔上入其膈，故烦须臾复止，得食而呕又烦者，蛔闻食臭出，其人当自吐蛔。蛔厥者，乌梅丸主之，又主久利。

343.伤寒六七日，脉微，手足厥冷，烦躁，灸厥阴，厥不还者，死。

351.手足厥寒，脉细欲绝者，当归四逆汤主之。若其人内有久寒者，宜当归四逆加吴茱萸生姜汤。

355.病人手足厥冷，脉乍紧者，邪结在胸中。心下满而烦，饥不能食者，病在胸中，当须吐之，宜瓜蒂散。

350.伤寒脉滑而厥者，里有热，白虎汤主之。

349.伤寒脉促，手足厥逆，可灸之。

341.伤寒发热四日，厥反三日，复热四日，厥少热多者，其病当愈，四日至七日热不除者，必便脓血。伤寒厥四日，热反三日，复厥五日，其病为进，寒多热少，阳气退，故为进也。

腹部胀满是腹腔内的腹壁突然很快地（太阴病、厥阴病）或慢慢地（阳明病、太阳病）胀满，分间歇性与持续性两种。原因是异常气体潴留（鼓胀）及液体潴留（腹水），部分是大的肿瘤性病变及妊娠子宫变大造成，最多见的是肥胖伴腹壁脂肪沉积。腹部胀满感、腹部膨胀、肚子胀得不舒服，都是消化道的气体紧张造成。"上腹部不舒服"（心下、心中）、"胃呆"、"胃很难受"等不舒服的感觉，常见于慢性胃炎、萎

小博士解说

腹部胀满是"肚子胀胀的"或"肚子不舒服"，或者是"裙子、裤子的腰带很不自在"，腹围渐渐地增加，严重的话，会有恶心、呕吐、放屁、便秘、尿量减少、体重增加、气喘、局部性疼痛、背痛等。生活中苦于腹部胀满而体检未发现具体脏器原因，以神经官能症及过敏性胃肠炎者较多见，虽不会影响寿命长短，但是必定会干扰生活质量。

缩性胃炎、胃食道反流及胃癌等患者，严重者多会出现一种内脏疼痛。“小腹满，按之痛”则有可能是泌尿系统的问题，膀胱、输尿管或肾脏都有可能。

厥阴之为病，心包经、肝经为主

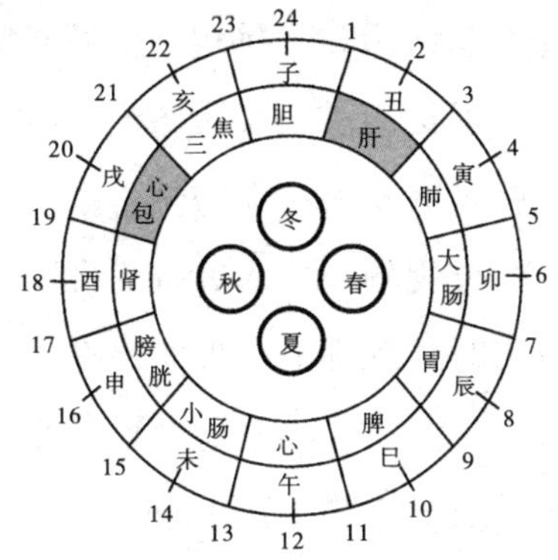

老年人与年轻人的褪黑素分泌情况比较

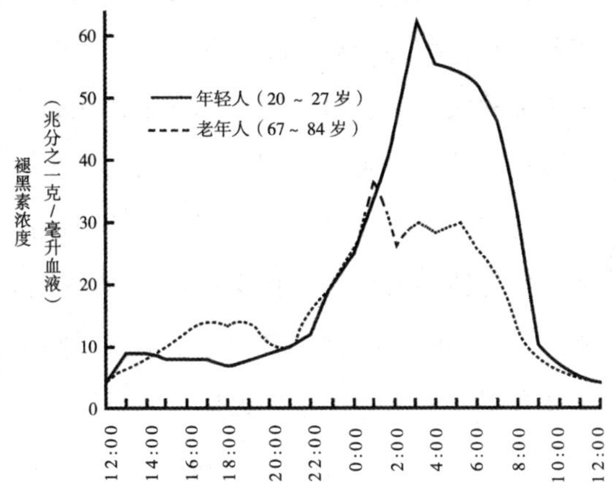

+知识补充站

太阴病欲解时辰、少阴病欲解时辰与厥阴病欲解时辰，十二时辰二十四小时，养生规律上相当于二十四节气，清晨3:00是立春，晚上9:00是立冬；太阴病欲解时辰正是立冬到立春（21:00—3:00），这是古代寺庙修道者睡眠时间。现代医学认为，褪黑素与上丘脑的松果体，及下丘脑的脑下垂体等，三者一脉相贯，松果体有灵魂之椅（脑上腺）之称；平时的保养，好比太阴病欲解时辰加上少阴病欲解时辰，即立冬到惊蛰（21:00—5:00），夜晚八小时的睡眠，最养益十二经脉与五脏六腑。婴幼儿及老弱妇孺的养生美容睡眠时间，则可调整至立冬到清明（21:00—7:00），十小时的养护睡眠，长期慢性习惯病患者如果能依此调理，病情也多可改善。

5-14 厥阴病欲解时辰

《伤寒论》讲“厥阴经欲解时分”，1:00—7:00（丑、寅、卯）是人们睡着与起床的交战时间，常常是勤劳的人起床活动与清仓的时间，也几乎是懒人睡得最甜美的时候。厥阴谓之两阴交尽，就是有身心缠绵悱恻的状况。六经病欲解时分规划不良，厥阴时分无法落实，则少阳时分就无法晨曦灿烂。

心跳的昼夜节律，靠下丘脑视交叉上核（SCN）调节，自主神经活动与内分泌系统关系密切，它们负责从下丘脑来的兴奋与抑制作用的调整。生物钟调节心脏跳动的变化与心收缩机能，生理节奏紊乱的话，心脏血管机能必然会渐渐异常，生物钟结构对疾病预后及生命影响极大。心血管的组织及细胞也存在着时钟要素，这个末梢时钟必然大大影响心脏血管机能的调整，如果心肌细胞时钟紊乱，心脏血管发病率会升高，生命的预后必然不良。

厥阴病欲解时分1:00—7:00（丑、寅、卯）是人们睡着与起床的交战时分。涵盖着太阴睡眠时间一个时辰、少阳整备时间二个时辰，让人们在不得已的生活压力下，有缓冲与再弹性调整的时间，人体也会根据生物钟规划依循调整生活轨迹。癌症与生物钟机关也备受关注，1980年代，欧洲的流行病学调查报告指出，夜间工作的护士与轮班工作者，罹患乳腺癌（36%）和大肠癌（35%）的发病率高。

人累了要补充睡眠，多躺多睡，养护肝、脾、肾三经。人醒着要多动，多动多走，养护心、肺二经。睡眠是阴，活动是阳；天是阳，地是阴，阴阳相济，健康一生。厥阴经欲解时辰是常人都应该睡觉的时间，如因工作缘故无法睡觉，即该调整在太阴经欲解时辰与少阴经欲解时辰，以及厥阴经欲解时辰等时段内（21:00—7:00）尽量找机会多睡，特别是有慢性生活方式病的患者，更要掌握时间多休养生息。

1. 太阴与少阴共享子、丑时辰（23:00—3:00），就寝时间。
2. 少阴与厥阴共享丑、寅时辰（1:00—5:00），人睡得最沉的时候，是半夜醒来或睡不着，再睡回笼觉的时候，也是睡得

小博士解说

梅初春开白花，二月结实如豆，味酸美，五月采收大如杏子，以百草烟熏至黑色为乌梅，以盐腌曝干为白梅。生时蘸盐食，温胆生津，以小满前肥脆而不带苦者佳。多食损齿。青梅含大量蛋白质、脂肪（脂肪油）、碳水化合物和多种无机盐、有机酸，是发育中的儿童和老年人的最佳养生食品。乌梅刺激第二犬齿旁的腮腺分泌，防止口腔生理功能老化，促进血液循环，排除过多的氧气，减少食物在胃肠里的腐化，改善口臭及宿便。妇女怀孕、血液偏酸，肝及胃功能减弱，凡此种种，均可用乌梅改善全身胃肠循环。

最甜美的时候。

3.少阳与厥阴共享寅、卯时辰（3:00—7:00），起床时间。

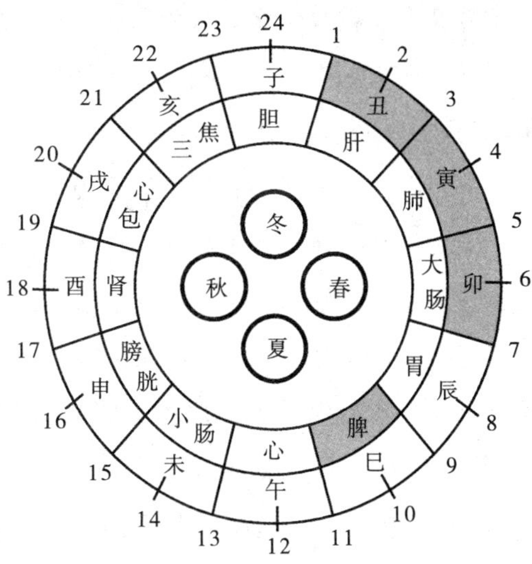

厥阴病欲解时，从丑到卯（1:00—7:00）

✚ 知识补充站

地球自转以日夜为主，月亮绕着地球转，而有月圆、月缺、初一、十五，女人的月经及地球上的潮汐都与之相关。地球绕着太阳公转，以春夏秋冬为主，而有春分、夏至、秋分、冬至。《伤寒论》只提及“立夏”一语概之，而少阳、太阳、阳明、太阴四经的欲解时辰，就是顺应《内经·顺气一日分为四时》，少阳一晨一春，太阳一午一夏，阳明一夕一秋，太阴一夜一冬。六经之尾是少阳、太阳、阳明、太阴，分别对应的时间是少阳3:00—9:00，太阳9:00—15:00，阳明15:00—21:00，太阴21:00—3:00。针灸子午流注是一套别于《内经》的针灸疗法，演绎经脉学说，少阳是初阳，胆与三焦，以黏膜相关淋巴组织为主；太阳是盛阳，膀胱与小肠，以体液与营养吸收为主。阳明是两阳合明，胃与大肠，以消化与排泄为主。

5-15 伤寒论六经之最

《伤寒论》全书条文中，其经典是桂枝汤的服用要领，与桂枝汤证服用桂枝汤之预后："反烦不解者，先刺风池、风府，却与桂枝汤则愈。"思索再三，应用于临床上，均离不开"药"、"食"同源之范。《伤寒论》之乌梅丸制作与服法，治疗久利。桂枝汤开诸窍，刺激嗅觉与味觉，尤利于大脑上丘脑、下丘脑与脑下垂体的运行。乌梅丸则养肝肾与肠道自身免疫系统。

《内经・玉版论要》"容色见上下左右，各在其要。其色见浅者，汤液主治（桂枝汤），十日已；其见深者，必齐主治（乌梅丸），二十一日已；其见大深者，醪酒主治，百日已。"

296.少阴病，吐利躁烦，四逆者死。

295.少阴病，恶寒身蜷而利，手足厥冷者，不治。

298.少阴病，四逆，恶寒而身蜷，脉不至，不烦而躁者，死。

297.少阴病，下利止而头眩，时时自冒者，死。

299.少阴病六七日，息高者，死。

294.少阴病，但厥无汗，而强发之，必动其血，未知从何道出，或从口鼻或从目出者，是名下厥上竭，为难治。

369.伤寒下利，日十余行，脉反实者，死。

346.伤寒六七日不利，便发热而利，其人汗出不止者，死。

348.发热而厥，七日下利者，为难治。

2007年NHO国际癌症研究劳工组织发表过"日夜轮班工作的人，会出现昼夜节律紊乱，昼夜节律紊乱具有发癌性"之相关信息。昼夜节律紊乱会造成内分泌代谢与行动之昼夜节律中枢无法相互协调，此时褪黑素就很重要，褪黑素（睡眠）有防治癌症的效果；反之，昼夜节律紊乱方面的节律周期纷乱太久，对健康的影响很大，因此昼夜节律紊乱必会造成多重的节律中枢紊乱。

《伤寒论》、《金匮要略》是张仲景有关经方之大作，《温病条辨》述及"仲景乌梅圆（丸）、泻心汤，为万世法也!"学方如懂得变通活用，麻子仁丸、肾气丸、大黄䗪虫丸等都是现代慢性生活方式病患者的养生良方。

《伤寒论》真武汤是急诊要药，治疗突如其来的头晕目眩、四肢不听使唤等，对于体弱多病和高血压病初期疗效也很好；但需配合调整生活节奏和饮食习惯。

《金匮要略》肾气丸是过劳族的保健至宝，古人施治"肝肾过劳，真阴虚疲"，改善肝肾过劳，避免变成慢性生活方式病，其必要条件是必须改善不良的生活习惯，否则经方的真武汤与肾气丸的疗效则无法彰显。

《伤寒论》全书每一条文都有其各自存在价值，在临床运用上却难免有无以着力之困，终被束之高阁。笔者临床四十年，经常用真武汤与肾气丸两方，都以服药要领为依归；换言之，配以良好的生活习惯，始可充分发挥药效。

六经病解析

六经病	主要病证	病证解析
太阳病	脉浮，头项强痛恶寒	感冒初期，呼吸道黏膜、消化道黏膜进入初步感染疾病的阶段，多见强实症状（鼻鸣、干呕）
阳明病	胃家实	因为饮食方面出了问题，消化道黏膜下相关淋巴组织已经有严重发炎现象（心下痞硬）
少阳病	口苦咽干目眩	消化道附属器官的功能有障碍（胁下不舒服）
太阴病	腹满而吐，食不下，自利益甚，时腹自痛，下之，胸下结硬	消化道与相关腺体已出现严重问题
少阴病	脉微细但欲寐	体液循环不良，多见虚弱状况
厥阴病	消渴，气上撞心，心中疼热，饥而不欲食，食则吐蛔，下之利不止	消化道与消化道附属器官、相关腺体出现严重问题

✚知识补充站

《伤寒论》之四逆证，有轻证之四逆散（柴胡、芍药、枳实、甘草），亦有重证之四逆汤（甘草、干姜、炮附子）。《内经・经脉》有“六厥”，其中手经脉有二臂厥：（1）肺经脉“肺胀满而喘咳”，与《伤寒论》之太阳病呼吸器官问题相谋；（2）心经脉“嗌干渴而欲饮”，与《伤寒论》之阳明病、少阴病，都与消化道黏膜下淋巴组织的问题相关。

足经脉有“四厥”：（1）骭厥“胃经脉善呻数欠”，是脑下垂体自主神经反映消化系统的问题；（2）阳厥“胆经脉之口苦善太息”，副交感神经之迷走神经与消化附属器官功能有状况；（3）踝厥“膀胱之项背腰尻腘腨脚皆痛”，是脑脊髓与椎静脉系统及周围神经循环有障碍；（4）骨厥“肾经脉之心惕惕如人将捕之”、“足下热而痛”，是间脑与内分泌系统、中枢神经系统之功能有碍。

“厥”是“逆”，是不通畅，当归四逆汤治雷诺症的“四逆”（四肢），通脉四逆汤治心肾虚疲的肢体“厥逆”。

5-16 伤寒论六经之坠

292.少阴病，吐利，手足不逆冷，反发热者，不死。脉不至者，灸少阴七壮。

325.少阴病，下利，脉微涩，呕而汗出，必数更衣，反少者，当温其上，灸之。

285.少阴病，脉细沉数，病为在里，不可发汗。

288.少阴病，下利，若利自止，恶寒而蜷卧，手足温者可治。

289.少阴病，恶寒而蜷，时自烦，欲去衣被者，可治。

293.少阴病，八九日，一身手足尽热者，以热在膀胱，必便血也。

308.少阴病，下利便脓血者，可刺。

320.少阴病，得之二三日，口燥咽干者，急下之，宜大承气汤。

321.少阴病，自利清水，色纯青，心下必痛，口干燥者，急下之，宜大承气汤。

322.少阴病六七日，腹胀，不大便者，急下之，宜大承气汤。

290.少阴中风，脉阳微、阴浮者，为欲愈。

366.下利，脉沉而迟，其人面少赤，身有微热，下利清谷者，必郁冒汗出而解，病人必微厥，所以然者，其面戴阳，下虚故也。

下重是肛门重坠的感觉，多伴见肛管的肛门静脉曲张。肛管皮肤有色素沉积，皮肤附属物有脂腺、汗腺、毛囊等，肛管深部没有毛囊与腺体，肛管移行部1~1.5cm的带状区域称为齿线（梳状线），肛瓣出现于梳状线的凹凸线，梳状肌将肛门分为近端（上）与远端（下），是血液的供给及回流的重要分界。

梳状线远端由髂内动脉的分支直肠动脉及腹内动脉分支直肠下动脉供给血液，梳状线近端部分的肛管与直肠一样，由肠系膜下动脉的分支直肠上动脉供给血液。

梳状线近端（上）的肛管内壁有约1.5cm长的纵行黏膜皱襞肛柱，约10个左右，肛柱远端（下）有小的黏膜皱襞肛瓣。肛柱的静脉过肛瓣来沟通，各肛瓣的正上方由小的肛窦形成肛柱，肛瓣及肛窦的黏膜皱襞里面有直肠上静脉与直肠中静脉的终末支，黏膜皱襞内形成直肠内静脉丛（反映直肠的功能状况）。如果肛窦怒张静脉特别多，各肛窦静脉怒张会造成膨隆，直肠诊触及轮状隆起带，就是痔带（痔轮），痔带的

小博士解说

齿状线部分的连接点使肝门静脉与下腔静脉互相交通，因此，肝癌、肝硬化等肝脏功能障碍造成门脉闭塞的时候，直肠静脉丛就成为肝门静脉的侧支循环通路，静脉怒张时而下重就会渐渐形成静脉曲张团块，出现痔核为多。白头翁汤（白头翁、秦皮、黄连、黄柏等分煮汤）治湿热下灌肛门，即清理直肠，特别是其中的肛管。

静脉易形成静脉曲张团块，直肠内静脉丛引起的痔核称为内痔（核）。

梳状线远端（下）存在直肠下静脉终末支形成的直肠外静脉丛，由它的静脉曲张团块引起的外痔核不比内痔核多。直肠梳状线上的肛管静脉血从直肠上静脉通过肝门静脉系统回心脏，直肠梳状线下的肛管静脉血从直肠下静脉直接通过下腔静脉回心脏。

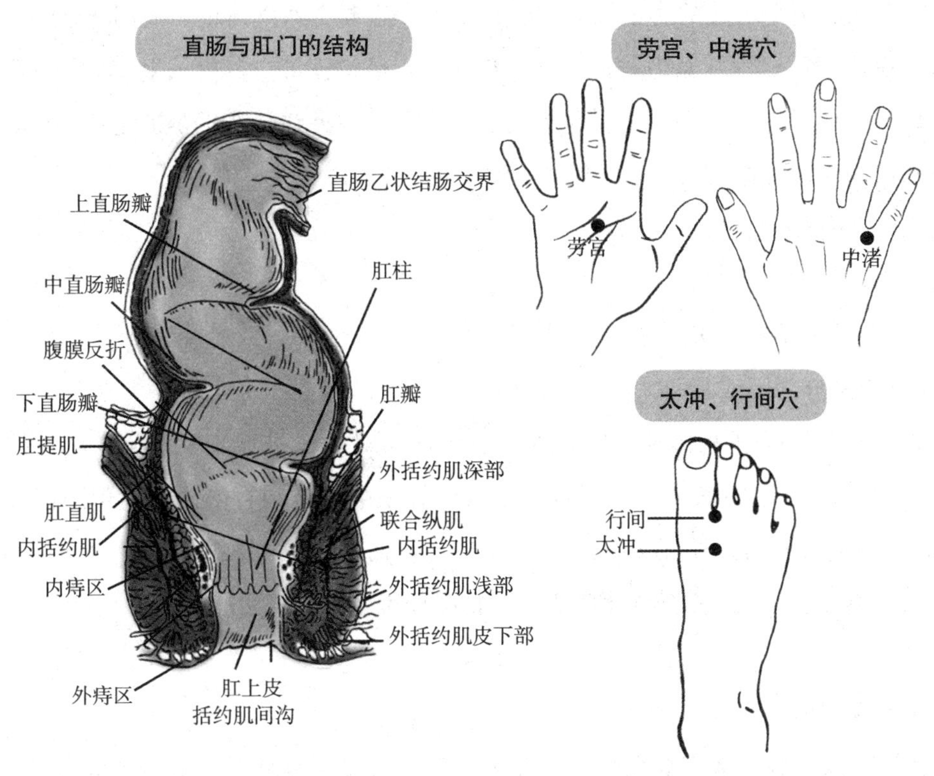

+ 知识补充站

欲解时分是身体能量正负面变化最明显的时候，也含括疾病的疗愈时分。太阴笼罩着三阴主要时辰，少阳、太阳、阳明与太阴，各三个时辰。少阴（脉细）、厥阴（消渴）厥冷都从手脚末端开始，厥阴是两阴交尽。手大拇指是手太阴，手小指是手少阴，两阴交尽手厥阴是手中指，手厥阴劳宫穴区与手少阳中渚穴区的冷热比较，可诊察表里之异，劳宫穴区冰冷宜四逆汤、通脉四逆汤，中渚穴区冰冷宜四逆散。脚大踇趾内侧是足太阴，小脚趾下是足少阴，两阴交尽足厥阴是脚大踇趾与第二趾之间，太冲穴区与绝骨穴区的塌陷比较，可诊察阴阳之异，太冲穴区较塌陷宜当归四逆汤，绝骨穴区较塌陷宜四逆汤、通脉四逆汤。

第 6 章

八纲辨证

中医学在历史上形成的辨证分类方法有多种，主要有八纲辨证、病因辨证、气血精津辨证、脏腑辨证、卫气营血辨证、三焦辨证、六经辨证等。其中八纲辨证是各种辨证的总纲，以引领治疗的方向，选择轻重缓急方式及处理办法。八纲辨证是从各种具体证候中抽取出来普遍规律的共性，即任何一种疾病：

1.病位离不开表或里；

2.疾病性质分为寒与热；

3.邪正斗争关系分为实或虚；

4.病证类别分为阳或阴两大类。

因此，复杂的病理变化及临床表现，运用八纲对病情进行辨别归类，则可执简驭繁。八纲是辨证的重要纲领，八纲辨证，虽然每一纲均是独特的内容，但不能截然分割。如同一病人，可能病位在体表，同时有热证，而身体正气未衰仍实，因此其病情应概括为表实热证。此外，寒热、虚实夹杂的情况亦十分常见。

八纲辨证渊源

八纲辨证内容源于战国时期的《内经》，提出阴阳、表里、寒热、虚实的概念。汉代张仲景在《伤寒杂病论》中，已具体运用八纲对疾病进行辨证论治，仲景治伤寒，著三百九十七法，一百一十三方，究其大要，无出乎表里虚实阴阳寒热，八者而已。明代，八纲辨证的概念与内容，已为许多医家所重视和接受。

一、陶节庵《伤寒六书·伤寒家秘》：“审得阴阳表里寒热虚实真切，复审汗下吐温和解之法，治之庶无差误。”

二、张三锡《医学六要》：“古人治病大法有八，曰阴、曰阳、曰表、曰里、曰寒、曰热、曰虚、曰实。”

三、张景岳明确提出以阴阳为“二纲”，以表里、寒热、虚实为“六变”之说，以二纲统六变，表、里、寒、热、虚、实、阴、阳八者为辨证纲领。

四、王执中在《东垣先生伤寒正脉》中，将虚实、阴阳、表里、寒热称为“治病八字”。

清代程钟龄进一步阐明了八纲的涵义，提出审证治病不过寒热、虚实、表里、阴阳八字。后世医家们沿用八纲辨证之说至今。

八纲辨证的过程，是以脏腑、经络、气血、津液、病因等理论为依据，通过望、闻、问、切四诊所搜集的证候、体征等资料进行综合，归纳、分析、推理、判断、辨明其内在，及各种病变相互间的关系，从而认识疾病，作出正确诊断。

辨证和论治是中医临床中理、法、方、药的两个重要环节，相互联系，不可分割。辨证“分而论之”是认识疾病，论治“参而合之”是针对病证，采取相应的治疗手段和方法。辨证是治疗的前提和依据，论治是辨证的目的和检验辨证正确与否的客观标准。

6-1　八纲辨证——阴阳

6-2　八纲辨证——脉阴阳

6-3　八纲辨证——表里

6-4　八纲辨证——表里证

6-5　八纲辨证——六经表里证

6-6　八纲辨证——寒热

6-7　八纲辨证——虚实

6–1 八纲辨证——阴阳

阴阳是对各种病情从整体上做出最基本的概括，八纲中的阴阳两纲可以概括其余六纲，阴阳是证候分类的总纲，阴阳是辨证归类的最基本纲领。中医的阴阳是抽象的哲学概念，还有具体的医学内容，如阳气、阴液、心阴、脾阳等。阴阳辨证有具体的辨证内容，主要有阳盛证（实热证）、阴盛证（实寒证）、阴虚证（虚寒证）、阳虚证（虚热证），以及亡阳证、亡阴证、阳亢证、虚阳浮越证等，是阴阳失调的病理变化。

阴阳学说中阴与阳的基本属性，临床上，凡见兴奋、躁动、亢进、明亮等表现的表证、热证、实证，症状表现于外的、向上的、容易发现的，病邪性质为阳邪致病，病情变化较快等，都可归属为阳证。

凡见抑制、沉静、衰退、晦暗等表现的里证、寒证、虚证，以及症状表现于内的、向下的、不易发现的，病邪性质为阴邪致病，病情变化较慢等，可归属为阴证。

《内经·金匮真言论》于八纲辨证甚为简要完备：

1.人之身体：（1）人之阴阳，外为阳，内为阴。（2）人身之阴阳，背为阳，腹为阴。（3）人身之脏腑中之阴阳，脏为阴，腑为阳。肝心脾肺肾五脏，皆为阴；胆胃大肠小肠膀胱三焦六腑，皆为阳。

2.天地之于人体：（1）东风生于春，病在肝，俞在颈项；春气者病在头，春善病鼽衄，春病在阴。（2）南风生于夏，病在心，俞在胸胁；夏气者病在脏，仲夏善病胸胁，夏病在阳。（3）中央为土，病在脾，俞在脊；长夏善病洞泄寒中。（4）西风生于秋，病在肺，俞在肩背；秋气者病在肩背，秋善病风疟，秋病在阳。（5）北风生于冬，病在肾，俞在腰股；冬气者病在四肢，冬善病痹厥，冬病在阴。

理论上（诊断），精者，身之本也，藏于精者，春不病温；夏暑汗不出者，秋成风疟。此平人脉法。临床上（治病），皆视其所在，为施针石。

《内经·太阴阳明论》：

1.阳者，天气也，主外。阳道实。犯贼风虚邪者，阳受之。阳受之，则入六腑，（1）入六腑，则身热不时卧，上为喘呼。（2）喉主天气，故阳受风气，阳气从手上行至头，而下行至足。故曰阳病者上行极而下。（3）伤于风者，上先受之（风为百病之始）。

2.阴者，地气也，主内。阴道虚。食饮不节，起居不时者，阴受之。阴受之，则入五脏，（1）入五脏，则满闭塞，下为飧泄，久为肠澼。（2）咽主地气，阴受湿气，故阴气从足上行至头，而下行循臂至指端；阴病者下行极而上。（3）伤于湿者，下先受之（湿为万病之源）。

阴阳属性

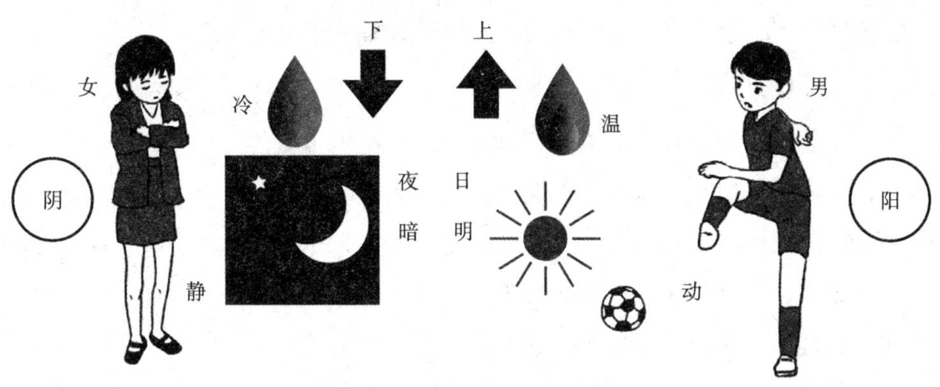

阴阳平衡失调与治疗目的

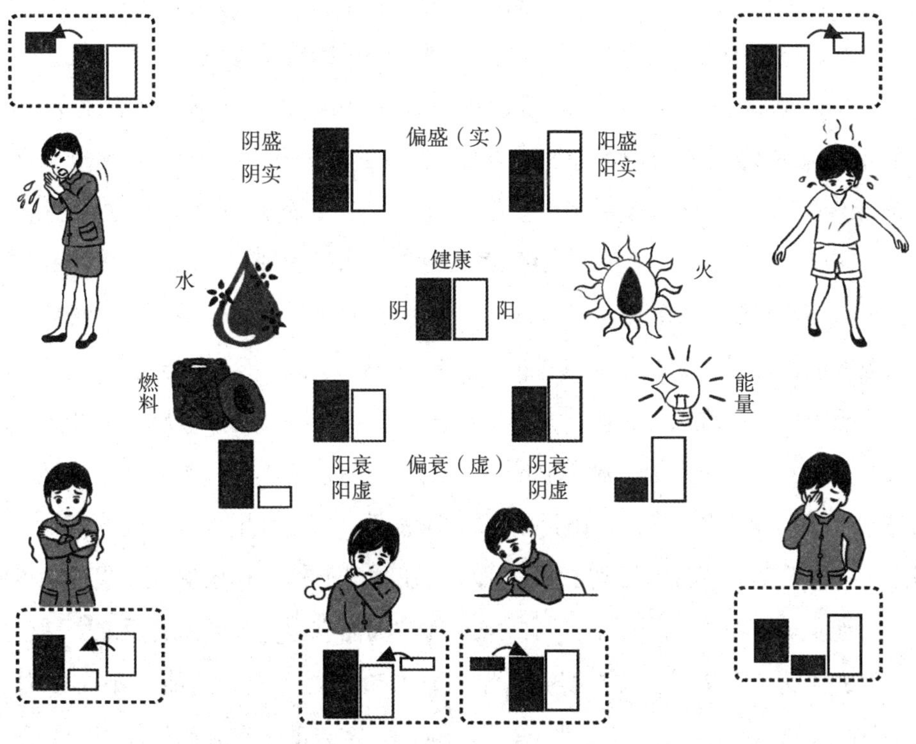

6-2 八纲辨证——脉阴阳

阴、阳分别代表事物相互对立的两面，疾病的性质、临床的证候，可归属于阴或阳的范畴，阴阳是类证的纲领，阴阳辨证是基本辨证大法。《内经·阴阳应象大论》说：“善诊者，察色按脉，先别阴阳。”《类经·阴阳类》说：“人之疾病，……必有所本，或本于阴，或本于阳，病变虽多，其本则一。”《景岳全书·传忠录》亦说：“凡诊病施治，必须先审阴阳，乃为医道之纲领。阴阳无谬，治焉有差？医道虽繁，而可以一言蔽之者，曰阴阳而已。”

四诊、六经辨证、八纲辨证，以切脉探虚实为最重要。《内经·阴阳应象大论》说：“善诊者，察色按脉，先别阴阳。”《伤寒论》切脉从阴阳辨证开始：“太阳之为病，脉浮，头项强痛恶寒”与“少阴之为病，脉微细但欲寐”；切脉以虚实辨证作收尾：“太阴中风，四肢烦痛，阳微阴涩而长者，为欲愈”，“少阴中风，脉阳微阴浮者，为欲愈”和“厥阴中风，脉微浮为欲愈，不浮为未愈”等。六经辨证切脉从阴阳辨证开始，虚实辨证作收尾，让学者明白来龙去脉，何去何从。不是只在“八纲辨证”方面作文章。

四诊、六经辨证、八纲辨证，以切脉探虚实欲解。《伤寒论》条文：

欲自解者，必当先烦，“脉浮”汗出而解。

“手足三部脉皆至”，大烦，而口噤不能言，躁扰者必欲解也。

“脉和”，其人大烦，目重，睑内际黄者，此欲解也。

寸口、关上、尺中三处，大小、浮沉、迟数同等，虽有寒热不解者，此“脉阴阳为和平”，虽剧当愈。

《论语·乡党》：“食不厌精，脍不厌细。肉虽多，不使胜食气……。”民既以食为天，人则以和为贵，胃的消化、肺的呼吸、心脏的跳动都贵在“和、缓”。

《伤寒论》全书398条经文，熟能生巧，融会贯通即可灵活地施之于脉诊。诊脉是人人言之凿凿，如太阳之为病脉浮，少阴之为病脉微细……原则上，诊脉切忌急功好利，慢工始能出细活，建立自信，持之以恒。不宜把诊脉过度神奇化，用心诊脉，“浮”是“初持脉”就有脉动感应，“微细”是初持脉不易找到脉动。脉是心脏跳动的表征，从心脏生理学角度而言，脉有力是心脏主动脉瓣工作效率佳，或说是主动脉瓣能“大而有力”地开张；反之，脉乏力是心脏主动脉瓣乏力，只能“小而无力”地开张。正常人的主动脉瓣口面积约3~5cm^2（二尖瓣约4~6cm^2），诊脉的第一信息，是来自主动脉瓣口径的大小。申言之，《伤寒论》与今日的科学实证医学是相通的。研读《伤寒论》千万遍的大有人在，可是临证时要利用《伤寒论》来“可刺、可灸”的则少之又少；诊断以四诊，审得阴阳表里寒热虚实真切，治疗以六经辨证为基础架构，八纲辨证完备矣，可以善用张仲景的药方之外，还可以参合运用其“可刺、可灸”之治则。

脉诊与八纲辨证

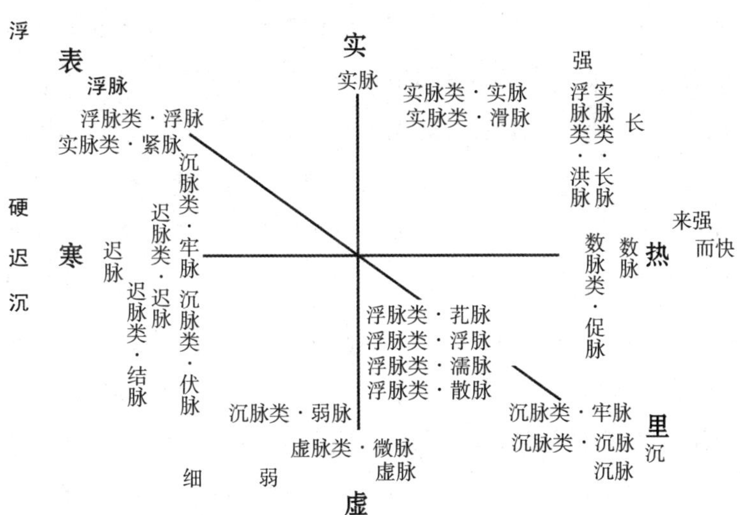

脉诊与气血津液辨证

迟　迟脉类・迟脉
沉脉类・伏脉
沉　沉脉类・沉脉
沉脉类・弱脉
阳虚
虚脉类・短脉
弱　虚脉类・微脉
浮脉类・濡脉
气虚
弱　虚脉类・弱脉
血虚
虚脉类・微脉
浮脉类・散脉
细　虚脉类・细脉
阴虚
中空　浮脉类・芤脉・革脉
津伤
虚

虚脉类・短脉
气滞　实脉类・弦脉　扩张
数脉类・促脉　飞跃
瘀血　迟脉类・结脉
迟脉类・涩脉　涩滞
湿痰　数脉类・促脉　飞跃
沉脉类・弱脉　弱
浮脉类・濡脉
实脉类・滑脉　黏
迟脉类・缓脉　迟
实（滞）

6-3 八纲辨证——表里

表里辨证，是辨别病位外内浅深的纲领。表与里是相对的概念，如躯壳与脏腑，躯壳为表，脏腑为里；脏与腑，腑属表，脏属里；经络与脏腑，经络属表，脏腑属里；经络中三阳经与三阴经，三阳经属表，三阴经属里；皮肤与筋骨，皮肤为表，筋骨为里等。病位的外内浅深，都不可作绝对的理解。

病位上，身体的皮毛、肌腠、经络为外，脏腑、骨髓则为内。外有病属表，病较轻浅；内有病属里，病较深重。

病势上，外感病中病邪由表入里，病渐增重为势进；病邪由里出表，病渐减轻为势退。病邪入里一层，则病深一层，出表一层，病则轻一层。

疾病辨证都应分辨病位的表里，对于外感病的意义尤为重要。因为内伤杂病证候多属于里证范畴，“分辨病位的表里，并非必须”，主要辨别“里”的具体脏腑病位。外感病多由表入里、由轻而重、由浅而深传变发展。“表里辨证，认识外感病发展的阶段性”，是认识病情轻重浅深及病机变化，掌握疾病的演变规律及诊疗的主动权。

《内经・热论》：伤寒一日巨阳受之，故头项痛腰脊强。二日阳明受之，身热目疼而鼻干，不得卧也。三日少阳受之，胸胁痛而耳聋。三阳经络皆受其病，而未入于脏者，故可汗而已。四日太阴受之，腹满而嗌干。五日少阴受之，口燥舌干而渴。六日厥阴受之，烦满而囊缩。三阴三阳，五脏六腑皆受病，荣卫不行，五脏不通则死矣。其不两感于寒者，七日巨阳病衰，头痛少愈；八日阳明病衰，身热少愈；九日少阳病衰，耳聋微闻；十日太阴病衰，腹减如故，则思饮食；十一日少阴病衰，渴止不满，舌干已而嚏；十二日厥阴病衰，囊纵少腹微下，大气皆去，病日已矣。治之各通其脏脉，病日衰已矣。其未满三日者，可汗而已；其满三日者，可泄而已。热病已愈，时有所遗者，热甚而强食之，故有所遗也。病已衰，而热有所藏，因其谷气相薄，两热相合，故有所遗也。治遗视其虚实，调其逆从，可使必已矣。病热少愈，食肉则复，多食则遗，此其禁也。

表里是说明病变部位深浅和病情轻重的两纲。一般而言，皮毛、肌肤和浅表的经络属表；脏腑、血脉、骨髓及体内经络属里。表证，即病在肌表，病位浅而病情轻；里证，即病在脏腑，病位深而病情重。表证是病位浅在肌肤的证候。一般为六淫外邪从皮毛、口鼻侵入机体后，邪留肌表，出现正气（卫气）拒邪的一系列症状，常见于外感热病的初期，如上呼吸道感染、急性传染病及其它感染性疾病的初起阶段。表证具有起病急、病程短、病位浅和病情轻的特点。

《景岳全书・传忠录》：“表证者，邪气之自外而入者，凡风寒暑湿燥火，气有不正，皆是也。”对表证的概念应当全面理解，而不能机械地认为皮毛的病变就一定是　在皮毛。

表证，也不能绝对地以为表证的病位就一定

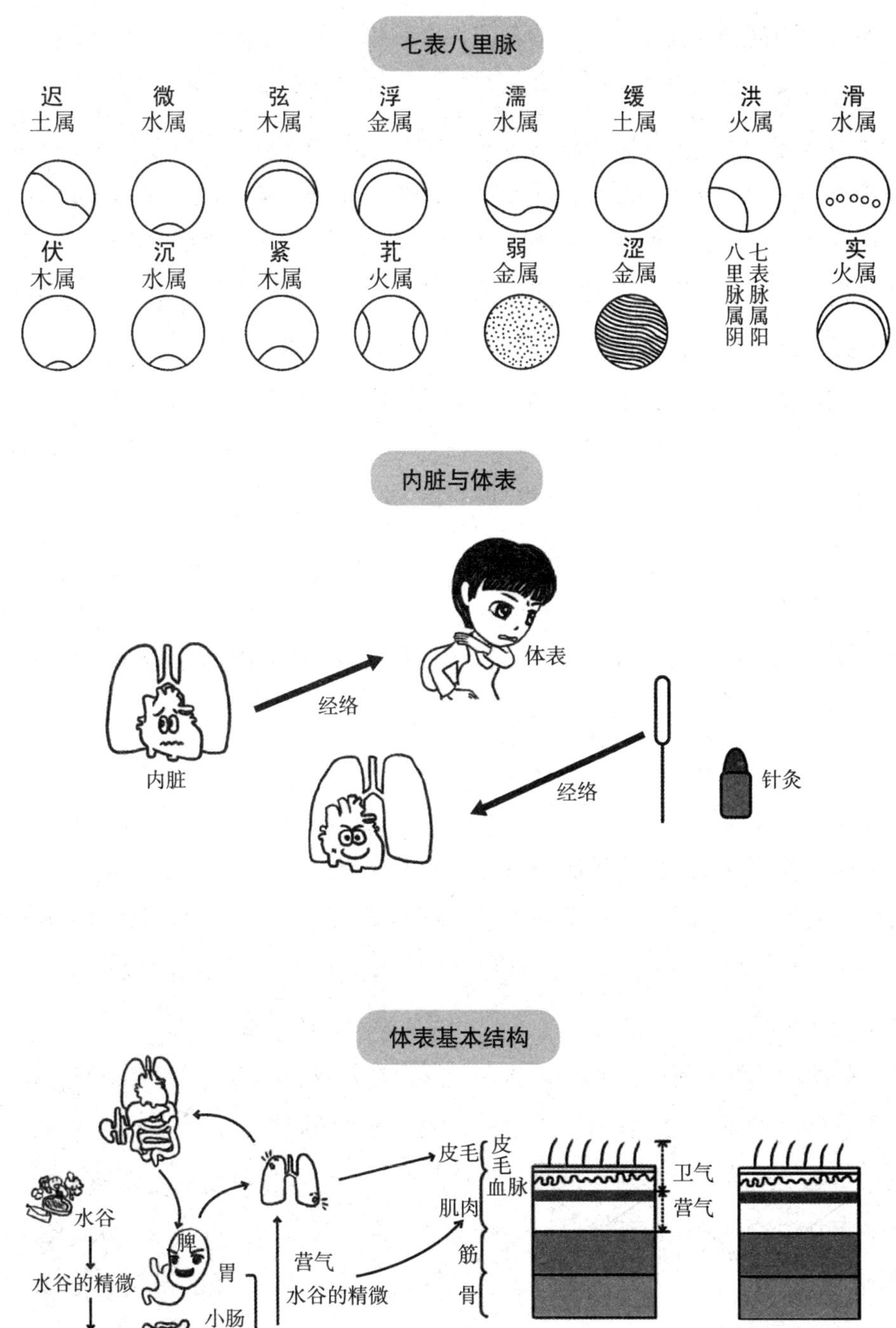

6-4 八纲辨证——表里证

六经辨证、卫气营血辨证，都是表里、浅深、轻重层次的辨证分类。表证是外感六淫之邪气经皮毛、口鼻侵入机体，正气（卫气）抗邪所表现出的轻浅证候的概括。表证主要见于外感疾病初期阶段。表证，发热恶寒并见，头身疼痛，鼻塞或喷嚏等为常见症状，多见浮脉。里证，发热不恶寒，或恶寒不发热，咳喘、心悸、腹痛或呕泻等为常见症状，多见沉脉。邪正相搏于表里之间，称为半表半里证，寒热往来，多胸胁苦满，心烦喜呕，默默不欲饮食，口苦咽干，目眩，脉弦，在六经辨证中称为少阳病证。

表证多病急，病情较轻，病程较短，有感受外邪因素可查，发热恶寒（或恶风）、头身痛、舌苔薄白、脉浮，兼见鼻塞流涕、喷嚏、咽喉痒痛、咳嗽、有汗或无汗等症。表证分三种类型：

1.表寒证（伤寒证、伤寒表实证）感受寒邪为主，称伤寒证。恶寒重、微发热，无汗、头身痛、苔薄白而润，脉浮紧。

2.伤风表证（太阳中风证、中风表虚证）感受风邪为主，称太阳中风证。恶风、微发热、汗出，脉浮缓。

3.表热证（外感风热证）感受湿热（风热）之邪，称外感风热证，在温病学中属卫分证。其特点是发热重、微恶寒、口渴、咽痛，舌质正常或尖边稍红，苔薄白而干或苔薄微黄，脉浮数。

里证泛指病变部位在内，由脏腑、气血、骨髓等受病所反映出的证候。《景岳全书·传忠录》：“里证者，病之在内、在脏也。凡病自内生，则或因七情，或因劳倦，或因饮食所伤，或为酒色所困，皆为里证。”里证是与表证相对而言，其概念非常笼统，范围非常广泛，可以说凡不是表证（及半表半里证）的特定证候，一般都可归属于里证的范畴，即所谓“非表即里”。里证多见于外感病的中、后期或内伤病。里证的成因有三种情况：

一是由外邪不解，内传入里，侵犯脏腑所致。

二是外邪直接侵犯脏腑而成。

三是情志内伤、饮食劳倦等因素，直接损伤脏腑，使脏腑功能失调，气血逆乱而出现的种种病证。

临床寒热虚实辨证，及气血津液、脏腑、经络等辨证部分均属里证的范畴。辨别表证和里证，主要是审察寒热症状、内脏证候是否明显，舌象、脉象等变化。《医学心悟·寒热虚实表里阴阳辨》：“病之表里全在发热与潮热，恶寒与恶热，头痛与腹痛，鼻塞与口燥，舌苔之有无，脉之浮沉以分之。”“如发热恶寒，头痛鼻塞，舌上无苔（或作薄白），脉息浮，此表也；如潮热恶热，腹痛口燥，舌苔黄黑，脉息沉，此里也。”

表证和里证与寒热和虚实的关系

类属	表证	里证
寒	恶寒、发热、头痛身痛明显，鼻塞、无汗或有汗、不口渴。 “舌苔薄白，脉浮紧”	畏寒喜暖，四肢不温、面色苍白、唇青、口不渴、或喜热饮、恶心呕吐、腹痛、泄泻、小便清长。“苔白滑、脉沉迟”
热	微恶风寒、发热重、有汗、轻微口渴、咽红而痛。 “舌质偏红，脉浮数”	面红耳赤、唇干、身热、恶热、口渴喜冷饮、腹胀满、烦躁多言、出汗、便秘、小便短赤。“舌质红、苔黄燥，脉洪数或沉数”
虚	恶风、汗出或汗出不止。 “舌质淡胖嫩、苔白，脉沉弱”	神疲懒言、声低气短、厌食、腹痛喜按、头昏、心悸、二便失禁。“脉浮缓无力，舌体稍胖”
实	恶寒、发热、无汗、头身痛。 “脉浮紧或浮而有力，舌苔白”	气粗、心烦、腹胀痛拒按、便秘、小便黄赤、手足心出汗。“舌苔坚厚、燥焦，脉沉实”

体表的变化

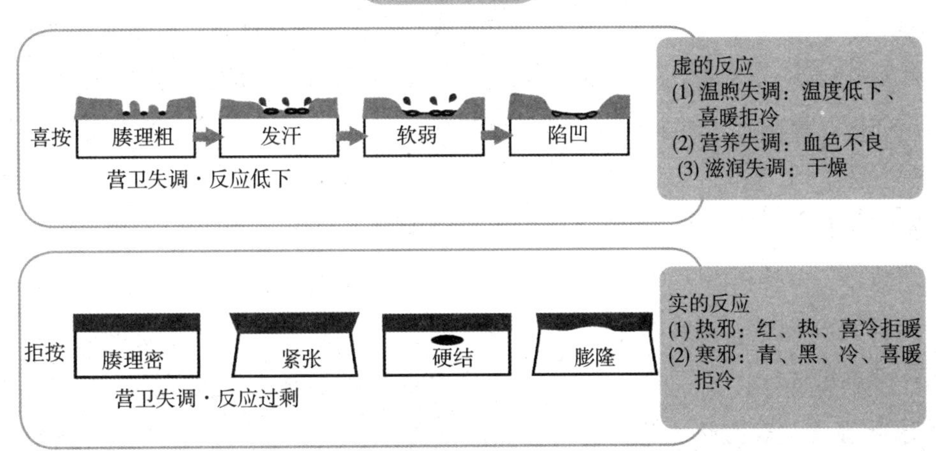

✚ 知识补充站

《内经·阴阳应象大论》言人受病之因。《伤寒论》六经，由表入里，由浅入深，需横向看（外在温度与湿度影响脑部与脏腑功能）。《温病条辨》三焦，由上及下，由浅入深，需纵向看（体内呼吸与饮食影响免疫与脏腑功能）。

6-5 八纲辨证——六经表里证

《伤寒论》："病在半表半里"，分"纯里证"、"非纯里证"。从脉看证：

1.脉细而沉"阳微结"，"病在半表半里"宜柴胡桂枝汤，"非纯里证"。

2.脉沉紧头汗不出，"纯阴结""纯里证"宜柴胡桂枝干姜汤。（头汗不出）

3.脉沉紧头汗出，"非纯里证"宜小柴胡汤，得屎而解。（头汗出）

柴胡桂枝汤与四逆散都是常用药方，四逆散治咳、心下悸、泄利等，柴胡桂枝汤治心下闷或欲呕吐。

《伤寒论》条文：

"胃家实"泻心汤群、承气汤群为主，"纯里证"。

"汗先出不彻，胃家实"，"纯里证"。

"口津液，胃中干，胃家实"，"纯里证"。

"阳明病脉迟，汗出多，微恶寒，'表未解'可发汗，宜桂枝汤"。

"脉浮无汗而喘，发汗则愈，宜麻黄汤"，"非纯里证"。

"脉浮滑，'表有热，里有寒'白虎汤"，"非纯里证"。

"呕多虽有阳明证不可攻之"。

"阳明证，其人喜忘者，必有蓄血，宜抵当汤下之"，"纯里证"。

"伤寒转系，其人濈然微汗出也"，"非纯里证"。

"食谷欲呕，吴茱萸汤主之"，"纯里证"。

"实，不能食，攻其热必哕。'胃中虚冷'故也"，"纯里证"。

"阳明中风，'脉弦浮大而短气'，病过十日，脉续浮者，与小柴胡汤；'脉但浮无余证者'，与麻黄汤"，"非纯里证"。

《金匮要略》："寸口脉浮而迟，浮即为虚，迟即为劳；虚则卫气不足，劳则营气竭。趺阳脉浮而数，浮即为气，数即消谷而大坚（紧），气盛则溲数，溲数即坚，坚数相搏，即为消渴。"

浮脉则热，与浮即为虚，迟脉则潜，与迟即为劳，病理上大同小异，总是虚劳的脉象，反映出不同症状，诊脉确定病名前，要辨证虚实，再推敲表里与寒热，达到精确诊治。"寸口脉浮而迟，水走于皮肤"是表证，以汗为主，要多活动和运动；"寸口脉弦而紧，水走于肠间"是里证，以尿便为主，要吃喝得宜。所以，寸口脉不足时，要配合趺阳脉，才能达到预期的诊治效果。如"寸口脉沉而迟，沉则为水，迟则为寒，寒水相搏。趺阳脉伏，水谷不化，脾气衰则鹜溏，胃气衰则身肿"。趺阳脉反映肝脏与脾胃，即饮食和"营养"（里证）状况；寸口脉反映肺脏与心脏，即"呼吸"和血液（里证）状况。

《伤寒论》条文148："伤寒五六日，头汗出，微恶寒，手足冷，心下满，口不欲食，大便硬，脉细者，此为阳微结。必有表复有里也，脉沉亦在里也。汗出为阳微，假令纯阴结，不得复有外证，悉入在里，此为半在里半在外也。脉虽沉紧，不得为少阴病，所以然者，阴不得有汗，今头汗出，故知非少阴也，可与小柴胡汤，设不了了者，得屎而解。”

太阴与太阳症候分析举例

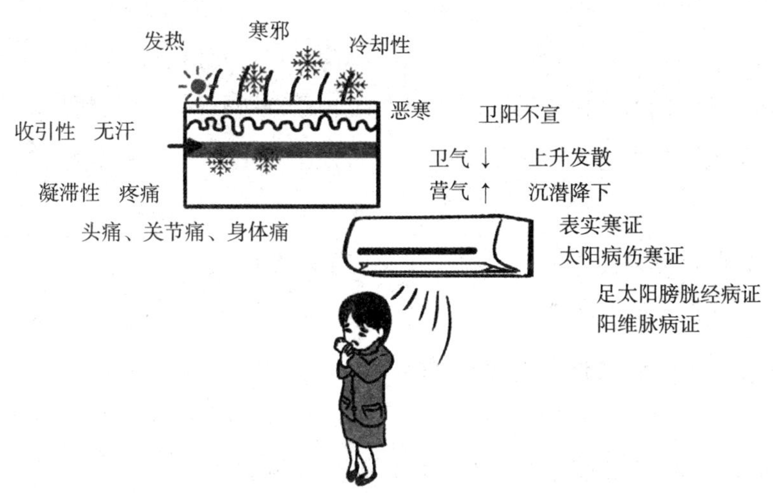

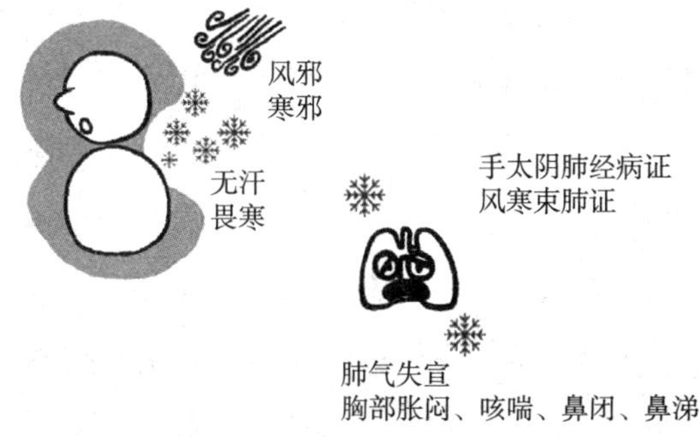

+ 知识补充站

一般生活在大都市的孕妇多睡到八九点才起床，早午餐一起吃了，尤其是孕期最后的两三个月，其实这样的作息对胎盘与胎儿有很不良的影响。为了孩子，必须调整成正常作息。这样的孕妇多右侧颈静脉浮出，若是眉尾的丝竹空穴（三焦经脉）静脉又突显者，情绪容易激动，表示体力不支，脑部血液回流心脏不良。另外，后脑勺有红疹，是脑血管循环不良，疲累或生活不规律就会痒，起红疹，对应脚无力。血管的硬化、栓塞都有其对应的肢节，这样的孕妇多见妊娠糖尿病或高血压。

6-6 八纲辨证——寒热

寒证小便清长，热证小便短赤；小便清澈而多（清长）邪多未传里，小便色浊而短（短赤）邪多在里而病急。

寒热是辨别疾病性质的两个纲领。寒证与热证反映机体阴阳的偏盛与偏衰，阴盛或阳虚的表现为寒证；阳盛或阴虚的表现为热证。《内经·阴阳应象大论》说："阳胜则热，阴胜则寒"。《内经·调经论》说："阳虚则外寒，阴虚则内热"即是此意。张景岳认为"寒热乃阴阳之化也"。

寒热辨证，不能孤立地根据个别症状作判断，而是通过四诊对与其相适应的疾病本身所反映的各种症状、体征的概括。具体的说，热证是指一组有热象的症状和体征；寒证是指一组有寒象的症状和体征。例如：表寒证，发热，恶寒重，口淡不渴，舌苔薄白润，脉浮紧等一组寒象与体征，故应诊断为表寒证；表热证，恶寒，发热重，口微渴，舌边舌尖红赤，脉浮数等一组热象与体征，故应诊断为表热证。须注意，恶寒、发热与寒证、热证不同。恶寒、发热只是疾病的现象，疾病所表现寒热症象有真假之别，而寒证、热证则是对疾病本质的判断。

寒热辨证，对于治疗有重要意义，在《内经·至真要大论》中言"寒者热之"、"热者寒之"，寒证用热剂，热证用寒剂，治法迥然不同；临床上，寒热不辨，后果严重。因此，寒热辨证在八纲辨证中尤其重要。

寒证是感受寒邪，或阴盛阳虚所表现的证候。多因外感阴寒邪气，或因内伤久病，阳气耗伤，或过服生冷寒凉，阴寒内盛所致。寒证包括表寒、里寒、虚寒、实寒等。恶寒喜暖，面色白，肢冷蜷卧，口淡不渴，痰、涎、涕清稀，小便清长，大便稀溏，舌淡苔白而润滑，脉迟或紧（冷、白、稀、痛、踡）。热证是感受热邪，或阳盛阴虚所表现的证候。多因外感火热之邪，或寒邪化热入里；或因七情过激，郁而化热；或饮食不节，积蓄为热；或房室劳伤，劫夺阴精，阴虚阳亢所致。热证包括表热、里热、虚热、实热等。恶热喜冷，口渴喜冷饮，面红目赤，烦躁不宁，痰、涕黄稠，吐血衄血，小便短赤，大便干结，舌红苔黄而干，脉数（热、红、干、数、乱）。

恶寒发热及对寒热的喜恶，口渴与否，面色的赤白，四肢的温凉，二便、舌象、脉象等是重要依据。

《医学心悟·寒热虚实表里阴阳辨》："一病之寒热，全在口渴与不渴，渴而消水与不消水，饮食喜热与喜冷，烦躁与厥逆，溺之长短赤白，便之溏结，脉之迟数以分之。假如口渴而能消水，喜冷饮食，烦躁，溺短赤，便结，脉数，此热也；假如口不渴而不能消水，喜饮热汤，手足厥冷，溺清长，便溏，脉迟，此寒也。"可作为辨别寒证与热证的参考。

寒证与热证的生理情况

鉴别项目	寒热	口渴	面色	四肢	神态	痰涕	二便	舌象	脉象
寒证	恶寒喜热	不渴	白	冷	踡卧少动	清稀色白	大便稀溏，小便清长	舌淡苔白而润滑	迟或紧
热证	恶热喜冷	渴喜冷饮	红赤	热	仰卧躁动	黄稠	大便干结，小便短赤	舌红苔黄而干	数

寒热虚实与痛的关系

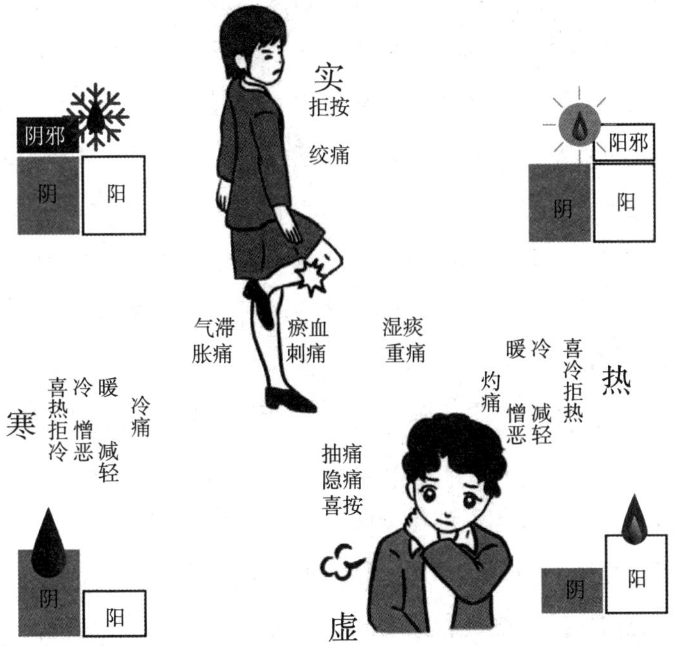

实
拒按
绞痛
阴邪
阴
阳
阳邪
阴
阳
气滞胀痛
瘀血刺痛
湿痰重痛
寒
喜热拒冷
冷痛
暖冷憎恶减轻
热
喜冷拒热
灼痛
暖冷憎恶减轻
抽痛
隐痛
喜按
阴
阳
阴
阳
虚

✚知识补充站

“阴阳寒热”相关于生命作息，伤寒发热与厥少可见于《伤寒论》条文341：“厥少热多者，其病当愈，寒多热少，阳气退，故为进（病重）也。”厥冷与发热是体温调节，与脑下垂体、下丘脑等互动，尤其自主神经方面的调节，五脏六腑感受暖热凉寒的变化，都会有喜恶，脑部血液循环也随之变快变慢。“病者素不应食，而反暴思之，必发热”，“随其所得而攻之”，得失之间，是饮食不当，或无法消化吸收，或消化系统机能早有问题。

6-7 八纲辨证——虚实

《内经·通评虚实论》：（1）邪气盛则实；重实者大热病，气热脉满，是谓重实，经络皆实，是寸脉急而尺缓，滑则从，涩则逆。（2）精气夺则虚；气虚尺虚脉虚，是谓重虚。气虚者言无常也。尺虚者行步恇然。脉虚者不象阴（寸脉按之不应手）。滑则生，涩则死。寸脉急大坚，尺涩而不应也，如是者，从则生，逆则死。所谓从者手足温也；所谓逆者手足寒也。虚实辨证是辨别邪正盛衰的纲领，是辨病变过程中，人体正气的强弱和致病邪气的盛衰。

《内经·调经论》："百病之生，皆有虚实"，通过虚实辨证，了解病体的邪正盛衰，为治疗提供依据。

虚证是人体正气虚弱、不足，人体正气包括阳气、阴液、精、血、津液、营、卫等，故阳虚、阴虚、气虚、血虚、津液亏虚、精髓亏虚、营虚、卫气虚等，都属于虚证范畴。正气虚损的程度不同又有不足、亏虚、虚弱、虚衰、亡脱之类模糊定量描述。虚证可由先天禀赋不足导致，或由后天失调和疾病耗损产生。如饮食失调，营血生化之源不足；思虑太过、悲哀卒恐、过度劳倦等，耗伤气血营阴；房室不节，耗损肾精元气；久病失治、误治，损伤正气；大吐、大泻、大汗、出血、失精等致阴液气血耗损，均可形成虚证。虚证的病机主要表现在伤阴及伤阳两方面。

伤阳者以阳气虚的表现为主。由于阳失温运与固摄的功能，经常畏冷，四肢不温，口淡不渴，或渴喜热饮，可有自汗，小便清长，大便溏薄，面色淡白，舌淡胖，苔白滑，脉沉迟（或为细数）无力，并可兼有神疲、乏力、气短等气虚的证候。阳虚证多见于病久体弱者，病势一般较缓。临床常见者有心阳虚证、脾阳虚证、肾阳虚证、心肾阳虚证、脾肾阳虚证等，其表现有各自脏器的证候特点。

伤阴者，以阴虚的表现为主。由于阴不制阳，及失去其濡养滋润的作用，口燥咽干，潮热颧红，五心烦热，盗汗，小便短黄，大便干结，舌红少津少苔，脉细数等为证候特征，并具有病程长、病势缓等虚证的特点。阴虚证可见于多个脏器组织的病变，常见者有肺阴虚证、心阴虚证、胃阴虚证、肝阴虚证、肾阴虚证、肝肾阴虚证、心肾阴

小博士解说

1.气（物质）：（1）物质的气（水谷）：中气、元气、宗气、卫气、营气→生成、补充全身的运化状态。（2）机能的气（五脏六腑）：经气→机能的恢复。（3）运动的气：温煦、固摄、防御、气化、升降、出入→运行的恢复。

2.血：（1）红色的液体物质；（2）营养滋润作用；（3）血的运行。

3.津液：（1）体液→生成、补充全身的运化状态；（2）营养滋润作用、冷却作用→机能的恢复；（3）体液运行→运行的恢复。

虚证、肺肾阴虚证等。以并见各脏器的病状为诊断依据。

实证是对人体感受外邪，或疾病过程中阴阳气血失调而以阳、热、滞、闭等为主，或体内病理产物蓄积，所形成的各种临床证候的概括。实证以邪气充盛、停积为主，但正气尚未虚衰，有充分的抗邪能力，故邪正斗争一般较为剧烈，而表现为有余、强烈、停聚的特点。因致病邪气的性质及所在部位的不同，实证的表现亦极不一致，常见发热，烦躁，甚至神昏谵语，胸闷，呼吸气粗，痰涎壅盛，腹胀痛拒按，大便秘结，或下利、里急后重，小便不利，或淋沥涩痛，舌质苍老、舌苔厚腻，脉实有力。

五脏相生关系图

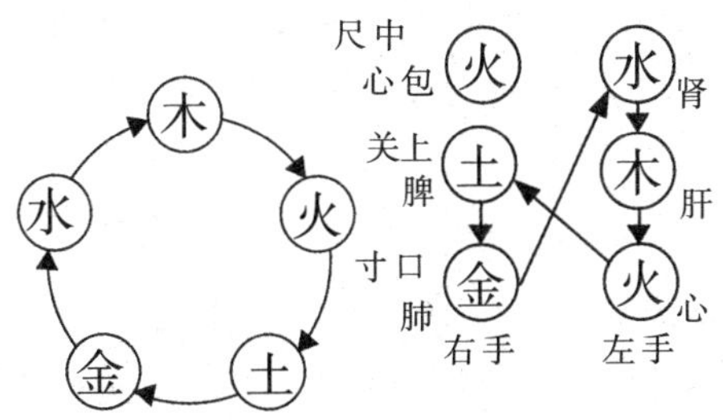

五脏相克关系图

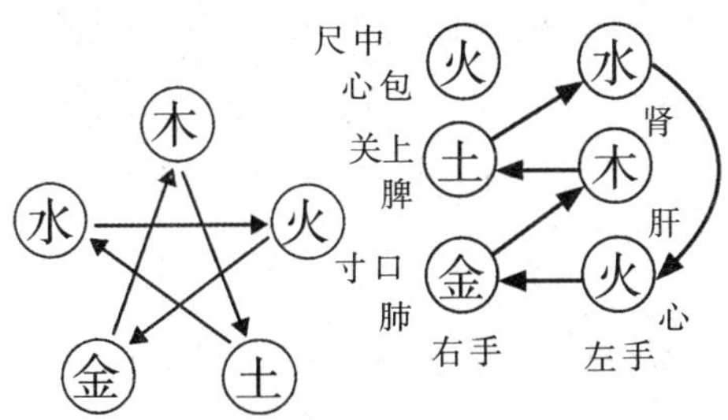

✚知识补充站

《伤寒论》条文：

脉有三部，尺寸及关。肾沉心洪，肺浮肝弦，寸口“虚实”见焉。审察“表里”，三焦别焉。

初持脉，来疾去迟，此出疾入迟，内虚外实。来迟去疾，此出迟入疾，内实外虚。

后记

这些年，我仔细研读了大学用书《中医诊断学》［国立编译馆主编，马建中（光亚）（1914/11/1—2005/9/1，台湾著名中医师，中国医药学院教授）编著，1971年初版，1988年初版第八次印刷］和《中医诊断学》新编版（出版日期：2017年3月），从年代与内容来看，《中医诊断学》弥足珍贵。如今，我当仁不让于师，有幸写作出版《图解中医诊断学》。一则感恩马老师激励我一生一世，马老师赐我的第一个墨宝“……羡孜孜不倦，有独到之功，故济人如万家生佛也……”，二则感谢出版社给了我这个机会。

1988年，马老师器重我，让我与他合著部编大学用书《中医外诊法》，由于我个人教学资历资格不符合规定，最后，《中医外诊法》挂名国立编译馆主编，马建中编著，1991年初版。马建中（光亚）老师在前言谈到：“本书承李家雄医师协助搜集资料，对编写亦多参与，而能于短期内出书，深表感谢。”薪传之余，责无旁贷，一往直前。

2014年10月我在五南图书出版公司出版了图解系列的第一本《图解内经》，之后，再出版2016年6月五南之《图解伤寒论》，接着，2017年7月再出版五南之《图解金匮要略》，无时无刻不深深地感受到马老师的指引。

《图解中医诊断学》初稿完成时，临床上要将中医的表现完整解读出来很困难，尤其理论要与实务结合非常不易，“失之毫厘，谬以千里”，取与舍都在一念之间。编写过程中尽力搜集理论相关的资料，收获颇多，包括有马义贵的《日本针灸诊断学》完备的图表。我在写作《图解中医诊断学》时，将内容定调为以临床实用为主，理论为辅之方向。另外，编写时舍弃很多内容很好但偏理论性的部分，希望可以让更多的养生学者更好地利用《图解中医诊断学》。《图解中医诊断学》可说是集《中医诊断学》、《中医外诊法》、《图解内经》、《图解伤寒论》、《图解金匮要略》与《图解温病学》等书的精萃，虽只十五万多字，但确实真是千锤百炼，精益求精。

《图解中医诊断学》腹诊的部分，再三研读了：矢数道明（1905/12/7~2002/10/21，医学博士与医师，汉方医家）、间中喜雄（1911/4/11—1989/11/20，外科医师、针灸师、医学博士）、藤平健、龙野一雄、锅谷欣市等五人的切诊腹诊理论，并与我的临床实务经验相结合，取其精萃融合入《图解中医诊断学》，这五位尊者引导我突破了许多小瓶颈，尤其是矢数道明与间中喜雄二位长者，在早期（1986—1989）的写作过程中，曾与他们进行了数次的书信往来与面谈，皆启蒙与鼓舞我良多。

矢数道明认为，现代医学的劳心所造成的粥样血液，与瘀血有关。矢数道明认为，女子瘀血多于男子，母亲的瘀血又容易遗传给下一代；且瘀血多沉着于腹部，特别是下腹部，因其为身体下部，存有体内最多量血液，但又比其他部位运动少之故。同时，此处存在门脉，缺少可防止静脉血回流的静脉瓣，当血液流入肝实质时，其阻力大，血流缓慢，也是一个重要因素。此外，妇人经血、产后恶露又常停于此，所以瘀血的腹证最突出。临床所见，瘀血多停于左腹部，对此汉方医学解释为左属血，而用现代医学来解释，则认为主动脉分出主动脉弓时，右侧为直角，左侧为钝角，故左侧容易流出血液，所以血压、血量、流速均大于右侧；腹主动脉分出髂动脉也是如此；而且，子宫动脉左侧也比右侧粗，因此左侧腹部比右侧血液多，瘀血的情况也就更多。间中喜雄提出，种种原因引起肝毛细血管阻力增加所造成门脉系统瘀血为原因说。马义贵、藤平健、龙野一雄与锅谷欣市等，都是日本近代汉医的名师，四个人与我素昧平生，确也各自有所专精，值得学习效仿。

藤平健提出，病灶感染有时也会成为瘀血的诱因。腹部症状在瘀血表现中最重要，腹部症状多触及腹肌的部分紧张，有时还可见压痛，或其上下方存在波动状的压痛，这样的压痛又多出现在脐周与回盲部，特别是脐左或脐右，斜向上或向下2~3横指处（天枢穴为主），其中以左斜下部为最多。这种肌紧张和压痛见于腹力充实之腹象，即实证的腹证：

1.伴有上火、便秘、月经异常等症状者，为桃核承气汤证。
2.有月经异常和肩凝者，为桂枝茯苓丸证。
3.面色不佳，目眩易动悸，头重或常足冷者，为当归芍药散证。
4.回盲部压痛点，脉紧或沉而有力，便秘倾向者，为大黄牡丹皮汤证。
5.若抵抗压痛弱而腹力更弱，是虚证，为薏苡附子败酱散证。

藤平健曾对1000名健康士兵做过调查，发现瘀血腹证候的发生率高达66%。这一调查结果说明具有瘀血腹候者比预想的要多，有瘀血腹证候不一定就得投以驱瘀血剂。

龙野一雄和杏林大学外科教授锅谷欣市指出，对具有明显的瘀血腹证候的患者进行手术时，特别注意审察压痛点附近，但在腹壁内侧与腹腔内均未见任何变化。由此看来，腹部的肌紧张、压痛，可能是表现于皮肤和肌肉的局限性变化，可能与内脏或其他某种病变的投射或反射有关。瘀血有实证、虚证之别，实证的主要药物有桃仁、牡丹皮等，常用桃核承气汤、桂枝茯苓丸、大黄牡丹皮汤等方。虚证的主要药物为当归、川芍、败酱、土瓜根等，常用当归芍药散、薏苡附子败酱散、土瓜根散、芎归胶艾汤等方，新瘀血、久瘀血、日久固着之瘀血，区别的时间界限不一定很明确，用方上都有选择，一般来说上列处方多用于较新的瘀血。下瘀血汤、下瘀血丸、抵当汤、抵当丸多用于日久困着之瘀血，且多为实证。而大黄䗪虫丸等所治的瘀血，则可认为是积血，属虚证。

《图解中医诊断学》具有独到之功，在我的九本图解系列著作之中，《图解中医诊断学》之所以最重要，是因为它非常实用。希望读者研读此书时不只是注重它的实用价值，如果能咀嚼再三，一定耐人寻味，隽永无比。

李家雄于台北